AF500221

LES MALADIES DU CŒUR

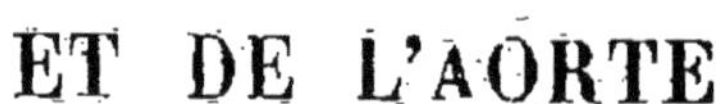

ET DE L'AORTE

ET LEUR TRAITEMENT

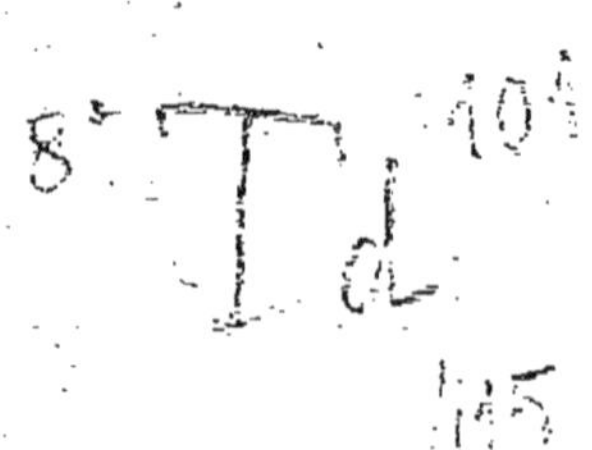

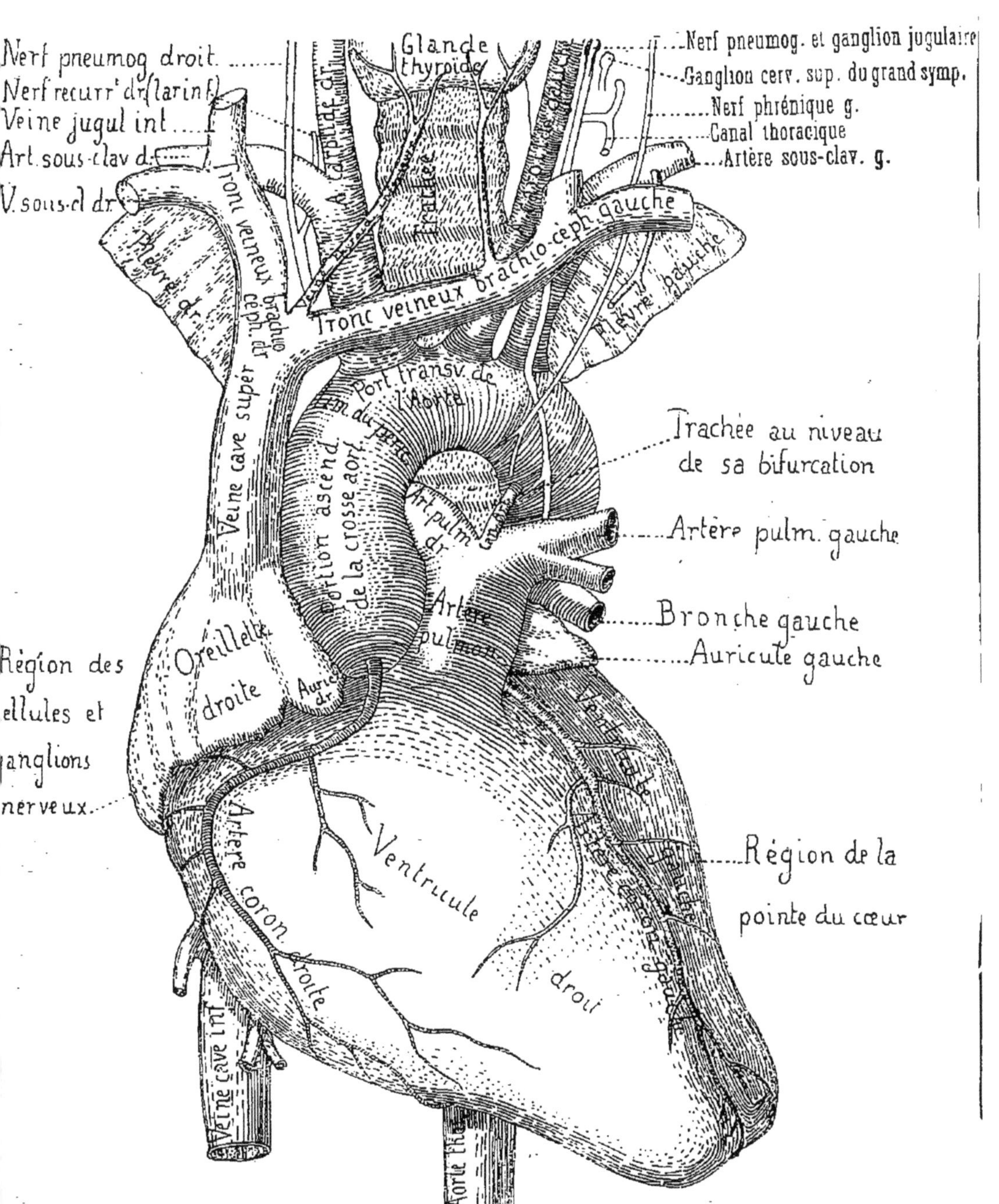

SCHÉMA DU CŒUR ET SES RAPPORTS

Dr ARTHUR LECLERCQ
AUTEUR DES « *Maladies de la Cinquantaine* »
LAURÉAT DE L'ACADÉMIE DE MÉDECINE

LES

MALADIES DU CŒUR

ET DE

L'AORTE

ET LEUR TRAITEMENT

Orné de 38 figures dans le texte et d'un schéma du cœur

PARIS
OCTAVE DOIN ET FILS, ÉDITEURS
8, PLACE DE L'ODÉON, 8

1914

TRAVAUX PARUS A CE JOUR

de A. LECLERCQ

La Clinique du Cœur. 1 vol. in-8° écu, VII-357 pages, 1908. Octave DOIN, éditeur. (*Edition épuisée.*)

Le Diabète. 1 vol. in-8° écu, 438 pages, 1910 (*Ouvrage couronné par l'Académie de Médecine*). Octave DOIN, éditeur. Prix . . . . **6 fr.**

L'Artériosclérose (*Evolution clinique et Traitement*). 1 vol. in-8° écu, 336 pages, 1911. Octave DOIN, éditeur. Prix . . . . **6 fr.**

Les Albuminuries. 1 vol. in-8° écu, 264 pages, 1911. Octave DOIN, éditeur. Prix. . . . . **5 fr.**

Et nombreuses publications parues dans les Journaux et Revues médicales.

PROLOGUE

Notre intention, dans cette édition nouvelle des *Maladies du Cœur*, est de restreindre dans le cadre le plus limité qu'il se peut, le domaine clinique qui appartient au cœur pathologique, ayant étudié ailleurs (*L'Artériosclérose*) les maladies des artères et solidairement du cœur. Mais, malgré tout, il paraît impossible de ne pas confondre dans une même étude les maladies de l'aorte avec celles de l'organe dont elle émane. L'aorte, en effet, n'est anatomiquement qu'un vaisseau enfanté par le cœur et qui n'a pu en quelque sorte quitter son berceau originel sans avoir pourvu, par un riche réseau coronaire, à une large nutrition du cœur. A chaque instant dans la clinique, qu'il s'agisse d'hypertension, de complications cardiaques (angine de poitrine, œdème aigu pulmonaire), nous retrouverons un enchevêtrement mis en commun des faits appartenant à l'un et à l'autre de ces organes.

En réalité, les progrès récents apportés à l'étude des maladies du cœur contraignent le clinicien de reculer de plus en plus l'horizon de ce chapitre de la Pathologie et de voir, non un cœur à étudier, mais des cœurs multiples. C'est ainsi que le cœur gauche possède une vie propre et gémellée en quelque sorte à l'état de la circulation périphérique ou viscérale. Les troubles survenus dans le cœur gauche peuvent retentir sur le système périphérique et provoquer des à-coups d'hyperpression artérielle pouvant aboutir un jour à l'hémorragie cérébrale. D'autre part, les troubles survenus dans le cœur périphérique, qu'il s'agisse dans l'espèce de viscérosclérose, d'artério-sclérose capillaire, ne tarderont pas à retentir par voie de propagation anatomo-clinique sur le cœur central. Ce dernier est ainsi le récepteur le plus sensible des perturbations qui se passent dans la sphère de ses influences. Mais parmi les organes qu'il dessert, c'est surtout le rein qui est l'auteur responsable de la plupart des complications cardiaques ; il joue un tout premier rôle dans l'hypertension, les accidents angoreux, l'œdème aigu pulmonaire, l'urémie, à tel point qu'il est impossible de parler d'artério, de viscérosclérose sans faire l'évocation tacite du plus grand des facteurs de cette affection : c'est-à-dire l'imperméabilité rénale.

L'étude du cœur droit nous mène à des considérations analogues. A la pathologie de ce cœur se rattachent particulièrement les troubles de la circulation pulmonaire et cela se conçoit aisément si l'on pense que le poumon est situé au milieu du fer à cheval qui relie le cœur droit et le cœur gauche. Autant retentissent sur le cœur droit toutes les pneumopathies qui entravent la libre circulation de l'artère pulmonaire, autant à son tour le cœur droit réagit par voie cave sur la circulation périphérique pour suspendre ou sidérer la vie des organes qui y sont appendus.

On pourrait généraliser ces notions, poursuivre jusque dans l'étude des oreillettes ces distinctions que comporte l'étude des maladies du cœur, et bientôt nous verrons comment ces orifices solidaires du fonctionnement ventriculaire à l'état physiologique, s'en séparent à l'état pathologique jusqu'à conquérir parfois une indépendance absolue.

Enfin, les conquêtes scientifiques de ces dernières années ne nous ont-elles pas appris que, embryologiquement, anatomiquement, fonctionnellement parlant, le tissu myocardique du cœur est en réalité, en dépit de son unité apparente, composé de deux cœurs bien différenciés, l'un destiné à transmettre de haut en bas, d'onde en onde l'influx moteur, l'autre à répondre, à l'aide de la contraction, aux sommations de l'excitabilité ?

Or, toutes ces notions sont loin de comporter en elles un pur intérêt théorique, et nombre de découvertes ont vu le jour dans ces derniers temps, venant surprendre mieux que ne pourraient le faire les organes des sens, les divers rouages du cœur dans leur fonctionnement pathologique, et forcer le cœur lui-même à inscrire ses propres souffrances. C'est ainsi que la sphygmomanométrie ou mieux l'oscillométrie traduit à l'aide de la pression minima, puis différencielle, le degré de la résistance périphérique, rénale, et la force « maxima » que le cœur gauche est obligé de déployer pour vaincre l'obstacle. Parallèlement la chute de la pression maxima, le défaut de parallélisme de celle-ci avec la tension minima ou la différentielle, trahissent l'imminence de l'insuffisance cardiaque. L'insuffisance du cœur droit est à son tour révélée directement par le phlébogramme jugulaire, et c'est l'honneur des découvertes modernes d'avoir poussé à un degré de précision remarquable l'intelligence de ces tracés. Outre que les divers accidents du style inscripteur nous reflètent l'image des multiples événements pathologiques qui se déroulent dans l'oreillette droite, le ventricule droit et même le ventricule gauche, ces graphiques nous offrent aussi, combinés avec la notion du temps, et un repérage exact par rapport au pouls artériel, l'avantage de faire passer sous nos yeux les diverses ataxies du cœur, véritables boiteries en effet : extrasystole, tachycardie, bradycardie, pouls irrégulier permanent, qui ne sont le plus souvent que des avant-coureurs de l'insuffisance cardiaque. On est allé plus loin dans les applications particulières des procédés graphiques : on a demandé au pouls hépatique d'inscrire l'insuffisance du cœur droit, au cardiogramme de différencier le graphique obtenu directement *in vivo corde* de celui plus déformé du pouls artériel. Au tracé œsophagien, on a demandé l'inscription des mouvements de l'oreillette gauche, à l'électrocardiogramme celle des courants électriques du cœur et en particulier la fibrillation de l'oreillette droite, laquelle est le dernier cri du cœur en détresse.

Cette moisson déjà abondante des découvertes acquises ne devait pas se borner là, et il était donné à l'Orthodiagraphie de nous fournir l'image quantitative, qualitative du cœur et de l'aorte. Grâce à cette méthode, il nous est permis, aujourd'hui, non seulement de contrôler les résultats tels que nous les livrent nos organes des sens, mais de pénétrer dans des régions inexplorées qui échappaient jusqu'ici à notre diagnostic. C'est ainsi que nous sont révélées nombre d'aortites localisées soit dans la portion ascendante, soit dans la région thoracique, qui ne pouvaient tomber dans le domaine de la percussion et de l'auscultation. C'est grâce à cette méthode encore que nombre de ces aortites ont été forcées de donner leur « état civil » et que l'on peut, sans crainte de se tromper, dire aujourd'hui que toute aortite qui n'a pas fait ses preuves, qui n'est pas liée à l'artériosclérose, à l'athérome, est presque toujours d'origine syphilitique. C'est ainsi encore que la réaction de Wassermann a conquis droit de cité dans le domaine de la cardiologie et c'est grâce à cette réaction que l'on peut faire aujourd'hui le dépistage de nombre de syphilis cardiaques et aortiques, rénales même, qui avaient échappé jusqu'ici au contrôle de la clinique et au bienfait de la thérapeutique spécifique.

Du laboratoire du physicien au seuil de la chimie, il n'y avait qu'un pas, et ce pas la cardiologie l'a franchi. Elle a demandé aux réactions biochimiques de nous donner la teneur du sang en urée, de mesurer ainsi le degré de la sclérose rénale et son retentissement parallèle sur la sclérose cardiaque, d'étudier le débit urinaire, les qualités de l'urine, le coefficient azoturique, d'inventorier les modifications physico-chimiques survenues dans le sang des cardiaques, des cardioscléreux : viscosité, hydrémie, et de mesurer de la sorte tant l'étendue des complications qui peuvent surgir que l'âge ou le degré de l'atrophie rénale et de l'impuissance myocardique.

Enregistrer les anomalies qui se passent dans le cœur constitue certes un point important dans la pathologie de l'organe, mais les notions ainsi obtenues ont besoin d'être transportées dans le domaine de la clinique. A celle-ci appartient à son tour, pour aboutir à un pronostic et à une thérapeutique précise, d'étudier la genèse des maladies, les causes qui les ont produites et leur mode de réaction sur le cœur. Or, nous avons vu ailleurs (*L'Artériosclérose*) qu'il existe trois grandes maladies des artères et trois réactions artérielles spécialisées : l'artériosclérose pure, maladie contractée par l'homme, endogène, frappant surtout la tunique moyenne, celle de l'hypertension ; les artérites (endo et périartérites) localisées anatomiquement dans la tunique externe et interne des vaisseaux et dues aux infections multiples ; enfin, l'athérome artériel fixant son lieu d'élection sur la tunique interne, et dû aux intoxications variées, lentes, expérimentales ou séniles. Si nous reportons ces données sur le cœur qui doit être considéré comme la plus grosse artère de l'économie, et dont les différenciations anatomiques ne sont que l'équivalent des spécialisations de la fonction, nous sommes forcés d'admettre cette conséquence logique qu'il n'existe que trois maladies du cœur, trois grands facteurs étiologiques, trois modes de réactions anatomiques. La première intéresse le myocarde et est souvent le résultat des fautes personnelles de l'individu. La deuxième frappe le péricarde et l'endocarde, crée les péricardites, les endocardites, la périendocardite, et reconnaît pour cause les infections (en tête le rhumatisme). La troisième, enfin, a son foyer d'élection dans l'endocarde et relève, de même que l'athérome artériel, des intoxications multiples. Le même raisonnement s'étend à l'aorte et nous aurons, comparativement, la sclérose aortique, les aortites et l'athérome aortique.

Nous voilà bien éloignés de cette classification surannée, purement topographique qui est encore celle de tous les classiques et qui divise encore les maladies du cœur en péricardites, endocardites, myocardites. Cette classification, qui est assurément commode en débitant cliniquement le cœur en trois tranches bien nettes, n'a qu'un défaut, c'est d'être absolument muette sur la genèse des maladies, le mode de réaction du cœur contre l'agent vulnérant et de ne comporter en elle-même aucune indication pronostique ou thérapeutique. Elle nous dit bien quelle est la partie de l'organe malade, mais il ne faut pas lui en demander davantage. Notre division, au contraire, telle que nous l'avons établie, est fertile en enseignements et relie dans un même fil pathogénique les notions étiologiques, anatomiques, pronostiques et thérapeutiques de chaque affection. Exemple : une artère coronaire est lésionnée. Résultat clinique : angine de poitrine. En face de la maladie, le clinicien devra se poser ce problème : Est-ce de l'artériosclérose coronarienne, est-ce de l'artérite, est-ce de l'athérome? Dans le premier cas, le pronostic et le traitement seront ceux de l'imperméabilité rénale ; dans le deuxième cas, on devra rechercher l'infection causale (syphilis, rhumatisme), le pronostic et le traitement variant selon les cas ; dans le troisième cas, le clinicien aura à faire la revue des intoxications diverses qui ont pu adultérer les vaisseaux. Autre exemple : Voici un Stockes-Adams. Cette affection peut relever de trois causes distinctes : relever de la cardiosclérose pure et de l'hypertension, résulter d'une infection le plus souvent spécifique ou être due à l'athérome pur des coronaires. Autant varie la note étiologique, autant variera le traitement. Ce raisonnement est le même qu'il s'agisse d'artère cérébrale, d'artère rénale, et dans tous les cas, le vaisseau artériel ne saurait échapper à ces lois.

La classification classique, non seulement ne comporte en elle aucune notion clinique, mais elle est le plus souvent erronée quand elle confond dans la même terminologie les péricardites, les endocardites, les myocardites. Nous ne saurions pas en effet dénommer péricardites nombre de ces états du péricarde qui sont le plus souvent le résultat non des infections, mais de la propagation de processus lésionnels du cœur au péricarde. Il existe, en effet, des scléroses adhésives du péricarde, appelées à tort péricardites, tout comme il existe des adhérences de la plèvre, du médiastin, lesquelles, primitivement du moins, ne peuvent constituer des pleurésies, des médiastinites pures ou essentielles. Nombre d'endocardites manquent également de caractère infectieux et nombre d'états dénommés tels ne sont que des états lésionnels dus à l'athérome de l'endocarde. De même la révélation d'une endocardite ne peut se baser sur l'existence d'un souffle, car il arrive souvent, de même que pour l'aorte, que le cœur souffle partout en raison de plaques d'athérome plus ou moins diffuses qui ont envahi l'endocarde.

De même, et pour les mêmes raisons, nous ne saurions admettre que sous bénéfice d'inventaire le qualificatif « myocardite » qui est employé si confusément et que l'on applique indifféremment à une foule d'états divers : à la sclérose du myocarde, au cœur sénile, etc. Dans les infections, nombre d'arguments peuvent être invoqués pour contester l'existence même de la myocardite, en tant que lésion idiopathique, primitive du myocarde. L'asthénie du myocarde, courte ou durable, bénigne ou mortelle, peut être le résultat d'une infection vago-paralytique, d'une insuffisance des glandes vasculaires sanguines dans le cours de ces infections. Or, dans ces cas, l'autopsie reste muette. Les lésions du myocarde même ne sont pas toujours dues à un foyer primitif de myocardite primitive, elles peuvent être dues à la propagation par voie lymphatique de l'inflammation du péricarde, de l'endocarde, au muscle lui-même. Dans les cas dûment constatés de myocardites aiguës, où l'on a surpris l'estampille du processus embryonnaire, le plus souvent coexistaient des lésions péri, endartériques des artères coronaires dont la myocardite n'était que la conséquence.

Quant au chapitre dit des myocardites chroniques, il est à refondre entièrement puisque les processus dystrophiques ou dégénératifs du myocarde ont toujours le caractère de troubles de nutrition produits soit par la sclérose, soit par l'artérite, soit par l'athérome des artères coronaires. Le cœur par lui-même est un organe qui, par son irrigation copieuse, autant que par le caractère spécial de ses fonctions est doué d'une vitalité excessive. Il constitue une forteresse presque impénétrable, possède une puissance de réserve capable de résister à tous les assauts et ne se rend que par la famine, c'est-à-dire par la suppression du liquide nourricier.

Après ces considérations, il nous est facile de poser les bases de la classification des maladies du cœur, classification que nous retrouverons avec tous les détails que comporte la question quand nous entrerons dans la partie clinique de cet ouvrage.

Nous diviserons cette étude en trois parties :

Dans la *première* partie, (*cœur normal* et *cœur anormal*) nous avons jugé utile de consacrer le chapitre Ier à l'*étude du cœur normal*. Nous serons aussi bref que possible sur ce point, nous contentant de mettre en relief les notions anatomo-physiologiques les plus modernes et les mieux adaptées à notre étude. Le chapitre II sera consacré à la *revue des procédés cliniques et graphiques d'investigation*, qui nous permettent de démasquer les anomalies fonctionnelles du cœur, capables de mener aux complications ou à l'insuffisance cardiaque.

Dans la *deuxième* partie, la partie clinique par excellence, le chapitre Ier abordera l'*étude clinique de la cardiosclérose*, ainsi que de la *sclérose aortique*, avec la série d'incidents proches ou éloignés que comporte cet état. Le chapitre II, sous le titre de *cardiartérites*, étudiera les maladies du péricarde et de l'endocarde (péricardites et endocardites valvulaires) et les *aortites* aiguës, chroniques ou anévrismatiques. Enfin, le chapitre III, sous le titre de *cardiathérome*, sera réservé avec l'étude de l'*athérome aortique*, aux manifestations athéromateuses qui frappent la tunique interne du cœur et de l'aorte.

Dans la *troisième* partie de cet ouvrage, nous décrirons, dans l'ordre, les indications thérapeutiques les plus modernes se rattachant à l'étude clinique de chaque cas particulier.

Notre but, en écrivant cette deuxième édition, a été de nous attacher tout spécialement à la description clinique des maladies de cœur de la cinquantaine, c'est-à-dire de l'âge où le myocarde fléchit généralement sous le poids d'une vieille affection endocardique, où la cardiosclérose avec ses complications pèse de tout son poids sur l'individu qui en est porteur et où l'athérome commence à entrer dans la place.

Nous avons voulu surtout exposer, basés sur l'observation clinique la plus rigoureuse, les principes et les opinions personnelles que nous défendons, entre autres le mode de réaction physio-pathologique des divers éléments constitutifs du cœur rapportés aux trois grands facteurs étiologiques, le pronostic et le traitement qui découlent de ces notions, la pathogénie, telle que nous la comprenons, des accidents cardiaques et pulmonaires de la cardiosclérose, notre conviction sur la pathogénie des angines de poitrine, sur l'œdème aigu pulmonaire, sur l'action rénale de la digitale, etc.

Mais, malgré la note spéciale que nous avons donnée à ce travail, nous avons, dans une grande mesure, fait notre profit des découvertes les plus instructives et les plus récentes qui ont fait briller d'un éclat nouveau l'étude déjà si avancée de la Cardiologie.

Nous ne ferons que glisser sur les asystolies aiguës, sur les affections dystrophiques de l'enfance qui peuvent prématurément frapper le cœur d'impuissance, mais qui sont plutôt des événements exceptionnels survenant dans le cours régulier des cardiopathies. Et si, en présence des cardiartérites, nous sommes obligé de rappeler les grands symptômes des maladies aiguës, nous le ferons avec une sobriété de détails telle que nous ne paraîtrons pas trop dévier du but général que nous poursuivons.

PREMIÈRE PARTIE

LES MALADIES DU CŒUR
ET DE L'AORTE

CHAPITRE PREMIER

LE CŒUR NORMAL

Nous nous bornerons, dans la revue anatomo-physiologique du cœur normal, de mentionner à grands traits les notions les plus actuelles et les plus courantes qu'il est indispensable de se rappeler pour établir le parallèle entre le cœur normal et le cœur pathologique. Nous ferons suivre cette étude d'un bref résumé de la description des artères et des veines dont l'étude fait partie liée avec l'organe central de la circulation.

Le cœur humain est un organe du poids moyen, à l'âge de 50 ans, de 270 grammes environ, du volume d'un poing, d'une longueur de 10 centimètres sur une largeur de 11 et une épaisseur de 6 à 7 centimètres. Sa face antérieure présente au premier plan l'artère pulmonaire, au deuxième l'aorte, au troisième la face antérieure des oreillettes, deux auricules, dont le droit plus important, deux sillons : l'auriculo-ventriculaire et le sillon interventriculaire. La face postérieure présente les sillons auriculoventriculaire, interauriculaire et interventriculaire. Le bord droit est mince, vertical dans la première partie, puis couché horizontalement sur le diaphragme. Le bord gauche plus épais a une forme plus arrondie. La base est constituée de droite à gauche par l'embouchure de la veine cave supérieure et l'embouchure des quatre veines pulmonaires. La pointe ou sommet répond au quatrième espace intercostal en dedans du mamelon. Intérieurement le cœur est composé de valvules auriculo-ventriculaire, mitrale et tricuspidienne, puis de valvules sigmoïdes destinées à la fermeture de l'aorte et de l'artère pulmonaire.

La valvule mitrale est composée de deux grandes valves, l'interne et la valve droite ou grande valve de la mitrale. La valvule tricuspidienne comprend trois valves : l'antérieure, la postérieure et l'interne. Ces diverses valves sont tendues par les colonnes charnues du cœur, lesquelles, selon quelles sont libres à leur extrémité, dans leur partie moyenne ou entièrement adhérentes, ont reçu le nom de piliers ou muscles papillaires de 1er, de 2e, de 3e ordre. On nomme cordages tendineux les extrémités libres de ces piliers allant s'insérer sur les valvules.

La fermeture des orifices artériels (aorte et artère pulmonaire) est assurée par les valvules sigmoïdes ayant la forme de trois nids de pigeon. Les valvules aortiques portent sur la partie moyenne de leur bord libre un nodule dit d'Arantius, les pulmonaires celui de Morgagni, destinés tous deux à assurer la fermeture hermétique des deux valvules.

Le myocarde.

Le myocarde est composé de deux parties : l'une les muscles destinés à la contraction du cœur, l'autre à l'autorégulation.

a) *Contraction du cœur.* — La contraction est assurée en premier lieu par les fibres propres du cœur qui ont individuellement la forme d'une anse ouverte à la base et vers la région du sommet et collectivement la forme d'anses de dimensions variables s'emboîtant l'une dans l'autre comme des cornets de papier. En second lieu existent les fibres communes (fibres unitives de Gerdy) qui sont communes aux deux ventricules, ce qui a fait dire à Winslow que le cœur est composé de deux sacs musculeux renfermés dans un troisième également musculeux. Or, ces fibres unitives se comportent de deux façons différentes : les unes pénètrent dans le ventricule en faisant des anses, celles de la face antérieure et externe du ventricule se retrouvant sur la face postérieure interne du ventricule opposé, et celles de la face postérieure et interne redevenant réciproquement antérieures et externes. Les autres font simplement le 8 de chiffre, les fibres antérieures venant se refléchir à la pointe du cœur et tapisser la face interne du ventricule correspondant. De ces plans profonds émanent les tissus des piliers et la musculature des cloisons auriculo-ventriculaires dont la fermeture incomplète au niveau des oreillettes constitue le *trou de Botal* et sa cicatrice l'*encoche de Vieussens*.

Physiologiquement ce muscle a pour qualité essentielle la tonicité qui est une forme de l'élasticité. Nous aurons à faire cliniquement l'application de cette propriété fondamentale.

b) *Autorégulation du cœur.* — Le muscle du cœur préposé à l'autorégulation, c'est-à-dire à la transmission de l'excitabilité, du stimulus cardiaque, est représenté par un tissu différencié que l'on dénomme d'une façon générale sous le nom de *faisceau de His*. Ce faisceau commence au niveau du sinus de la veine cave supérieure, au point appelé *nodule de Keith* ou *Flack* (*sinus reuniens*) où existe un noyau de fibres striées, fait jonction avec un même anneau issu du sinus coronarien, se dirige en bas et en avant vers le septum de l'oreillette droite où il est caché par la valve interne de la tricuspide. Là, il a la forme d'un cordon blanc rose entouré d'un manchon fibreux et porte près de son origine un renflement dit *nœud de Tawara*. Il se divise en plein septum auriculo-ventriculaire en deux branches qui vont dans les vallées ventriculaires rejoindre le myocarde proprement dit auquel elles sont reliées par deux sortes de fibres : les unes, courtes, aboutissent aux fibres papillaires ; les autres, plus longues, descendent à la pointe du cœur, puis rebroussent chemin par des fibres rétrogrades qui vont se confondre avec les fibres non différenciées du myocarde.

Le trajet parcouru par le stimulus moteur indiquerait *a priori* que la pointe du cœur devrait se contracter avant la base. Or, l'expérimentation a donné pleinement raison aux données de Hering et de Tawara, et Rehfisch a démontré que l'excitation du pneumogastrique provoque la contraction prématurée de la pointe.

Ce faisceau, qu'on peut voir à l'œil nu chez le veau, représente le tissu embryonnaire du cœur, et l'on peut en suivre le développement chez le gobius niger. Comme tel il présente tous les caractères des *fibres de Purkinge* que l'on trouve disséminées dans l'endocarde et dont les principales particularités sont la faible striation et leur richesse particulière en glycogène.

Structure du myocarde. — A chaque pas nous aurons l'occasion de faire l'évocation de nos souvenirs anatomiques lorsque nous serons entré dans le chapitre des myocardites ou la sclérose du cœur. Il importe donc de rappeler brièvement ces notions anatomiques, base des enseignements anatomo-pathologiques.

La fibre cardiaque est sillonnée de traits transversaux dits *traits scalariformes d'Eberth*, qui, sous l'influence du nitrate d'argent, se colorent en noir. D'autre part, si on fait agir sur la fibre une solution de potasse à 40 p. 100, il se produit une segmentation : *segments de Weismann*. Chaque segment est à son tour constitué par une série de *fibrilles* longitudinales et accolées les unes aux autres. Chaque fibrille a la composition des muscles striés et offre la même succession alternative de disques clairs et épais. A l'origine il existe un ou plusieurs noyaux dirigés dans le sens longitudinal, un protoplasma dans lequel baigne le noyau. Ce protoplasma se dirige dans le sens axial, envoie des prolongements radiés engainant les *faisceaux primitifs* et concourt à la formation interstitielle des *champs polygonaux de Conheim.* Le *faisceau secondaire* est entouré par une gaine de lames conjonctives : *formation fasciculante de Renaut.* De la face interne de ces lames se détachent des prolongements qui s'interposent entre la fibre cardiaque. En s'adossant les unes aux autres, elles forment des espaces étoilés, dits *fentes de Henle.* C'est dans ces espaces conjonctifs que se rendent les vaisseaux, la lymphe même destinée à être reprise par les vaisseaux lymphatiques. Nous verrons aussi à propos de la cardiosclérose l'importance de ce souvenir anatomique.

Physiologie du myocarde. — La direction de l'onde contractile indique déjà l'importance du muscle lui-même dans la contraction musculaire. Pour certains auteurs, c'est le tissu même du cœur qui aurait la première part dans l'automatisme de la contraction, mais on peut admettre aussi que la persistance des contractions cardiaques est due à la présence de ganglions nerveux, car si l'on isole la pointe qui ne contient pas de fibres nerveuses, sa contraction disparaît. Ce sont surtout les travaux de l'école française qui ont établi les propriétés du myocarde. Ranvier a démontré que l'excitation du cœur est toujours maxima pourvu que l'excitation soit assez forte pour produire une pulsation. En ce cas, toute excitation secondaire ne pourrait troubler le rythme du cœur. MAREY, DASTRE et GLEY ont démontré d'autre part que le myocarde est inexcitable pendant une durée de son rythme : période d'inexcitabilité sur laquelle nous reviendrons particulièrement dans l'étude des arythmies.

Nombre d'arguments ont été apportés en faveur de la théorie myogène du cœur, laquelle, on doit le dire, prédomine de plus en plus sur la théorie neurogène. A l'appui de cette théorie, on a invoqué l'existence de battements rythmés chez des invertébrés dépourvus de système nerveux (céphalopodes, tuniciers), ENGELMANN, par une série d'incisions parallèles faites sur le cœur de la tortue en laissant un pont de simple substance musculaire, a vu que cette onde se transmettait dans un sens ou dans l'autre avec une lenteur relative de propagation. PALADINO, KENT, HIS junior ont établi les fibres de passage et donné au faisceau de HIS la valeur d'un cœur différencié. Enfin HERING (de Prague), ERLANGER ont vu que l'excitation ou la section de ce faisceau déterminait des rythmes tout spéciaux du myocarde. Si chez un animal vivant on exerce une compression légère sur le faisceau de His, on voit d'abord qu'il y a un certain nombre de systoles ventriculaires qui ne répondent pas aux systoles auriculaires. Si la compression est plus forte, le temps s'allonge encore entre la contraction auriculaire et ventriculaire; on n'a plus qu'une systole sur deux ou trois contractions de l'oreillette. Enfin, si la contraction est très forte ou qu'on sectionne le faisceau, le ventricule bat d'une façon toute indépendante et on arrive à une période d'automatisme ventriculaire : il y a « blocage » complet du cœur, et il semblerait dans ce cas, que l'automatisme des contractions du ventricule eût son point de départ, à défaut du faisceau de His, dans les relais ganglionnaires.

Ajoutons que la contraction du cœur n'est pas une, mais qu'elle se produit avec quatre attributs principaux : l'un, la *tonicité*, qui appartient à l'étude du myocarde proprement dit; les deux suivants relèvent du tissu différencié. Ce sont l'*excitabilité* dont le seuil s'élève avec la hauteur où il se trouve et l'importance de l'excitation. L'excitabilité se produit sous forme d'onde : elle est dite bathmotrope, positive ou négative, selon la réponse positive ou négative de l'excitabilité, elle est dite chronotrope eu égard à la notion du temps. La *conductibilité* qui est encore une qualité de ce tissu, de même s'appellera dromotrope, positive ou négative. La *contractilité* qui est une forme de la tonicité, possède le pouvoir inotrope également positif ou négatif. Nous verrons, à propos des arythmies, tout le parti que l'on pourra tirer de cette étude anatomo-physiologique du tissu différencié du cœur.

Le péricarde.

Le péricarde est un sac membraneux qui entoure le cœur et se compose de deux membranes, feuillet fibreux et séreuse péricardique.

Le *péricarde fibreux* possède une base reliée au diaphragme, un sommet qui coiffe antérieurement les vaisseaux de la base du cœur. Sa face externe est en rapport: en avant, avec le sternum, les 4e, 5e, 6e, 7e cartilages costaux et les vaisseaux mammaires ; en arrière avec l'œsophage, le pneumogastrique, le canal thoracique, la veine azygos. Sur les côtés, il est également en rapport avec la plèvre médiastine dont il est séparé par le nerf phrénique et les vaisseaux diaphragmatiques.

Le péricarde fibreux est composé de faisceaux conjonctifs entre-croisés.

La *séreuse péricardique* possède deux feuillets: l'un, pariétal, tapisse le péricarde fibreux; l'autre, viscéral, recouvre le cœur, tapisse les ventricules, les sillons, les oreillettes et les auricules, forme une gaine aux vaisseaux de la base (culs-de-sac péricardiques), délimite ainsi les pédicules artériels, veineux, gauches et droits, et quitte l'aorte à trois centimètres environ de son point d'origine pour rejoindre le péricarde fibreux.

La séreuse péricardique comprend trois couches : une couche endothéliale composée de cellules aplaties avec noyau, une couche conjonctive élastique contenant surtout des fibres élastiques, enfin, une couche sous-séreuse où domine le tissu conjonctif, la graisse, et où circulent les vaisseaux sanguins et les nerfs.

L'endocarde.

L'endocarde est une membrane qui tapisse la face intérieure du cœur ; fort mince sur les valvules et les piliers du cœur, elle se continue avec les orifices des vaisseaux. Il se compose, comme le péricarde, de trois couches qui sont : la couche endothéliale, composée comme la couche correspondante du péricarde, de cellules aplaties ; la couche conjonctivo-élastique, composée d'éléments fibreux élastiques et même musculaires ; enfin, la couche sous-séreuse, composée de tissu conjonctif lâche qui réunit le tissu conjonctif de la couche précédente à celui du myocarde. De même encore que pour le péricarde, on trouve dans cette couche des filets nerveux, des vaisseaux et aussi les faisceaux de Purkinge dont nous avons fait mention.

Les notions anatomiques que nous avons relevées relativement au péricarde et à l'endocarde, les rapports étroits d'autre part qui unissent ces membranes à la plèvre, au myocarde, nous donnent non seulement l'explication clinique des péri et des endocardites, mais nous disent comment une complication périendocardique peut se propager au myocarde et réciproquement comment une lésion myocardique peut s'étendre aux membranes du cœur. Le processus lésionnel peut même par voie de continuité se propager jusqu'aux plèvres, jusqu'au médiastin, servi surtout par l'existence de nombreux vaisseaux et stomates lymphatiques qui existent dans tous les vides interstitiels.

Poussant plus loin le rapprochement qui existe entre le myocarde et ses membranes nous nous croyons autorisé à identifier dans une large mesure l'organe central de la circulation aux vaisseaux artériels proprement dits. Comme le vaisseau artériel, il possède une tunique moyenne : le myocarde, une enveloppe péricardique qui est la tunique externe des artères et un endocarde qui est l'équivalent de la tunique interne des artères. De même que les artères se différencient anatomiquement selon la fonction qu'elles ont à remplir et de même qu'il y a lieu de faire des différences anatomiques entre les artères de petit, de moyen calibre, de l'aorte, de même le cœur s'adapte par une modalité anatomique quelque peu différenciée au rôle de moteur principal qu'il est appelé à remplir. Et ces considérations ne sont pas seulement d'ordre philosophique, mais la clinique nous servira dans une large mesure pour établir que toutes les modifications anatomiques, toutes les vicissitudes pathologiques qui surviennent dans les éléments constitutifs des artères auront leur équivalent dans les éléments similaires du cœur, considéré comme la plus grosse artère de l'économie. Le myocarde, de même que la tunique moyenne des artères, sera toujours le foyer des réactions vitales essentielles, autochtones de l'individu. Le péricarde, l'endocarde seront, de même que la tunique externe et interne des artères, les foyers d'infection où aiment à coloniser les agents microbiens ; l'endocarde, enfin, de même que la tunique interne des artères, constituera le foyer d'élection du processus athéromateux.

Avant de passer à l'étude du système artériel, nous devons dire deux mots sur le médiastin dont nous avons parlé et que nous verrons, en raison surtout de ses rapports immédiats avec le cœur, n'être pas une quantité négligeable dans la clinique.

Le médiastin.

C'est l'espace laissé libre entre les deux plèvres, depuis la paroi antérieure jusqu'à la paroi postérieure de la cage thoracique.

Le *médiastin antérieur* est l'espace double en forme de sablier ou d'X qui est formé par les deux plèvres dans leur insertion au sternum d'une part et de l'autre dans leur réunion au hile du poumon. Cet espace plus large inférieurement que supérieurement, rétréci dans la partie moyenne, comprend dans sa partie supérieure le thymus et du tissu conjonctif et, dans son écartement inférieur, le cœur, le péricarde et les gros troncs vasculaires.

Le *médiastin postérieur* comprend le triangle formé par les deux plèvres lorsqu'elles quittent la partie postérieure du hile du poumon pour s'écarter et s'insérer sur les parties latérales du rachis. Cet espace contient du tissu conjonctif dans le milieu duquel on trouve l'aorte thoracique, l'œsophage, la veine azygos, le canal thoracique, les pneumogastriques, les sympathiques, la trachée et nombre de ganglions lymphatiques.

Le souvenir anatomique de cette dernière région est de la plus haute importance en ce qui concerne l'étude des infections de l'aorte : aortite et anévrismes aortiques.

L'aorte.

L'*aorte*, après un trajet de 3 à 5 centimètres, se recourbe pour constituer la crosse aortique, après avoir présenté les trois renflements, dits de Valsalva, qui se trouvent à la région des valvules, puis une dilatation, le grand sinus aortique situé au coude que fait l'aorte à l'union de la portion ascendante et de la portion horizontale.

La description anatomique de l'aorte comprend : a) *La crosse de l'aorte.* — b) *L'aorte thoracique.* — c) *L'aorte abdominale.* Nous nous contenterons de passer rapidement en revue les deux premières divisions.

a) *Crosse aortique.* — Elle présente deux portions :

La *portion ascendante*, partie du plancher sigmoïdien, est en rapport en avant avec le feuillet antérieur du péricarde et le sternum, en arrière avec l'oreillette droite et la branche droite de l'artère pulmonaire, à droite avec l'auricule et la veine cave supérieure, à gauche avec le tronc de l'artère pulmonaire qui la contourne en pas de vis.

La *portion horizontale* est en rapport en bas avec le nerf récurrent et la bronche gauche, par sa face supérieure ou sinus aortique avec le tronc brachio-céphalique artériel à droite ; la carotide et la sous-clavière à gauche. La face latérale gauche, convexe dans sa partie supérieure où elle forme l'hémicycle aortique, concave dans sa partie inférieure, est en rapport avec le nerf phrénique et le pneumogastrique qui la séparent de la plèvre. La face latérale droite, postérieure, convexe, répond de droite à gauche à la trachée, l'œsophage, le canal thoracique et la troisième vertèbre dorsale qui est la limite supérieure de l'aorte.

Projetée sur le sternum, la crosse de l'aorte présente une extrémité inférieure qui commence au niveau de l'articulation chondro-sternale de la troisième côte droite, une extrémité supérieure qui répond à la partie moyenne de la première articulation chondro-sternale. On peut dire qu'à 50 ans la distance qui sépare cette extrémité de la fourchette sternale est d'environ 2 centimètres à 1 cent. 1/2. Elle présente encore, vue de la sorte, un bord droit convexe qui, normalement, ne doit pas dépasser le bord droit du sternum, au niveau du deuxième espace intercostal, lequel est le foyer d'élection pour l'auscultation de l'aorte, puis un bord gauche convexe et concave qui descend le long du bord gauche du sternum.

Les dimensions de la crosse de l'aorte sont les suivantes. A l'état normal, le diamètre de la portion ascendante est représenté par 2 cent. 5 environ. Quant au diamètre transversal, pour plus d'exactitude et en raison de l'irrégularité du contour du bord gauche de la crosse, convexe en haut, concave en bas, on prend la somme des demi-dimensions transversales prises à deux hauteurs différentes. Si on élève une ligne de la base du cœur au point culminant du sinus et sur cette ligne deux perpendiculaires situées à gauche et à droite de cette ligne et sur les plus grandes dimensions du vaisseau, on aura : 2 centimètres 70 côté droit, 3 centimètres 30 côté gauche = 6 centimètres pour le diamètre transversal normal de la crosse. Si, d'autre part, on tend l'hémicycle aortique par une corde, la dimension moyenne de cette corde est à l'état normal de 3 centimètres environ. Tout débord de la crosse au dehors du bord droit du sternum, toute élévation du sinus au-dessus du manubrium du sternum, toute dimension transversale dépassant sensiblement 6 centimètres à 50 ans, toute dimension de la corde de beaucoup supérieure à cet âge à 3 centimètres, tous ces cas doivent être considérés comme pathologiques.

b) L'*aorte thoracique* commence au niveau de la troisième vertèbre dorsale et se met en rapport par sa moitié supérieure en arrière avec la tête des côtes et le grand sympathique, en avant avec le pédicule du poumon gauche (bronches, artères, veines pulmonaires), le péricarde et la plèvre. La moitié inférieure est en rapport en avant avec l'œsophage, en arrière le canal thoracique et la grande veine azygos.

Il importait de relever les rapports et les dimensions diverses de l'aorte, et ces données trouveront particulièrement toute leur application clinique dans l'étude des aortites, ectasies et anévrismes aortiques.

Branches artérielles de l'aorte.

Il nous paraît indispensable de dire deux mots des artères coronaires, et du tronc brachio-céphalique droit eu égard à la sous-clavière du même côté, la seule qui puisse nous intéresser.

Les *coronaires* sont des artères qui naissent sur le plancher sigmoïdien de l'aorte et représentent de gigantesques vaso-vasorum destinés à la nutrition du cœur. La gauche naît sur le côté gauche de l'aorte, se porte obliquement en bas, double l'artère pulmonaire, descend le long du sillon interventriculaire, contourne la pointe du cœur et aboutit à 2 centimètres environ de la face postérieure de l'organe, après avoir donné des collatérales parmi lesquelles l'auriculo-ventriculaire, les artères ventriculaires, les artères de la cloison.

La droite ou postérieure, généralement plus calibrée, prend naissance sur la partie droite de l'aorte, s'engage dans le sillon auriculo-ventriculaire, contourne le bord droit du cœur et descend dans le sillon interventriculaire postérieur dont elle parcourt les trois quarts supérieurs. Des branches anatomiques la relient à la coronaire gauche.

Ces artères cheminent dans les interstices musculaires, dans l'épaisseur des cloisons conjonctives et se résolvent en un riche réseau capillaire dont les mailles sont très petites et les capillaires ténus, fragiles, délicats.

Le *tronc brachio-céphalique* droit va de l'aorte à l'articulation sterno-claviculaire droite. Il fournit un vaisseau important entre tous : l'artère sous-clavière dont l'élévation anormale au-dessus de la clavicule constitue un point de repère précieux pour la recherche de l'augmentation de volume de la crosse aortique.

La *sous-clavière droite* est en rapport : en dedans des scalènes, en avant avec l'extrémité interne de la clavicule, le confluent de la veine sous-clavière et de la jugulaire interne, les nerfs phrénique et pneumogastrique. Entre les scalènes, avec les deux muscles ; le scalène antérieur qui le sépare de la veine du même nom, en arrière le scalène postérieur et les nerfs du plexus brachial. En dehors des scalènes, la sous-clavière d'horizontale devient descendante et s'engage dans la partie inférieure du triangle sus-claviculaire, formé par le sterno-cléido-mastoïdien en avant, par la clavicule en bas, et l'omoplato-hyoïdien en arrière. Cachée normalement à cet endroit, derrière la clavicule et la première côte, le doigt, en cas de surélévation de ce vaisseau peut, anormalement, la percevoir au-dessus de la clavicule contrairement à la sous-clavière gauche dont le trajet est presque vertical et plus long. Mais il convient d'éviter, pour l'estimation de cette surélévation de l'artère, de confondre ces battements avec ceux du tronc brachio-céphalique dont le soulèvement est plus superficiel, plus ondulatoire, et consiste en un mouvement vertical de régurgitation, tandis que le battement de l'artère est surtout horizontal.

D'autre part, il est aisé de comprendre que certaines portions de l'aorte peuvent être atteintes de modifications de calibre du vaisseau dans le sens transversal principalement, sans déterminer pour cela une élévation de la sous-clavière, d'où l'importance en pareil cas des tracés radiographiques.

L'artère pulmonaire.

Cette artère présente, jusqu'à 5 centimètres au-dessus du vaisseau, un trajet intrapéricardique. Le sac péricardique fusionne, en effet, à ce niveau avec la paroi antérieure de l'artère. Cette portion se met donc en rapport en avant avec le péricarde et la paroi thoracique dans une limite qui va du bord supérieur du troisième cartilage costal gauche au bord du deuxième. C'est donc dans le deuxième espace gauche que se trouve également le foyer d'auscultation de l'artère pulmonaire. En arrière cette artère est en rapport à gauche avec l'oreillette gauche, avec l'auricule gauche, à droite avec la partie ascendante de la crosse aortique, puis elle se divise en deux branches, droite et gauche, qui font partie du pédicule pulmonaire. La branche droite est plus forte que la gauche, mesure 6 centimètres et correspond, de même que la gauche, aux rapports de la base du cœur que nous avons mentionnés. Le ligament artériel est le vestige de la communication chez le fœtus de l'aorte avec l'artère pulmonaire.

Les veines du cœur.

Nous dirons un mot des veines cardiaques, de la veine cave supérieure et de ses affluents, de la veine cave inférieure.

La *grande veine coronaire* prend naissance à la pointe du cœur, se porte verticalement en haut, longe le sillon interventriculaire, contourne l'oreillette gauche et finalement s'ouvre dans la partie postérieure et inférieure de l'oreillette droite au niveau de la cloison interauriculaire au lieu dit : *sinus de la grande veine coronaire*. L'extrémité interne de ce sinus comprend la valvule de Thébésius. Il existe aussi d'autres veines accessoires (veines de Galien) dans le détail desquelles nous n'avons pas à entrer.

La *veine cave supérieure* s'abouche dans la partie supérieure et antérieure de l'oreillette droite, tout près de l'auricule correspondant; outre la veine azygos, elle reçoit les deux troncs veineux : brachio-céphaliques gauche et droit. Le gauche ayant un trajet plus long à accomplir est plus oblique que le droit, lequel est plus direct et plus court et en même temps plus étroit. De cette différence de direction résultent des rapports différenciés de l'un à l'autre tronc. Le droit répond exactement en arrière au tronc artériel de même nom, en avant à l'extrémité interne de la clavicule et à la partie droite de la poignée du sternum. Ce tronc reçoit comme affluents les veines jugulaires et la sous-clavière.

La *veine jugulaire* interne longe le côté externe de la carotide interne dont elle est séparée par le pneumogastrique, le glosso-pharyngien et le grand hypoglosse. Cette veine jugulaire interne se réunit à la veine sous-clavière, puis à la jugulaire antérieure et externe, pour former une dilatation, *sinus de la jugulaire*, située au niveau de l'extrémité interne de l'articulation sterno-claviculaire. Là est l'origine du tronc brachio-céphalique veineux, lequel est constitué par les jugulaires : interne, antérieure, externe et postérieure, celle-ci se jetant directement dans le tronc veineux.

Le pouls veineux se manifeste d'abord dans la veine jugulaire externe dont la valvule est faible ; à un degré plus avancé il se masse sur le bulbe de la jugulaire, tant que la valvule qui ferme l'entrée de la jugulaire interne n'est pas forcée ; c'est à dater de ce moment que le pouls veineux se transmet dans la jugulaire interne. C'est au niveau de l'extrémité interne de la clavicule que l'on recherche le pouls jugulaire, mais généralement on se contente pour l'inscription du phlébogramme, ou même de l'auscultation veineuse, des veines qui sont les plus saillantes.

La *veine cave inférieure* est l'aboutissant des veines de la région sous-diaphragmatique. Après avoir traversé le sillon que lui forme le bord postérieur du foie et le diaphragme, elle se jette dans l'oreillette droite, dans la partie postérieure et inférieure de cette cavité. Une mention toute particulière est due aux veines sus-hépatiques tributaires de la veine cave qui se jettent dans cette veine tout près de son embouchure dans l'oreillette, qui ne possèdent pas de valvules suffisantes pour empêcher la régurgitation du sang, qui offrent la disposition toute particulière d'une confluence à angle aigu dans la cave et, grâce à une large dilatabilité, favorisent éminemment les rétrostases veineuses.

Reste à dire un mot du système nerveux qui anime le cœur, appareil important s'il en est, dont les applications classiques reviennent à chaque pas dans l'étude des cardiopathies.

Le système nerveux du cœur.

I. — Anatomie.

Le système nerveux du cœur est représenté par le grand sympathique, le pneumogastrique, le nerf de Cyon et les ganglions cardiaques.

Le *grand sympathique* possède au cou trois ganglions : cervical supérieur, moyen, inférieur, lesquels envoient tous trois au cœur un rameau dit : cardiaque supérieur, moyen et inférieur. Ils se portent, ceux du côté droit à droite de la crosse de l'aorte, ceux du côté gauche à gauche; ils s'anastomosent avec les filets cardiaques du pneumogastrique. Le cardiaque inférieur, par l'intermédiaire du ganglion cervical inférieur, communique directement avec les deux dernières cervicales et la première dorsale. Or, on sait que le plexus brachial est formé par la conjonction des quatre dernières cervicales avec la première dorsale. Nous retrouverons toute l'importance de ce renseignement anatomique lorsqu'il s'agira d'interpréter la radiation cubitale de l'angine de poitrine.

Le *pneumogastrique* fournit dans la région cervicale deux ganglions : le jugulaire, le plexiforme d'où partent divers rameaux pharyngiens, le laryngé supérieur, le laryngé inférieur, des rameaux cardiaques. Les anastomoses supérieures de ce nerf dans sa partie cervicale avec le spinal et le glosso-pharyngien au milieu desquels il chemine dans sa portion intra et extra-cranienne, ses relations avec les nerfs cervicaux expliquent comment la douleur de l'angor pectoris peut s'irradier vers le trapèze, le sterno-mastoïdien, le masseter, le cou ou s'irradier dans la gorge, le larynx et le bras.

Le pneumogastrique chemine au cou entre l'artère carotide et la veine jugulaire interne dans une gaine commune à ces trois organes (le sympathique au contraire se trouve en arrière et en dehors de la veine jugulaire). Le gauche se place entre la carotide et la sous-clavière, croise la crosse aortique, fournit le récurrent gauche qui émane en réalité de la région cervicale, embrasse la concavité de l'aorte, pour se porter vers les parties latérales du larynx. Puis, le pneumogastrique gauche se place derrière la bronche gauche en avant de l'œsophage. Le droit croise la face antérieure de la sous-clavière, entre l'artère et la veine du même nom, fournit le récurrent droit qui embrasse la concavité de l'artère sous-clavière et gagne l'angle trachéo-œsophagien. Ces deux nerfs contribuent à la formation du plexus cardiaque.

Le *plexus cardiaque* se trouve situé au-dessous de la crosse de l'aorte, en arrière de l'artère pulmonaire et est constitué par la réunion des filets nerveux du grand sympathique et du vague où existe le *ganglion de Wrisberg*. De ce plexus émanent des rameaux nombreux qui se distribuent à l'aorte, à l'artère pulmonaire, aux oreillettes. Mais à la base des ventricules les rameaux se groupent pour former le plexus cardiaque droit et gauche accompagnant les artères coronaires de même nom. Chemin faisant ils abandonnent des rameaux superficiels et profonds constituant les plexus sous-péricardiques et sous-endocardiques.

Le *nerf de Cyon* est un nerf d'émanation pneumogastrique, mais dont le rôle est tout différent du réseau du vague. Issu du laryngé supérieur et du nerf pneumogastrique dans sa portion cervicale, il s'anastomose avec le deuxième ganglion thoracique du grand sympathique et se dirige vers le cœur. Ce nerf dont les filets vont de la moelle au cœur, produit, quand on l'excite, une vaso-dilatation directe de la circulation abdominale, vraie soupape de sûreté donnant au cœur, en cas de dilatation aiguë, le temps et la faculté de se vider par dégorgement. C'est le pneumogastrique particulier du cœur.

Les *ganglions cardiaques* sont au nombre de trois, le ganglion de Remack placé à l'embouchure de la veine cave inférieure, le ganglion de Ludwig situé dans la paroi inférieure de la cloison inter-auriculaire, le ganglion de Bidder situé à la base du ventricule. Ces ganglions reçoivent du pneumogastrique et du sympathique un certain nombre de fibres, mais tandis que le ganglion de Remack ne les reçoit que par continuité, les autres forment des plexus plus enchevêtrés. Des rameaux efférents partent de ces ganglions pour se rendre dans le myocarde.

II. — Physiologie.

Le rôle du *grand sympathique* est de premier ordre; ce nerf est accélérateur des mouvements du cœur. L'expérience des frères Cyon le démontre. Ces auteurs sectionnent la moelle au-dessous de l'atlas, les deux pneumogastriques, le nerf dépresseur, le sympathique cervical et les splanchniques, font, à la suite de ces sections, passer un courant électrique sur la moelle et obtiennent une accélération des battements du cœur sans modification de la pression artérielle. Or, cette chaîne de vibrations s'effectue par l'intermédiaire du ganglion thoracique, du cervical inférieur reliés l'un à l'autre par l'anneau de Wieussens.

A côté de cette expérience doit prendre place celle de François Franck. Cet auteur sectionne également les pneumogastriques et les splanchniques, excite dès lors la moelle cervicale et produit l'accélération du cœur. On obtient la même accélération réflexe en isolant le premier ganglion thoracique de ses connexions nerveuses et en l'excitant.

Le rôle des pneumogastriques est un rôle de modération du cœur. Tel est l'enseignement qui résulte de l'expérience des frères Weber. Ces auteurs ont établi sur des bases irréfutables que l'excitation ou la compression des vagues amènent un ralentissement du cœur et une excitation plus forte, l'arrêt du cœur en diastole. Les oreillettes n'arrêtent leurs battements que sous une excitation très forte. Or, le résultat de cette excitation du vague, Weber l'explique par la notion des nerfs d'arrêt ou de l'inhibition, Schiff, par la théorie de l'épuisement nerveux. L'existence d'un centre modérateur est prouvée par l'excitation du bulbe, origine du pneumogastrique ; si, en effet, on excite le bulbe, le cœur s'arrête.

D'autre part, certains agents ont la propriété de supprimer l'action modératrice des pneumogastriques. C'est ainsi que l'atropine injectée à un ou deux milligrammes paralyse les filets terminaux du pneumo-gastrique ; le curare produit le même effet; certaines toxines microbiennes, toxines pyocyaniques, diphtéritiques, etc., agissent dans le même sens. Par contre, la muscarine, la pilocarpine, excitent les terminaisons du vague et sont antagonistes des substances précédentes.

Or, le rôle **modérateur** du vague exige pour se produire l'intermédiaire des ganglions du cœur, et LANGLEY a mis cette propriété en relief en établissant que la nicotine, poison de la cellule ganglionnaire, empêche le ralentissement expérimental du cœur.

Le rôle des ganglions serait important ; les contractions cardiaques ne peuvent se faire sans les ramifications nerveuses qui en émanent. Rappelons l'expérience fondamentale de STANNIUS. Cet auteur, par une série de ligatures, sépare les sinus, les oreillettes, les ventricules. La septième expérience, par exemple, établit que si l'on jette une ligature entre le sinus et l'oreillette, le sinus continue à battre, mais le cœur tout entier s'arrête en diastole, ce qui établirait les propriétés excito-motrices du ganglion de Remack.

Si l'on oppose à cette théorie neurogène de la contraction cardiaque la théorie myogène que nous avons exposée, nous restons, semble-t-il, en face de deux théories en apparence irréductibles. En réalité, ces deux théories en présence ne sont pas à ce point opposées l'une à l'autre. S'il est indéniable que l'action du système nerveux soit indispensable pour transmettre au cœur, non seulement la nutrition régulière de l'organe, mais les impressions qui se passent à la périphérie, on ne peut s'empêcher d'admettre d'autre part que le cœur, organe qui n'est apparenté que tardivement à la vie de relation, possède embryologiquement parlant et de première main, une existence propre, un automatisme spontané, propriétés inhérentes à sa fonction, mais qu'il appartient à la haute direction du système nerveux de pouvoir réglementer, modifier à l'infini.

Après l'étude anatomo-physiologique du cœur, nous sommes en mesure de pénétrer efficacement dans la pathologie même de l'organe.

CHAPITRE II

LE CŒUR ANORMAL

LES PROCÉDÉS D'EXPLORATION DU CŒUR

L'interrogatoire.

Lorsqu'on se trouve en face d'un sujet ayant atteint surtout la cinquantaine, c'est-à-dire l'âge où, à part les complications infectieuses, symphysaires, celles de syphilis précoce, il commence à éprouver la révélation restée longtemps latente d'un trouble dans son régime circulatoire, l'interrogatoire devra porter d'abord sur deux points principaux : Le sujet a-t-il réellement une affection organique du cœur ? Est-ce un faux ou un vrai cardiaque ? Nous estimons, en effet, que nombreux sont les hôtes du cabinet du spécialiste qui n'éprouvent que des troubles fonctionnels. Si l'examen préliminaire du sujet nous donne l'impression qu'il s'agit réellement d'une affection lésionnelle, notre interrogatoire devra porter sur trois points principaux : S'agit-il de manifestations de la cardiosclérose, laquelle a son équivalent clinique dans la sclérose avancée des organes, ou encore dans l'artériosclérose qui n'en est que le corollaire ? S'agit-il d'une vieille affection endocardique ou aortique, une cardiartérite ayant déterminé une insuffisance cardiaque? Ou bien avons-nous affaire à un athérome cardiaque ou aortique ?

Dans le premier cas, nous avons devant nous un sujet faisant une maladie autochtone dont il est le seul responsable, et en l'interrogeant on apprend qu'il traîne derrière lui un long passé digestif, c'est-à-dire l'abus quantitatif et qualitatif des aliments. Il nous dit qu'il a eu de longues périodes d'intempérance, qu'il a usé de l'alcool jusqu'à l'abus, que son existence a été remplie d'à-coups intellectuels, psychiques, qu'il a été surmené, qu'il a abusé des soirées mondaines, et, facteur non négligeable, que ses parents sont morts d'affection cardiaque innominée. Il s'agit, en un mot, d'un malade qui est en train de payer une vieille dette contractée surtout par les écarts de son existence.

Le cardioscléreux (ou l'artérioscléreux) donne bien l'impression d'un être vaincu par la vie. Ou c'est un sujet (un homme le plus souvent) qui possède encore l'apparence de la santé, qui est vultueux, congestif, hypertendu, sans aucune manifestation rénale, mais qui a des troubles cérébraux, des vertiges, des insomnies, des aphasies transitoires, de l'amaurose, de l'hémianopsie rétinienne, des hémorragies. Ces sortes de malades n'ont encore aucun phénomène dyspnéique, et nous avons observé l'un d'eux qui avait la manie des longues promenades qui ne l'oppressaient nullement, qui était victime alternativement d'accidents congestifs du cerveau et du poumon, avec un galop révélateur de l'hypertension et qui succomba sans aucune complication rénale ou urémique par suite d'ictus apoplectique. D'autres restent en apparence gras, sont des malades à gros foie, mais, à leur aspect piteux, leur respiration haletante, leurs conjonctives ternes et livides, leur regard dénué d'expression et traduisant la souffrance, leurs tempes excavées, le faciès jaunâtre et bouffi, les cheveux collés sur les tempes, le corps incliné, la parole faible et hoquetante, car ces malades sont surtout des anhélants, des « soifards » d'air, on a de suite l'impression que la cardiosclérose a donné la main à la néphrosclérose, à l'imperméabilité rénale.

Enfin, il est une troisième classe de ces malades : les maigres, et ils sont fréquents. Ce sont des artérioscléreux doublés d'un état athéromateux de leur système circulatoire et il s'agit souvent des sujets plus avancés dans l'âge, ou ce sont des malades qui, en l'absence de rétention chlorurée, peuvent faire de l'urémie sèche, ou enfin il s'agit d'un état humoral ou tissulaire propre au sujet.

Lorsque par suite de ce premier point de notre interrogatoire nous avons toute raison pour passer outre à la cardiosclérose, la deuxième question que nous aurons à nous poser est de savoir si notre sujet est porteur d'une cardiartérite chronique, c'est-à-dire d'une vieille affection endocardique ou aortique. En ce cas, nous demanderons au malade s'il a eu dans sa vie quelque maladie infectieuse : rhumatisme, chorée, tuberculose, paludisme, et surtout s'il a eu la syphilis. Car voilà les grands facteurs des maladies du cœur d'origine infectieuse. Notre interrogatoire se complétera par l'aspect général du sujet. Un malade atteint d'une vieille affection endocardique possède un faciès bleuâtre asphyxique, si cette affection est d'ordre mitral ; un faciès anémié, une excitabilité apparente de caractère s'il est aortique. L'un et l'autre peuvent présenter de la dyspnée, mais nous verrons plus loin que cet état dyspnéique diffère selon qu'il s'agit d'un aortique ou d'un mitral. De même, nous verrons aussi que les autres troubles fonctionnels : palpitations, douleurs cardialgiques varient encore selon les cas. Si la syphilis est en jeu, ce dont le Wassermann fera foi, cette affection créera des aortites, des néphrites spécifiques, le cœur pourra reproduire la symptomatologie du cœur de la cardiosclérose, mais d'une cardiosclérose secondaire, atypique, ne ressemblant pas, quant à l'origine, au type précédent.

Si, enfin, à la suite de ce double dépistage verbal et visuel, nous avons l'impression que ce malade, chez qui on ne relève pas de maladies infectieuses, ne rentre pas dans l'ordre des cardiartériques, nous pousserons plus loin notre interrogatoire et nous nous demanderons, en troisième et dernier lieu, s'il n'est pas atteint d'athérome cardiaque et aortique. Ici encore les anamnestiques nous seront nécessaires et nous aurons à faire des recherches dans le champ des intoxications. Au malade nous demanderons, et il s'agit le plus souvent de malades qui ont dépassé la cinquantaine, quel a été son *modus vivendi*, s'il a abusé de la bonne chère, de l'alcool, du tabac, s'il peut relever dans son passé des intoxications endogènes : goutte, rhumatisme chronique, si ses parents sont morts prématurément, s'il a des absences de mémoire, des vertiges, des insomnies, des parésies fugaces. Au reste, la physionomie du malade plaide souvent elle-même en faveur de l'athérome. L'œil athéromateux ne trompe pas, il est pâle, sans expression, atone, presque déliquescent, et souvent entouré de l'auréole du gerontoxon. Souvent on remarque sur un faciès glabre et desséché des artères temporales sinueuses et saillantes, et lorsqu'on a conversé quelque temps avec ces sortes de sujets, on n'est pas longtemps à être envahi par l'impression que l'âge a souvent pesé de tout son poids sur le déterminisme des troubles cardiaques qu'il accuse. Quels que soient ces symptômes, on peut cependant affirmer que, en thèse générale, ils sont plus atténués que dans les deux cas précédents. C'est que la cardiosclérose et les cardiartérites sont généralement les attributs de l'homme qui lutte dans le point culminant de son existence, alors que les réactions sont encore vives, tandis que l'athérome constitue surtout la maladie du déclin de l'âge.

L'interrogatoire devra se compléter par l'énumération des symptômes que présente le malade. Or, ces symptômes peuvent se grouper autour de trois principaux, qui sont : a) *Les troubles moteurs du cœur.* — b) *Les troubles de la sensibilité.* — c) *La dyspnée.* Encore ces signes ne sont-ils pas spéciaux aux affections lésionnelles du cœur, car nombre de sujets peuvent les éprouver à titre purement fonctionnel. Il y a donc lieu de distinguer les faux cardiaques et les vrais cardiaques.

I. — Les faux cardiaques.

Examinons chacun de ces troubles chez les faux cardiaques :

a) Les *troubles moteurs* revêtent le plus souvent la forme de palpitations simples. Les malades éprouvent souvent des mouvements accélérés du cœur (forme hyperkinésienne de Potain), parfois de vraies salves de battements. Faut-il dire avec Potain que lorsqu'un malade se présente à la consultation du médecin, se plaignant de palpitations, rien que de palpitations, sans aucun trouble morbide, il s'agit très rarement d'un cardiaque vrai ? Faut-il, au contraire, penser avec Gendrin que les palpitations surviennent souvent dans les maladies du cœur ? La vérité est que lorsque le trouble survient comme symptôme isolé, le plus souvent il s'agit d'un simple trouble fonctionnel. Ou ce sont des surmenés : financiers, notaires, médecins ; ou il s'agit de névropathes ayant une hérédité chargée, et chez les ancêtres desquels on retrouve fréquemment une tare nerveuse, épileptique ; ou il s'agit de neuro-arthritiques présentant un complexus morbide de palpitations associées à des douleurs précordiales; ou ce sont des intoxiqués par le tabac, l'alcool; ou ce sont des neurasthéniques, et nous avons, dans une publication spéciale, insisté sur les caractères propres à la neurasthénie de la cinquantaine; ou ce sont des dyspeptiques présentant surtout ce phénomène après le repas; ou, enfin, il s'agit de troubles réflexogènes ayant leur point de départ dans l'estomac, l'intestin, les vers intestinaux, l'entérocolite membraneuse, le rein flottant, les troubles menstruels ou ovariens, etc... Il est des sujets enfin qui ont des palpitations aortiques, même en l'absence de lésion matérielle du vaisseau, réalisant ainsi l' « anévrisme fantôme », dont ils se croient atteints.

Parfois la note des palpitations change et subitement on peut voir un déclanchement du cœur, en un mot une extrasystole. Dans cette classe de sujets, cette extrasystole peut donner lieu à de véritables accès de tachycardie paroxystique. Dans ce cas, les extrasystoles se massent et l'on assiste à un dérèglement complet du rythme cardiaque, à un affolement du cœur.

On a tendance dans ces derniers temps à identifier dans la pathogénie commune des arythmies, les palpitations et la tachycardie, mais en réalité la différence est grande entre les palpitations et la tachycardie à rythme régulier où le cœur est simplement accéléré dans sa course, et les palpitations et tachycardie extrasystoliques où l'irrégularité est manifeste. A la rigueur on pourrait faire un rapprochement entre l'extrasystole et la définition des palpitations que donnait Laennec : battements du cœur incommodes et sensibles. Mais les palpitations régulières possèdent elles aussi un caractère subjectif et, d'autre part, il existe des tachycardies extrasystoliques qui ne sont nullement perçues par le sujet. Aussi dans l'étude que nous aurons lieu de faire ultérieurement sur les extrasystoles, les troubles tachy et bradycardiques, aurons-nous le soin d'apporter toutes réserves sur les troubles fonctionnels où le rythme du cœur est sauvegardé pour les distinguer de ceux qui ont véritablement place dans le chapitre des arythmies.

b) Les *troubles sensitifs* existent déjà chez les malades précédents où la forme hyperkinésienne se double souvent de la forme hyperesthésienne de Potain. La plupart des sujets, en effet, sont incommodés par les battements de cœur, et le plus souvent les palpitations, les tachycardies sont des phénomènes sensibles. Les uns éprouvent de l'angoisse précordiale, les autres des douleurs véritables, de vraies précardialgies ; les autres, encore, sentent les battements de leur cœur sur l'oreiller quand ils sont couchés, et ces battements du cœur sentis dans l'oreille gauche les incommode et leur fait appréhender une maladie de cœur ; ils se retournent dans le lit, cherchant à échapper par les positions diverses à la hantise de leurs impulsions cardiaques. D'autres, enfin, dramatisent au plus haut point leurs sensations incommodes et déclarent avec un luxe de paroles, sur la signification desquelles le médecin ne se trompe pas, qu'ils éprouvent tous les symptômes de l'angine de poitrine.

Comme dans la catégorie précédente, ce sont encore des intoxiqués, des dyspeptiques (point de Bucquoy situé dans le quatrième espace intercostal gauche), et le cœur encore devient le récepteur le plus sensible des diverses impressions centrales, bulbaires ou périphériques.

Enfin, nombre de sujets éprouvent des algies douloureuses de la région précordiale ou de la pointe sans être atteints d'une maladie de cœur. C'est ainsi que la péricardite provoque des points douloureux, les points de Guéneau de Mussy : point inférieur au niveau de l'appendice xiphoïde ; point moyen à la partie antéro-interne des espaces intercostaux du côté gauche, le long du bord du sternum ; point supérieur entre les deux chefs du sterno-mastoïdien.

Les angines de poitrine nerveuses à forme intoxicante, dyspeptique (dilatation de l'estomac, du côlon), peuvent également donner lieu à de violentes douleurs précordiales suivies d'une hyperesthésie prolongée, mais on saura faire la différence entre ces douleurs et celles de l'angine de poitrine vraie dont les caractères des irradiations spéciales, de l'angoisse propre à cette affection, ne sauraient induire le clinicien en erreur. Il importe, vu les analogies que présentent les formes atypiques de l'angine de poitrine avec les formes vraies ou typiques de la même maladie, de bien différencier les deux cas. Nous nous y appliquerons au sujet du diagnostic différentiel des angines vraies.

La pleurésie du diverticule gauche du cœur peut également donner lieu à des douleurs précordiales, mais l'existence de frottements lèvera le doute.

Les névralgies intercostales *sine materia* sont reconnaissables par l'existence de trois points douloureux : point antérieur, latéral, paravertébral. Il conviendra en même temps de faire état de la nature névro-arthritique, chlorotique, impaludique, diabétique des sujets qui accusent cette sorte d'algies douloureuses.

Le tabès est une de ces maladies qui peuvent donner lieu à de vives douleurs précordiales, à caractère lancinant, mais il sera facile ici encore de rechercher le Wassermann et de rayer de tels malades de la catégorie des cardiaques.

La mastodinie, chez la femme, quand elle existe dans le sein gauche, peut encore simuler les douleurs des cardiopathies.

Tous ces sujets sont encore de faux cardiaques auxquels ne s'appliquera en aucune façon ni la diététique, ni la thérapeutique cardiaque.

c) *La dyspnée.* — La dyspnée peut exister, bien que plus atténuée, chez les malades indemnes de maladies de cœur. Tout sujet qui est soumis à une accélération des battements du cœur peut la présenter par suite d'une insuffisance de l'oxygénation du sang ; le poumon, pour parer à cet inconvénient, se trouve obligé de proportionner la fréquence des mouvements respiratoires à celle de la vitesse du cœur. Il en est ainsi de tous les sujets chlorotiques, anémiques, de toute la classe des hypotrophiés, des anoxhémiques chez qui la montée de l'escalier est prétexte à dyspnée. Chez tous ces sujets, enfin, la pression artérielle est diminuée, le cœur est adapté pour un travail moindre et, en vertu de la loi de Marey, la vitesse du sang est d'autant plus considérable que le cœur est moins chargé.

Enfin, la dyspnée fonctionnelle peut se retrouver dans nombre d'affections : obésité, emphysème constitutionnel, asthme, n'ayant rien de commun avec les maladies avérées du cœur et où la dyspnée reconnaît pour cause ou un refoulement du dôme diaphragmatique par un estomac, un foie ou un côlon dilatés ou un refoulement mécanique du cœur ou une surcharge graisseuse ou une dilatation transitoire du viscère.

II. — Les vrais cardiaques.

Il s'agit ici de malades porteurs de maladies lésionnelles. Conformément à notre classification des maladies du cœur et de l'aorte, nous allons passer en revue les trois grands symptômes de ces maladies, c'est-à-dire les troubles moteurs, les troubles sensitifs, puis la dyspnée, dans le cours des cardioscléroses et scléroses aortiques, dans le cours des cardiartérites et aortites, et, enfin, dans le cours de l'athérome cardiaque et aortique :

a) *Les troubles moteurs.* — De ce nombre sont d'abord la cardiosclérose avec galop et hypertrophie ventriculaire gauche. Souvent, surtout quand quelques troubles nerveux, digestifs ou suggestifs se mettent de la partie, ces malades sentent leur cœur, se plaignent de palpitations que réveille le moindre mouvement, le moindre repas copieux, la moindre émotion. A cette tachycardie sensitive s'ajoute la tachycardie objective et les malades, en raison de leur hypertension, ont une fréquence inaccoutumée du pouls due à ce que le cœur est obligé de lutter pour vaincre les obstacles périphériques. La sclérose aortique, et pour les mêmes raisons, donne elle aussi des palpitations et de la tachycardie hypertensive. L'anévrisme de l'aorte s'accompagne le plus souvent aussi des palpitations.

A la cinquantaine, les palpitations vraies régulières s'accompagnent souvent ou sont suivies d'extrasystoles, de tachycardie paroxystique, et des observations bien concluantes ont établi que les accès de tachycardie peuvent être suivis eux-mêmes de bradycardie. Ces arythmies, on le conçoit, sont dues à une sclérose concomitante du cœur indifférencié de His ou à un début de dilatation cardiaque, telle qu'elle se produit souvent dans la période hypotensive de la cardioclérose.

Dans les cardiartérites, les troubles moteurs sont plus fréquents encore que dans la cardiosclérose. Il suffit de rappeler le rétrécissement mitral qui est avant tout une maladie palpitante et dont la genèse des palpitations doit être recherchée pour une grande part dans les phénomènes digestifs ou réflexes, et le nervosisme propre à ces sujets. Les palpitations régulières, secondaires dans cette affection, font vite place aux palpitations arythmiques, à l'extrasystole, à la tachycardie paroxystique, et l'explication pathogénique est facile à trouver si l'on pense que l'on rencontre à un certain âge de l'affection les deux facteurs réunis d'arythmie cardiaque, qui sont l'ectasie auriculaire et la participation du cœur différencié à la sclérose auriculo-ventriculaire.

On retrouve aussi les palpitations chez les aortiques endocardiques, mais chez ceux-ci elles sont plus régulières, prennent un point d'appui surtout dans le nervosisme propre aux aortiques et de plus s'accompagnent souvent de phénomènes douloureux dans la région de l'aorte.

On rencontre encore les palpitations lorsque le cœur droit se trouve forcé par suite d'accidents pulmonaires, emphysème, asthme, broncho-pneumonie.

On les rencontre même chez les agonisants et nous avons, à différentes reprises, constaté combien est fréquent et pénible pour le malade ce symptôme préagonique où les battements violents du cœur font contraste avec un pouls petit, misérable.

Dans l'athérome cardiaque et aortique, les palpitations sont rares. Ce que l'on remarque le plus souvent chez l'homme âgé athéromateux, ce sont les battements épigastriques et un soulèvement anormal de la même région dus à une dilatation athéromateuse de l'aorte abdominale.

b) *Les troubles sensitifs.* — Dans la *cardiosclérose*.

les douleurs existent, bien que la tendance actuelle soit de rejeter la plupart des douleurs sternales, des angines de poitrine sur le compte des cardiartérites.

L'angine de poitrine dans la cardiosclérose relève parallèlement d'une artériosclérose des artères coronaires. Elle constitue une forme sévère, et les malades qui en sont porteurs éprouvent, avec des réactions douloureuses extrêmement vives, des irradiations précises dans le bras, un sentiment de profonde angoisse.

La sclérose, l'ectasie aortique des cardiosclérеux, s'accompagne le plus souvent aussi d'une douleur en barre, que réveille le moindre effort, et si cette sclérose se propage aux coronaires, elle est bientôt suivie d'accès vrais d'angor.

Dans les *cardiartérites*, les douleurs cardiaques sont plus fréquentes. Dans l'ordre, citons le rétrécissement mitral et tous les cas en général où il existe une ectasie ventriculaire dont la plus haute expression clinique est donnée par le cœur forcé.

Dans l'aortite aiguë, les douleurs en barre, ou irradiées, sont la règle.

Dans les aortites chroniques, les douleurs peuvent être refroidies, mais sont sujettes à se réchauffer sous la moindre circonstance. Ces douleurs s'accompagnent souvent de dyspnée, d'hypertension, surtout si le rein, en même temps que l'aorte, a été envahi par le processus spécifique.

Les ectasies ou anévrismes de la portion thoracique ou de la portion descendante de la crosse offrent des caractères révélateurs particuliers : la douleur est épigastralgique, en impose le plus souvent pour une affection de l'estomac, mais le doute est levé bientôt par l'examen radiographique, lequel, mieux que l'auscultation ou la percussion, fixe le diagnostic.

Les anévrismes de l'aorte abdominale créent aussi des douleurs irradiées dans la région abdominale et s'accompagnent, outre la contracture vigilante des muscles grands droits, d'hypertension localisée (TEISSIER, de Lyon).

Dans tous ces cas, l'angine de poitrine peut survenir par aorto-coronarite, c'est-à-dire par suite de la propagation du processus infectieux ou de la sclérose consécutive de l'aorte au cœur.

Il est bon de remarquer que ces aortites, tant par le caractère de leurs douleurs, leurs complications angineuses, que par l'évolution de l'affection, peuvent, contrairement à la cardiosclérose, devancer l'âge de la cinquantaine. Elles constituent un accident tertiaire de la syphilis ; la date de leur apparition est fatalement subordonnée à l'âge primitif de l'invasion spécifique.

Dans l'*athérome* cardiaque et aortique, rares sont les troubles de sensibilité, car, à l'âge de l'athérome, les réactions, avons-nous dit, sont moins vives, les douleurs sont presque nulles, les accidents angoreux sont loin d'être rares, mais en général ils sont de peu de durée, et c'est souvent la mort subite, la mort « sans phrase » qui, après un accès funeste, vient attester l'origine athéromateuse des coronaires. Souvent nous avons observé des vieillards, ou tout au moins des sujets ayant dépassé la cinquantaine, qui se plaignaient d'une vague douleur, d'un léger fourmillement dans le bras, dans l'épaule et qui, sans trop tarder, succombaient subitement sans autre phénomène prémonitoire, soit pendant la promenade, soit dans leur lit.

c) *La dyspnée.* — La *cardiosclérose* fournit un large tribut à la dyspnée. Le caractère dominant de cette dyspnée est d'être le plus souvent, pour ne pas dire toujours, en rapport étroit avec l'imperméabilité rénale. Un deuxième caractère est d'être le plus souvent nocturne, et d'éclater inopinément, contrairement aux accès nerveux d'asthme, d'emphysème. Un troisième caractère enfin de ces accès dyspnéiques est de relever en grande partie de modifications structurales du champ pulmonaire et pour une part plus limitée, de l'insuffisance cardiaque. De ce nombre sont les dyspnées qui vont de la simple anhélation, de la simple soif d'air à l'œdème aigu du poumon, en passant par les stades transitoires que l'on dénomme asthme aigu du poumon (Bernheim), bronchite spasmodique (Lasègue), dyspnée ptomaïnique (Huchard), dyspnée post-prandium, rythme de Cheyne-Stockes. Tous ces états ne sont que les anneaux d'une même chaîne généalogique, et tous sont en rapport soit avec la pléthore aqueuse, soit plutôt avec l'intoxication du milieu sanguin.

La tendance de ces dernières années est de rejeter ces accès sur le compte d'une insuffisance cardiaque.

Nous ne nions pas l'insuffisance du cœur, même lorsqu'il existe de l'hypertension artérielle, mais si l'on pense d'une part que le cœur ne peut pas être considéré comme défaillant tant qu'il lutte par l'hypertension, que, d'autre part, ces accès dyspnéiques sont rares dans l'insuffisance cardiaque à sa dernière limite, nous serons forcé d'admettre qu'une des causes principales du déclanchement de l'accès gît dans le poumon lui-même. Le poumon est doué d'une double propriété : il est un organe d'hématose et un organe d'élimination. Or, dans la cardiosclérose, l'emphysème, la sclérose pulmonaire consécutive transforment le vaste champ d'épandage pulmonaire en un bloc privé d'élasticité et ayant peine à suffire tant à son rôle de fixation d'oxygène, qu'à celui des échanges pulmonaires et surtout à celui de l'élimination des substances toxiques qui, en cas d'imperméabilité rénale, cherchent dans le poumon une voie d'effraction. Au reste, nous reviendrons sur cette pathogénie de la dyspnée dans les divers types que nous nous bornons à mentionner ici.

La sclérose aortique, les anévrismes de l'aorte sont également et pour les mêmes raisons suivies de dyspnée, laquelle peut exister par suite d'imperméabilité rénale concomittante ou par suite de réflexe pulmonaire à point de départ périaortique.

Egalement, il y a lieu de tenir compte de la dyspnée pleurétique et péricardique, lesquelles sont fréquentes chez les cardioscléreux, et reconnaissent pour causes, outre la gêne mécanique de la respiration ; la propagation du processus scléreux du myocarde à la plèvre et au péricarde, et l'immobilisation, grâce à l'inondation du liquide, de substances chlorurées ou uréiques nocives à l'économie.

Enfin, citons la dyspnée par insuffisance dernière du myocarde, laquelle est une dyspnée faite de deux éléments : en premier lieu l'élément toxique, et en second lieu la rétrostase du sang veineux, sans oublier les thromboses cardiaques et les infarctus consécutifs.

Telles sont les dyspnées de la cardiosclérose.

Les *cardiartérites* sont les maladies du cœur qui fournissent le plus grand tribut à la dyspnée. Celle-ci a pour caractère de naître sous l'influence de l'effort et de disparaître avec l'effort : c'est la dyspnée de travail, de marche, du cœur forcé (anévrisme aigu de CORVISART). Elle ne se produit pas d'une façon spontanée, comme les dyspnées urémiques, et elle acquiert avec les progrès de l'affection, une intensité proportionnelle. Ce sont les malades de cette classe qui, contrairement aux cardioscléreux, deviennent oppressés au moindre mouvement (dyspnée de toilette), quand ils se couchent (dyspnée de décubitus) ; l'effort, la dilatation ventriculaire, tout est prétexte à essoufflement, et ils se font entasser les oreillers derrière la tête pour pouvoir respirer plus librement. Mais contrairement encore aux scléreux de la classe précédente, on ne les voit pas sauter du lit pour chercher l'air qui leur manque.

Les affections mitrales sont, de toutes, celles qui fournissent le plus grand nombre de dyspnéiques.

Le rétrécissement mitral en tête, qui est avant tout une maladie dyspnéisante par suite de la régurgitation du sang veineux dans les veines pulmonaires.

A cette affection reviennent aussi les embolies dues à l'ectasie auriculaire ; mais celles-ci peuvent encore se produire chaque fois qu'il y a stase ventriculaire (thrombose cardiaque, myocardite aiguë).

Si la myocardite aiguë est une affection également dyspnéisante, elle le doit en réalité à la dilatation aiguë du cœur sous l'influence de l'atteinte du myocarde. Les myocardites chroniques (celles des infections diverses) sont aussi dyspnéisantes et pour les mêmes raisons.

La dyspnée peut encore provenir originellement du poumon, produire les accidents du cœur forcé et retourner au poumon. Elle peut être le résultat, même chez les cardiaques et par suite d'un arc réflexe de vaso-constriction pulmonaire, d'un trouble fonctionnel ou lésionnel d'un organe sous-diaphragmatique. Poussée à l'extrême, la dyspnée, de discontinue, adopte le type continu lorsque arrive la période d'asystolie. Dans cette période ultime, le régime circulatoire est perturbé dans tous les organes et le malade devient dyspnéique par son cœur qui ne suffit plus à sa tâche, par son poumon qui est congestionné, par son rein qui n'élimine plus, par son foie qui ne transforme plus les aliments.

Les athéromes cardiaque et aortique sont enfin, quoique à un degré moindre, des affections dyspnéisantes.

Elles le sont également par le poumon dont l'emphysème et l'athérome des vaisseaux pulmonaires ont restreint le champ des oxydations et des éliminations. Elles le sont par le rein qui souvent n'élimine plus facilement les déchets urinaires, par insuffisance athéromateuse des artères glomérulaires. Elles le sont par le foie, impuissant à former l'urée. Elles le sont par le cœur et l'aorte qui sont atteints dans leur élément vasculaire pour constituer ce qu'on appelle bien indûment les myocardites et les aortites chroniques. Le cœur sénile, en effet, est un cœur frappé d'athérome coronarien, et c'est à ce mode seul de dégénérescence artérielle qu'il faut attribuer la dyspnée, les arythmies, les douleurs précordiales, la déchéance cardiaque que, faute de mieux, on dénomme improprement myocardite.

On voit par les données précédentes combien est fertile en renseignements l'interrogatoire du sujet, et comment il est déjà possible de mettre au point ceux que va nous fournir, pour l'appréciation de la capacité fonctionnelle du cœur, l'examen direct de l'organe.

Nous rappellerons le plus sommairement possible, ayant hâte d'arriver à la partie clinique de notre étude, les procédés classiques généraux permettant d'apprécier les divers troubles de fonctionnement du cœur. Nous insisterons sur les procédés graphiques récents, et nous terminerons ce chapitre par l'exposé clinique des signes qui, ajoutés aux deux méthodes précédentes, permettent de fixer, d'une façon générale, le degré d'insuffisance fonctionnelle du cœur.

L'inspection.

Avec ce mode d'observation du cœur, nous avons à considérer :

La *voussure* de la région précordiale dont on constate l'augmentation en cas d'emphysème bilatéral, en cas de rachitisme, en cas d'anévrisme de la crosse aortique, ou d'épanchement péricardique, d'hypertrophie du cœur. La différenciation de ces modes de voussure ne présente qu'un intérêt de second ordre, nous nous contenterons de les signaler.

La *dépression* de la paroi thoracique peut exister à l'état de retrait pulmonaire dans la symphyse du péricarde.

Les *mouvements de roulis* sont également pathognomoniques de la symphyse cardiaque, mais à la condition que leur présence coïncide avec le retrait pluricostal (Jaccoud), la fixité de la pointe, le retrait costal de la région dorsale (signe de Broadbent). Ce mouvement de roulis consiste en un mouvement de reptation systolique se produisant de haut en bas pendant la systole et de bas en haut pendant la diastole.

La fixité de la pointe. — Si l'on fait coucher le malade dans des positions différentes, la pointe du cœur reste fixe dans les divers décubitus, en cas de symphyse cardiaque.

Le choc de la pointe. — Le choc de la pointe du cœur est produit, d'après Chauveau, Tripier et Devic, par la contraction ventriculaire. La pulsation arrive à la carotide avec un retard de 9/100e de seconde, à la radiale avec 13 p. 100 environ. Ces différences n'ont de l'importance qu'en cas d'insuffisance aortique ou de rétrécissement mitral.

Généralement la pointe bat dans le quatrième espace intercostal ; mais chez les sujets qui ont développé leur cœur, soit à l'aide de travaux physiques, soit par suite de l'âge, la pointe peut siéger dans le cinquième espace.

La déviation de la pointe. — Le siège de la pointe peut varier avec la forme du décubitus. C'est ainsi que le décubitus gauche rejette la pointe de 2 à 3 centimètres à gauche, et que le décubitus droit la rapproche du bord gauche du sternum. Divers états pathologiques peuvent également modifier le siège de la pointe. Ce sont : L'hypertrophie du ventricule gauche qui abaisse la pointe dans le cinquième et le sixième espace intercostal. L'hypertrophie ou la dilatation du ventricule droit la dévie à gauche vers l'aisselle et en dehors du mamelon, que cette hypertrophie soit due à une affection pulmonaire ou à une insuffisance tricuspidienne survenue au décours des maladies du cœur, ou à une ectasie du cœur survenue à la suite des affections aiguës ou chroniques du myocarde. Les épanchements péricardiques refouleraient le cœur en haut et en arrière : la pointe se trouverait battre vers le troisième espace intercostal où les battements seraient d'autant plus sensibles que le cœur se trouve voisin de la paroi thoracique. Les épanchements pleuraux droits dévient le cœur à gauche, les gauches refoulent la pointe sous le sternum, pendant que le ventricule droit bat sur la droite du sternum. Les ectopies, les dextro-cardies, les sinistro-cardies sont des raretés cliniques, et cependant elles existent, et il nous a été donné de voir un beau cas de dextro-cardie dans le service de Vaquez. Le cœur peut être refoulé en bas par cardioptose, suivant en cela l'évolution pathogénique propre aux autres viscères (gastroptose, ptose du rein droit, etc.) ; il peut être refoulé en haut par un épanchement ascitique, il peut enfin être dévié par les lésions des organes du voisinage ayant contracté des adhérences refoulant le cœur dans une position anormale. De ce nombre sont les pleurésies, le pneumothorax, compliqués de lésions pulmonaires, les affections du médiastin. Chauffard a rapporté le cas d'une symphyse pleuro-péricardique avec sclérose du sommet gauche ayant refoulé le cœur à gauche. En un mot, il s'opère là des « changements de domicile » dus à des constructions anatomiques qui modifient les dimensions et la conformation de la loge dans laquelle habite normalement le cœur.

Les battements aortiques. — Enfin la vue peut percevoir des battements aortiques de la crosse ; ils sont le plus souvent dus à un anévrisme. A l'aorte abdominale ou dans la région épigastrique, ils ont pour cause la dyspepsie, le nervosisme exagéré (troubles vaso-moteurs), les compressions du voisinage ou la propagation des mouvements du ventricule droit ou du lobe droit hépatique : ces battements peuvent encore avoir une origine lésionnelle et relever d'un anévrisme de l'aorte abdominale.

La palpation.

Ce mode d'examen peut mettre en évidence : a) *Le renforcement systolique.* — b) *La diminution ou l'absence du choc apexien.* — c) *Les vibrations de la région précordiale.*

a) *Le renforcement systolique.* — Outre les états nerveux qui exagèrent la force d'impulsion du cœur (goitre exophtalmique), on observe le renforcement pathologique dans deux cas principaux : l'insuffisance aortique et le cœur de Traube. Dans le premier cas, il donne l'impression du choc en dôme (Bard), c'est-à-dire la sensation d'une poire en caoutchouc se durcissant sous la main, et dans le deuxième cas, il est l'équivalent tactile d'un bruit de galop gauche.

b) La *diminution du choc apexien* se rencontre dans les myocardites aiguës, les dilatations aiguës de la tunique du cœur, la cardiosclérose avancée, les épanchements péricardiques, l'emphysème pulmonaire, le cœur polysarcique des obèses, et dans ces derniers cas, en raison de l'affaiblissement systolique et de la distance qui sépare le cœur des parois.

L'*absence du choc apexien* se remarque lorsque la pointe du cœur vient, de façon anormale, se loger sous une côte ou lorsqu'une languette pulmonaire s'interpose entre la poitrine et le cœur ou encore lorsqu'à la suite d'emphysème pulmonaire accentué, le cœur est hors de portée de la main qui le palpe.

c) Les *vibrations de la région précordiale* sont dues à la plèvre ou aux orifices du cœur. Dans le premier cas, elles sont dues aux frottements des deux feuillets de la plèvre. En ce cas, on observe deux frottements qui, la plupart du temps, retardent sur la systole et sur la diastole, les feuillets du péricarde ne pouvant plus accompagner le cœur : le frottement peut dès lors être parasystolique ou paradiastolique. Dans le deuxième cas, la main appuyée sur le cœur perçoit, suivant les régions intéressées, un frémissement cataire ou *thrill* des Anglais, qui est dû à une vibration précordiale résultant du passage de l'onde sanguine dans un orifice rétréci ou dilaté. Il est d'autant plus intense que l'orifice est plus rétréci, et l'insuffisance orificienne lui donne moins d'intensité. De plus, il exige pour se produire une certaine énergie pulsatile. Aussi est-il plus sensible lorsqu'on fait marcher le malade, et ce signe devient de première valeur lorsque manquent les autres signes par suite de tachycardie arythmique. Ses localisations sont précises : au deuxième espace intercostal droit il indique un rétrécissement aortique ou un anévrisme, dans le deuxième gauche un rétrécissement de l'artère pulmonaire. Au troisième espace gauche, dans la région meso-ventriculaire, il signifie maladie de Roger ; à la pointe, rétrécissement mitral ou tricuspidien (rare) ou même insuffisance mitrale, quoique plus atténué dans ce dernier cas.

La percussion.

La percussion aura à déterminer : a) *La matité absolue du cœur et sa matité relative.* — b) *Le réflexe d'Abrams.* — c) *La matité de l'oreillette gauche.* — d) *Celle de l'oreillette droite.* — e) *La matité aortique.* — f) *La matité de l'artère pulmonaire.*

a) *La matité absolue.* — Ce mode de percussion a pour but de délimiter l'aire cardiaque dans la partie découverte du cœur. Or, normalement le poumon gauche et le poumon droit recouvrent entièrement le cœur jusque vers le quatrième cartilage costal, et de là opèrent leur déviation en dehors. Mais le poumon gauche dévie proportionnellement plus que le droit et, dès le cinquième cartilage intercostal, au lieu du sixième pour le poumon droit, il se porte nettement en dehors du sternum, laissant à l'union de son bord antérieur et de son bord inférieur, un appendice long de 5 centimètres environ qui recouvre la pointe du cœur : c'est la languette de Luschka.

Or, la surface triangulaire ainsi figurée se trouve être limitée en dehors par la pointe du cœur, en dedans par le bord gauche du sternum, en haut par le quatrième espace intercostal. La base se confond avec le bord supérieur du foie, et le côté droit répond au bord gauche du sternum. Cette surface représente environ 4 ou 5 centimètres de surface. On apprécie cette zone par la percussion faible (Procédé de Bouillaud).

La matité relative. — Ce mode de percussion est le plus employé, par la raison qu'il paraît plus précis que le premier et a moins à tenir compte des variations de l'étendue du poumon sur le cœur. Ce procédé ne donne plus la matité absolue, mais une submatité qui nécessite dès lors pour l'obtenir l'usage d'une percussion forte allant des parties sonores aux parties mates. Pour limiter cette matité, on se sert le plus généralement du procédé de Potain : 1° on cherche d'abord soit par la percussion, soit par la palpation, à déterminer le siège de la pointe ; 2° puis on délimite par la percussion de haut en bas le bord inférieur du cœur qui se confond avec la matité hépatique ; 3° puis le bord droit du cœur (oreillette droite) qui normalement ne dépasse pas le bord droit du sternum et représente une ligne sensiblement droite ; 4° le bord gauche du cœur ou ventriculaire gauche, lequel dessine une ligne courbe, convexe, en dehors, allant de la troisième articulation chondro-sternale à la pointe du cœur ; 5° enfin le bord supérieur du cœur qui a la forme d'une courbe concave inférieurement, qui réunit les bords droits et gauches et qui correspond aux gros vaisseaux de la base.

La figure obtenue de la sorte est à peu près triangulaire et présente trois angles principaux, l'un mousse formé par la concavité du bord supérieur, un deuxième anguleux et formé par une réunion du bord droit et du foie, un troisième, l'angle de la pointe demi-arrondi répondant à l'intersection du bord inférieur et du bord gauche du cœur.

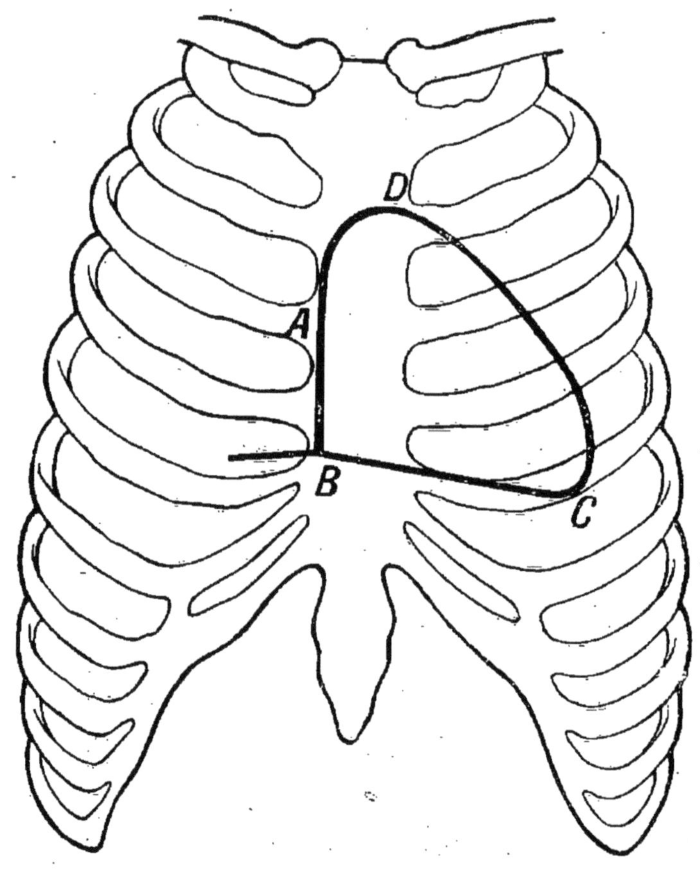

Fig. I.
Rapports de l'aire cardiaque et du cœur avec la paroi thoracique.

Cette figure, que l'on prend à l'aide d'un crayon dermographique, peut être décalquée, comme le faisait Potain, sur un papier transparent à la condition d'y laisser subsister quelques points de repère (aorte, mamelons, manche du sternum, appendice xiphoïde, et quelques espaces intercostaux). De cette façon, il sera permis, par la superposition des images obtenues ultérieurement avec les premiers tracés, de juger des diverses modifications de l'aire cardiaque, selon l'évolution de la maladie et selon le résultat du traitement.

Un moyen pratique de relever en bloc ces différentes aires cardiaques consiste, d'après Potain, à multiplier la dimension de la ligne représentant le bord inférieur, c'est-à-dire allant de la pointe à l'intersection du bord droit, par la mesure de la hauteur du bord droit, puis à multiplier le produit ainsi obtenu par le chiffre 0,83 déterminé empiriquement par Potain avec le planimètre. On a la formule suivante :

$B \times H \times 0{,}83 = 85$ à 90 centimètres environ à l'état normal.

Variations de volume du cœur. — La figure 1 précédente, nous indique les rapports normaux que présentent les diverses parties du cœur avec le thorax. On y voit que physiologiquement l'oreillette droite correspond aux troisième et quatrième espaces intercostaux droits ne dépassant pas par son bord externe, le bord droit du sternum. Le ventricule droit occupe la moitié gauche du sternum ainsi que la plus grande partie du thorax située à gauche de lui et se dirige transversalement à gauche. L'oreillette gauche, dissimulée derrière l'aorte et l'artère pulmonaire, est en rapport avec la paroi par son auricule. Le ventricule gauche n'occupe guère que le quart environ de la face antérieure du cœur, est presque vertical ou légèrement oblique à gauche.

A l'état pathologique, ces dimensions varient, et l'on peut voir à la percussion : l'hypertrophie et la dilatation de l'oreillette droite dans la période avancée des cardiopathies du cœur gauche, dans l'asystolie, l'insuffisance tricuspidienne ; celle de l'oreillette gauche, dans le rétrécissement mitral surtout où elle est révélée par la percussion dorsale ; l'hypertrophie et la dilatation du ventricule droit dans le rétrécissement de l'artère pulmonaire, les affections pulmonaires chroniques, les troubles gastro-hépatiques, par voie réflexe ; la dilatation hypertrophique du ventricule gauche dans le cœur de Traube, le cor bovinum, l'insuffisance aortique ; la dilatation du cœur en totalité dans les maladies aiguës, les myocardites, les scléroses myocardiques, dans la symphyse péricardique. Le cœur présente l'aspect globuleux du cœur en « besace ». Mais il n'est pas sans intérêt de rappeler que dans certaines conditions physio-pathologiques, le cœur peut varier de dimension, sans pour cela être atteint d'affection lésionnelle. C'est ainsi que les repas, les émotions morales (François Franck), l'effort, le bain froid, élargissent l'aire cardiaque, laquelle par contre se trouve rétrécie dans le bain chaud, le bain carbo-gazeux, dans la chloroanémie, la tuberculose.

b) *Le réflexe d'Abrams.* — Si l'on percute avec le bord cubital de la main ou que l'on frictionne avec une gomme à effacer la région précordiale, il se produit normalement une diminution de l'aire cardiaque par réduction de la matité du cœur. C'est le réflexe d'ABRAMS bien étudié par MERKLEN. A l'état pathologique, la persistance de ce réflexe, sa diminution ou sa disparition peuvent renseigner sur le degré de tonicité du myocarde. Si dans la dilatation cardiaque le signe persiste, on peut porter sur cette dilatation un pronostic léger. Si le réflexe est diminué, il indique une diminution de la force de réserve du myocarde. S'il est annulé (ce qui existe le plus souvent dans la symphyse péricardique, les épanchements du péricarde), il indique une immobilisation fonctionnelle de sa propriété contractile, ou l'asystolie irréductible.

A l'état normal, ce réflexe, qui peut être relevé par la percussion ou la radioscopie, peut persister pendant plusieurs heures.

c) *La matité de l'oreillette gauche.* — Cette percussion postérieure, qui rend de grands services en cas de rétrécissement mitral et qui permet de faire à elle seule le diagnostic et l'âge de la maladie, se pratique en faisant pencher le malade en avant assis sur son lit et les bras ramenés devant la poitrine. On commence à repérer la sixième vertèbre dorsale qui indique la situation normale de l'oreillette, puis on dessine au crayon un trapèze qui est compris entre le rachis et le bord spinal de l'omoplate d'une part et de l'autre entre l'épine et l'angle inférieur de cet os. C'est dans cet espace que l'on percutera l'oreillette, laquelle normalement présente les dimensions suivantes : 2 à

3 centimètres pour le diamètre transversal, 7 à 8 pour le diamètre vertical ou ovalaire.

La percussion peut encore, outre la dimension de l'oreillette, renseigner sur un signe important : la douleur. En effet, à la dilatation auriculaire correspond toujours une douleur d'autant plus accusée que la dilatation est plus forte.

d) *La matité de l'oreillette droite.*— Cette matité peut être recherchée par la percussion thoracique et se traduirait par une zone de matité paravertébrale droite située au niveau des sixième, septième et huitième espaces intercostaux. Elle s'observe surtout dans les affections mitrales, la symphyse du péricarde, les affections pulmonaires chroniques.

e) *La matité aortique.* — La percussion du cœur devra être complétée par la percussion de l'aorte (voir *Anatomie de l'aorte*). Normalement l'aorte, située dans le deuxième espace intercostal droit et d'une dimension moyenne de 6 centimètres à 50 ans, ne doit pas dépasser le bord droit du sternum ni s'élever dans le sens de la hauteur jusqu'au bord supérieur du sternum, dont elle est séparée par un intervalle de 1 à 2 centimètres. Toute dimension exagérée plaidera en faveur de la dilatation, d'un anévrisme aortique.

f) *La matité de l'artère pulmonaire.* — Cette artère se percute dans le deuxième et le troisième espace intercostal gauche et toute exagération de dimension, tout caractère de pulsatilité fera penser à une dilatation du vaisseau.

L'auscultation.

L'auscultation peut se pratiquer avec l'oreille, ce qui est le procédé le plus courant et le plus précis, ou à l'aide du stéthoscope, quand il s'agit de délimiter à un point précis la région auscultée, ou avec le phonendoscope de Bianchi. Disons à la hâte que ce dernier appareil se compose sur une face de deux disques d'ébonite avec, dans le milieu, un orifice destiné à recevoir une tige servant à l'examen d'organes très circonscrits ; sur la face opposée deux orifices où viennent s'articuler les deux tuyaux acoustiques du phonendoscope. Il suffit de gratter avec l'ongle de dedans en dehors la région soumise à l'auscultation, par exemple le cœur, pour percevoir au moment où le doigt est arrivé sur la partie sonore un bruit différencié beaucoup plus fort. Cette façon de procéder permet l'inscription avec un crayon des contours de l'organe. C'est là un moyen qui doit être rangé parmi les procédés de luxe.

A l'état normal, chaque révolution du cœur comprend deux bruits séparés par un petit silence et entre le deuxième bruit et le premier de la révolution suivante, le grand silence. Le premier bruit, systolique, sourd, répond à la contraction ventriculaire et au choc des valvules auriculo-ventriculaires. Il a son maximum à la pointe du cœur. Le deuxième bruit, diastolique, plus éclatant, et situé à la base du cœur, résulte de la fermeture des valvules auriculo-ventriculaires repoussées par le poids de la colonne sanguine.

On a même signalé l'existence d'un troisième bruit du cœur existant dans le début de la diastole. En réalité, il existe quatre bruits du cœur. C'est grâce au synchronisme parfait des bruits du cœur gauche et droit que ces doubles bruits fusionnent physiologiquement dans un seul.

A l'état pathologique, l'auscultation nous permettra de déceler : I. *Les modifications dans le timbre des bruits du cœur.* — II. *Les bruits anormaux.* — III. *Les modifications dans le rythme du cœur.*

Telle est la classification simplifiée que nous croyons devoir adopter et qui, comme nous le verrons, malgré sa simplicité, renferme tous les cas pathologiques.

I. Les modifications dans le timbre des bruits du cœur.

a) Le *renforcement* des bruits du cœur est influencé par diverses causes physiologiques, telles que la course, la minceur de la paroi thoracique, la station verticale qui place le cœur sous le sternum, les indurations pulmonaires, le pneumothorax, la pneumatose gastro-intestinale.

A l'état pathologique, nous considérerons :

Le *renforcement du premier bruit du cœur*, qui est spécial au rétrécissement mitral, est dû à la sclérose de l'orifice valvulaire. Cet éclat tympanique du premier bruit, bien décrit par Traube, Duroziez, est précieux à connaître car, même en l'absence d'autres signes, il fixe souvent le diagnostic.

Le *renforcement du deuxième bruit* se passe au niveau de l'aorte ou de l'artère pulmonaire.

Dans le premier cas, on peut avoir, selon la force avec laquelle les valvules sigmoïdes retombent sur un plan d'induration scléreuse ou un renforcement du premier bruit (Jaccoud), ou une exagération (Bucquoy), ou un bruit claqué (Bouillaud), un coup de marteau (Huchard), un bruit clangoreux (Guéneau de Mussy), un bruit de tôle (Peter), ou ta-bour-ka (Potain). Parfois, on entend à l'auscultation un bruit de galop systolique de l'aorte (Potain) qui se produit, non dans la présystole, mais dans le milieu de la systole. Il est mésosystolique. Parfois, l'accentuation du deuxième bruit est accompagnée d'un souffle se propageant vers la clavicule. C'est qu'alors la sclérose aortique est compliquée de dilatation. Si, au contraire, le souffle concomittant se propage vers la pointe, et existe pendant la diastole, il faut penser à l'insuffisance sigmoïdienne.

Dans le deuxième cas, il s'agit d'un renforcement dans le domaine de l'artère pulmonaire indiquant toujours un excès de tension pulmonaire, ce qui est caractéristique des affections ci-après : insuffisance mitrale, rétrécissement à la période avancée, rétrécissement de l'artère pulmonaire, puis toutes les affections respiratoires qui entretiennent la stase dans le poumon : emphysème, tuberculose. Enfin, l'accentuation de tension du deuxième bruit pulmonaire peut se produire dans toutes les affections gastro-hépatiques qui retentissent par suite de l'arc réflexe décrit par POTAIN sur le poumon, produisant la vaso-constriction pulmonaire favorable à l'hypertension droite.

b) *L'atténuation des bruits du cœur.* — Il importe tout d'abord de se mettre en garde contre certain états qui empêchent les bruits du cœur d'arriver à l'oreille avec toute l'intensité qu'ils possèdent réellement. De ce nombre sont l'obésité, l'emphysème pulmonaire. Cela étant, l'assourdissement des bruits du cœur est produit par suite des lésions de l'endocarde, du myocarde, du péricarde.

L'endocardite aiguë se révèle surtout par ce signe, alors que les autres font défaut. Vers le sixième ou huitième jour de la maladie, on constate un assourdissement insolite d'un bruit du cœur, le plus souvent du premier bruit. Les voiles valvulaires boursouflés, matelassés, étouffent le bruit, mais cet assourdissement n'est que passager car, ainsi que l'a fait remarquer POTAIN, plus tard les valvules intéressées commencent à perdre leur élasticité, une prolifération cellulaire s'établit et le bruit primitivement sourd, adopte un timbre plus dur, plus parcheminé, jusqu'à ce que la sclérose étant définitivement constituée, le souffle s'installe à demeure, dénonciateur d'une insuffisance mitrale constituée.

La myocardite aiguë, et nous entendons par là les états dégénératifs du myocarde consécutifs le plus souvent à l'artérite des coronaires sous l'influence des maladies infectieuses, s'accompagne également de l'assourdissement des bruits du cœur. Cet affaiblissement débute le plus souvent à la base, c'est-à-dire au lieu de propagation du premier bruit pour s'étendre peu après à la pointe. Cet état dégénératif du myocarde explique à lui seul les morts subites si fréquentes dans le cours des diverses pyrexies, par ordre : la fièvre typhoïde, le typhus, la pneumonie, la scarlatine. On peut ajouter à cette liste les états de dégénérescence myocardique, tels que ceux qui surviennent à la suite de la cardiosclérose où, d'après TRAUBE, le premier bruit du cœur est le plus souvent assourdi, même avec un second bruit claqué, ou par suite de l'athérome des coronaires dont la plus haute expression est le cœur sénile. Néanmoins, ainsi que nous l'avons déjà signalé, nombre d'assourdissements peuvent exister alors que le myocarde n'est pas adultéré, et nombre d'états improprement appelés myocardites doivent être rangés dans les états asthéniques résultant, soit des toxines infectieuses, soit de l'insuffisance transitoire des glandes vasculaires sanguines, ayant envahi ou le système bulbo-pneumogastrique, ou même la fibre myocardique.

La péricardite enfin (et nous limitons encore la compréhension de ce qualificatif aux états primitivement infectieux du péricarde) provoque encore l'assourdissement des bruits du cœur, mais, il ne faut voir là qu'un défaut de proximité du cœur contre la paroi thoracique ou une myocardite contemporaine.

L'aortite peut à son tour produire des assourdissements des bruits du cœur, et l'un des bons signes de l'aortite aiguë consiste dans la révélation première de ce symptôme au niveau du vaisseau.

II. — Les bruits anormaux du cœur.

Le dédoublement physiologique existe, et Potain l'a relevé 99 fois sur 500 individus sains. Or, ce bruit est toujours en rapport avec des modifications de la respiration et existe dans nombre d'états nerveux. On ne peut, en aucun cas, baser ce dédoublement sur la théorie de l'hémisystolie, car il est établi par la comparaison des tracés du cœur gauche et du cœur droit que les deux parties du cœur battent *quoad vitam* avec un synchronisme parfait.

Le dédoublement physiologique du premier bruit se produit à la fin de l'expiration et au début de l'inspiration et reconnaît pour cause le retard léger que subit la fermeture de la tricuspide sur la mitrale par suite de l'élévation de pression qui règne dans le système veineux dans cette période du rythme respiratoire. Vient-on à supprimer la respiration, le rythme disparaît. De même si l'on intervertit le régime respiratoire, le dédoublement suit exactement l'inversion de ce rythme.

Le dédoublement physiologique du deuxième bruit appelé couramment bruit de rappel, qui représente en réalité ce qu'en prosodie on appelle un dactyle, c'est-à-dire une longue et deux brèves, est encore en rapport avec la respiration, mais ici il se produit à la fin de l'inspiration et au début de l'expiration, et reconnaît pour cause la chute anticipée des valvules aortiques déterminée par un excès de pression exercée sur les sigmoïdes pendant cette période du rythme respiratoire. De même que dans le cas précédent, on peut, du reste, ou interrompre ce rythme par l'arrêt de la respiration, ou l'inverser par l'inversion du rythme.

Pathologiquement, il existe aussi un dédoublement du premier bruit et du deuxième bruit.

a) Le *dédoublement pathologique du premier bruit* semblerait en rapport avec une sclérose limitée à l'un des orifices auriculo-ventriculaires droit ou gauche et existerait surtout dans les cas de cardiosclérose, l'angine de poitrine (Huchard). On peut admettre également qu'il existe dans les cas de dilatation du cœur, d'asthénie du myocarde survenue à la suite des maladies lésionnelles ou infectieuses.

Le *dédoublement pathologique du deuxième bruit* est à lui seul, et même en l'absence des autres signes du rythme de Duroziez, pathognomonique du rétrécissement mitral. Décrit par Stockes et Duroziez, ce dédoublement est en rapport, d'après Potain dont la théorie est généralement admise, avec les divers régimes de pression qui existent dans les trois périodes schématisées du rétrécissement mitral.

Dans une première période, la précession du dédoublement est aortique. Il n'existe pas encore de stase pulmonaire proprement dite et les valvules aortiques se ferment prématurément par suite de l'aspiration sur la colonne aortique du ventricule gauche qui se contracte prématurément et avec une charge faible de l'ondée sanguine.

Dans une deuxième période, où le rétrécissement est plus serré ou le myocarde plus faible, il n'y a pas de dédoublement de ce bruit, mais accentuation du bruit pulmonaire dû à l'obstacle que rencontre la colonne sanguine dans le poumon congestionné. Grâce à la rétrostase pulmonaire, la fermeture des valvules sigmoïdes de l'artère pulmonaire est anticipée et le ton pulmonaire rattrape le ton aortique prématuré.

Dans la troisième période, enfin, la stase pulmonaire devenant plus complète, on s'explique par le même raisonnement la précession pulmonaire qui accompagne la période avancée du rétrécissement mitral et le dédoublement reparaît.

Enfin, outre le rétrécissement mitral, d'autres affections peuvent présenter ce rythme de dédoublement du deuxième bruit. C'est ainsi qu'on l'a constaté dans la symphyse péricardique, dans les affections chroniques du poumon, la tuberculose, la grossesse, dans tous les cas, en un mot, où les troubles respiratoires interviennent pour modifier les chocs valvulaires.

b) *Les claquements.* — Il faut signaler particulièrement le claquement d'ouverture de la mitrale. Ce bruit anormal se produit immédiatement après la diastole. Signe de rétrécissement mitral, il est dû aux adhérences qui brident la mitrale au moment de son abaissement. On ne confondra pas ce bruit surajouté, lequel ne peut exister qu'à la pointe et dans la phase moyenne du rétrécissement mitral avec le dédoublement de la base qui, lui, existe au début et à la fin de la maladie.

c) Le *bruit de galop* gauche est composé de trois bruits : deux normaux, l'un surajouté : Il forme un anapeste, c'est-à-dire deux brèves et une longue. Son lieu d'élection est compris entre le troisième espace intercostal gauche, la pointe du cœur et la région sus-xiphoïdienne. C'est là, quand on ausculte, que l'oreille est soulevée par un rebondissement de la poitrine et qu'à la palpation, on a l'impression d'un soulèvement qui affecte autant la sensibilité tactile que la sensibilité auditive. Vu l'importance hors pair de ce bruit dans la cardiosclérose, nous sommes obligé ici d'entrer dans quelques détails sur sa pathogénie.

Pour certains auteurs, le galop est protosystolique, mais ils diffèrent quant à l'interprétation :

Peter, admet l'asynchronisme des deux contractions ventriculaires.

Leyden, Sibson et Pezzi pensaient que le dédoublement porte sur les deux bruits mitral et tricuspidien et est dû au défaut de synchronisme de la fermeture de ces valvules.

D'Espine pense que le bruit est produit par un double claquement de la mitrale, c'est-à-dire au redoublement protosystolique du premier bruit.

Tripier et Devic admettent que le premier bruit de galop est dû au choc de l'infundibulum droit dilaté, sur la paroi thoracique.

Gallavardin attribue ce bruit-choc à la saillie que fait dans le ventricule droit la cloison interventriculaire.

Bard pense qu'il s'agit là d'une dissociation des deux éléments du premier bruit du cœur, et les deux bruits du galop seraient dus l'un à la contraction musculaire et le deuxième au claquement valvulaire de la mitrale.

Pour d'autres auteurs, le bruit anormal surajouté serait présystolique.

Chauveau admet qu'il se produit dans la phase intersystolique pendant laquelle les oreillettes, les muscles papillaires entrent en jeu.

Potain admet que le bruit est déterminé par la pénétration de l'ondée sanguine dans le ventricule au moment de la diastole et constitue un choc de tension diastolique.

La plupart de ces théories sont soutenables, mais elles réclament l'appui d'une base expérimentale. Or, cette base, c'est le graphique de l'inscription jugulaire comparé au graphique du cœur qui va nous la donner. A l'état normal, en effet, il existe un soulèvement peu marqué précédant la systole ventriculaire et correspondant à la diastole ventriculaire ou à la systole de l'oreillette. Le même phénomène se reproduit sur le tracé jugulaire par un soulèvement léger correspondant à cette onde présystolique.

A l'état pathologique, on constate sur les graphiques l'exagération de cet événement, c'est-à-dire dans le tracé cardiographique un soulèvement plus accusé et au pouls jugulaire une hauteur inusitée du tracé de l'oreillette. Or, comme ce bruit est bien limité au ventricule gauche dont il dessine la région ; comme, d'autre part, il coïncide, dans le ventricule, et au moment de sa dilatation, avec la systole auriculaire ; comme, enfin, il précède la systole légitime du cœur, il en résulte que ce bruit existe entre la dilatation et la contraction de l'organe, c'est-à-dire qu'il consiste en une contraction présystolique prématurée et une double contraction du cœur.

Au point de vue clinique, ces modifications physiologiques répondent en tous points à la description anatomo-physiologique que nous avons donnée d'une qualité fondamentale de la fibre cardiaque : la « tonicité », laquelle peut être décomposée en ses deux éléments : l'élasticité et la contractilité. Or, il est facile de concevoir que si le cœur est altéré dans sa structure, et si, d'autre part, il rencontre en face de lui un obstacle périphérique, ses deux qualités seront en défaut. Le cœur ne pourra plus se dilater jusqu'à la limite de son pouvoir normal d'élasticité. Il en résultera une première contraction née sur place avant l'accomplissement de la vraie systole impuissante à chasser les 50 grammes de sang qu'elle doit jeter dans le système circulatoire : d'où un bruit surajouté. Faute de tonicité, le cœur, en présence de l'obstacle à vaincre, se reprend en deux fois. Il en est ainsi d'une lame caoutchoutée que l'on distend. Autant la distension et la contraction se font régulièrement quand l'élasticité du caoutchouc est normale, autant elles se font par une série d'ondes ou de contractions saccadées ou multiples, de tétanisations fibrillaires lorsque la lame a perdu son pouvoir d'élasticité.

D'une façon générale, il faut admettre que le galop existe toutes les fois qu'il y a une diminution durable ou transitoire de la tonicité du myocarde. Durable, c'est le cas du cœur de Traube où on l'a trouvé 82 fois sur 100. Il est peu probable même que les 18 fois dans lesquelles il n'a pas été relevé, correspondaient à des cas où par suite du repos prolongé du malade ou d'une tachyarythmie masquant le galop, par suite d'un assourdissement du premier bruit, ou même par suite de la présence constatée d'une insuffisance mitrale fonctionnelle dont nous aurons à nous occuper ultérieurement, ce bruit n'a pas été perçu. Mais, en thèse générale, il faut admettre qu'il n'existe pas de cœur de Traube, sans qu'il y ait en même temps un galop plus ou moins ébauché.

Partant de ces considérations, on retrouvera le galop dans les affections suivantes où le myocarde est plus ou moins frappé d'asthénie : la néphrite aiguë, où nous l'avons parfois constaté même chez les jeunes sujets et où le myocarde est sans doute intéressé; la myocardite aiguë par suite d'une maladie infectieuse (typhoïde, rhumatisme, etc.), les déchéances chroniques du myocarde, la dilatation du cœur, la symphyse du péricarde, les anévrismes pariétaux du cœur, les scléroses pleuro-pulmonaires, les tuberculoses fibreuses, etc.

On évitera de confondre ce bruit anormal du cœur avec les roulements, par le fait qu'il ne présente aucun caractère vibratoire ; avec les dédoublements physiologiques ou pathologiques dont nous avons donné les caractères ; avec les frottements péricardiques dont il se sépare aisément par le siège (le frottement a lieu à la base), par le palper (le frottement péricardique ne donne point la sensation de choc), par le timbre du bruit, lequel est plus sec : kr... krr... dans le frottement péricardique, plus sourd et plus prolongé dans le vrai galop du cœur gauche.

Enfin, il faut savoir que le rythme du galop peut varier selon la lenteur ou l'accélération des battements du cœur. Dans le premier cas, le cœur se remplit lentement et le galop devient diastolique, post-systolique ou méso-diastolique : dès lors, il simule à s'y méprendre le dédoublement du deuxième bruit du rétrécissement mitral avec lequel on ne le confondra pas. En cas d'accélération des battements du cœur, la systole auriculaire est plus rapprochée de la diastole ventriculaire et le galop affecte la forme présystolique qui est la plus fréquente chez les cardioscléreux, lesquels présentent le plus souvent de la tachycardie.

Le bruit de galop droit offre moins d'importance que le galop gauche. Outre son foyer situé sur la partie inférieure du sternum, il présente des caractères spéciaux : l'absence d'hypertension aortique, il est accompagné d'un retentissement du deuxième bruit de l'artère pulmonaire et existe le plus souvent dans toutes les affections respiratoires qui ont favorisé la stase veineuse dans le cœur droit, ou dans les affections gastro-intestinales qui, par voie réflexe, ont augmenté la tension pulmonaire. Mais l'existence de ce bruit est rarement observée dans la clinique et HUCHARD est allé jusqu'à contester son existence.

d) *Les roulements.* — Enfin les bruits anormaux peuvent affecter la forme de roulements. Il en est ainsi surtout du roulement du rétrécissement mitral, puis du roulement de FLINT, qui peut se rencontrer également à la pointe et en imposer pour le roulement diastolique à renforcement présystolique du rétrécissement mitral. Ce roulement, qui n'existe que dans l'insuffisance aortique et qu'il est facile de reconnaître par ce fait qu'au lieu de coexister avec un petit ventricule gauche, il existe avec un gros ventricule, paraît dû à la rencontre de l'ondée sanguine rétrograde venant de l'insuffisance aortique avec l'ondée venant en sens inverse de l'oreillette gauche, à travers un orifice auriculo-ventriculaire dont l'occlusion serait incomplète par suite sans doute de la dilatation hypertrophique du ventricule gauche.

e) *Les frottements péricardiques.* — Enfin nous avons signalé avec le diagnostic du bruit de galop gauche les moyens de distinguer le bruit des frottements du péricarde qui peuvent, avons-dit, en imposer pour un bruit de galop ou pour un dédoublement du deuxième bruit. Nous étudierons mieux les frottements avec l'étude de la péricardite.

f) *Les souffles cardiaques.* — On peut diviser les souffles cardiaques en trois catégories : 1° les *souffles organiques*, 2° les *souffles fonctionnels* et 3° les *souffles anorganiques*.

1° *Les souffles organiques.* — Chauveau a établi que le bruit de souffle est causé par une veine liquide qui entre en vibration en passant d'un endroit rétréci dans une portion dilatée.

Marey, que l'existence d'un rétrécissement dans un conduit entraîne une irrégularité de tension, plus forte, en amont de la sténose qu'en aval, et cette différence de tension contribue pour une large part à la production du souffle.

Bergeon, enfin, a établi que lorsqu'un liquide passe d'un endroit plus large dans un espace rétréci, il se produit un souffle, mais à la condition que l'espace élargi forme un cul-de-sac autour du rétrécissement. Il se produit alors des ondes de retour, en sens inverse du courant, qui vibrent avec les lames de sens contraire.

Le souffle organique possède des caractères généraux qui lui sont propres; son siège est généralement en rapport avec la projection de l'orifice lésé sur le sternum. Ainsi le souffle du rétrécissement aortique a son siège maximum au deuxième espace intercostal droit, le souffle de l'insuffisance au niveau du troisième cartilage costal droit (soit au deuxième ou troisième espace intercostal); le souffle de l'artère pulmonaire siège dans le deuxième espace intercostal gauche; le souffle du rétrécissement mitral siège au-dessus et en dedans de la pointe; celui de l'insuffisance mitrale siège au niveau même de la pointe du sternum, sur le bord gauche de l'appendice xiphoïde; celui de l'insuffisance tricuspidienne à l'extrémité inférieure de cet appendice; celui de la maladie de Roger dans la partie interne du troisième espace intercostal gauche. Ces souffles se propagent dans la direction du courant sanguin, sauf les souffles d'insuffisance aortique et pulmonaire qui ont une tendance à se propager, le premier dans le sens du courant rétrograde le long du bord gauche du sternum et dans la direction de l'appendice xiphoïde, le deuxième dans le sens du ventricule droit. Celui de l'insuffisance mitrale, en raison de la disposition de l'oreillette gauche par rapport au thorax, se propage dans la région de l'aisselle et en arrière vers le rachis. Le souffle est systolique ou diastolique. Il a pour propriété de couvrir toute la systole, d'être holosystolique, mais il peut devancer la systole, être présystolique comme dans le rétrécissement mitral. Le caractère du souffle organique est d'être rude le plus souvent, à part les souffles de l'insuffisance aortique qui sont doux, humés, aspiratifs, de s'accompagner de frémissement cataire surtout si le souffle est l'indice de rétrécissement, de prendre parfois le timbre de piaulement, de timbre musical. En ce cas, il est dû le plus souvent à un tendon ou cordage aberrant, ou à un anévrisme valvulaire perforé à son sommet.

Mais il importe de savoir que l'importance du souffle peut varier dans certaines circonstances. C'est ainsi qu'il existe au maximun quand l'énergie contractile du myocarde est la plus forte. Autant il disparaît lorsque le cœur se dilate ou bat d'une façon tachyarythmique ou est proche de l'asystolie, autant il reparaît avec grande facilité lorsque le cœur est susceptible encore de recouvrer son énergie contractile, ce qui a lieu, par exemple, sous l'influence de la digitale. Mais, autant ce médicament est précieux dans les cas où un cœur est encore en état de tonicité relative, autant il ne peut que réussir à dilater davantage le cœur désormais irréductible. C'est ainsi encore que la marche peut réveiller momentanément le tonus cardiaque et faire réapparaître un souffle disparu. C'est aussi pour la même raison que le décubitus dorsal qui augmente la tension intracardiaque favoriserait le développement des souffles, et que dans la méthode d'Azoulay le malade doit pour l'auscultation se tenir couché, les jambes recroquevillées sur les ischions, la tête soulevée par un traversin, les bras ballants et appuyés contre le chevet du lit. Enfin, le timbre normal de ce bruit peut passer de l'état de râpe, de scie, proportionné à l'état anatomique de la lésion orificielle, au timbre voilé, éteint, ce qui s'observe particulièrement dans les endocardites où le souffle adopte le timbre d'un bruit assourdi.

2° *Les souffles fonctionnels.* — Ces souffles siègent, de même que les souffles des lésions valvulaires, au niveau des orifices du cœur, mais leur mécanisme en est tout différent et ils sont toujours en rapport avec un degré avancé de dilatation des cavités cardiaques.

Le souffle peut siéger partout à l'orifice aortique où il est en rapport avec la dilatation avancée du ventricule gauche, à l'orifice pulmonaire où il est plus rare, à l'orifice mitral où il est en rapport avec le roulement de Flint, mais il existe surtout dans l'insuffisance mitrale fonctionnelle et dans l'insuffisance tricuspidienne.

L'*insuffisance mitrale fonctionnelle* se rencontre très fréquemment dans la clinique et surtout dans la cardiosclérose. L'hypertension artérielle, le bruit de galop lui-même échouent le plus souvent, si aucune complication hypertensive n'est survenue dans l'insuffisance mitrale fonctionnelle. Or, ce souffle est facile à reconnaître. L'âge de la cardiopathie, la diminution de la tension artérielle, la dilatation des cavités du cœur, contrôlée par l'examen orthodiagraphique, sont déjà des éléments précieux de diagnostic. A l'auscultation directe, on trouve dans la région de la pointe un souffle doux, sans propagation, sans frémissement cataire, systolique. On affirmera encore la nature du souffle si à l'aide du repos, d'un traitement cardiotonique, on le voit disparaître en même temps que diminue l'aire de la capacité cardiaque.

Expérimentalement Fr. Franck et C. Lian ont pu

établir la réalité pathogénique de l'insuffisance mitrale fonctionnelle. Ils ont opéré sur des animaux, sur des chiens anesthésiés par le chloroforme et ont à volonté reproduit le reflux du sang du ventricule dans l'oreillette par une série d'expériences consistant à asthénier le ventricule. Dans un cas, ils ont fait naître le phénomène à l'aide de l'asphyxie après section du bulbe. Dans un autre cas, la compression de l'aorte avec excitation du vague a produit le même résultat.

L'insuffisance tricuspidienne est la maladie où le souffle est le plus fréquent. Cette affection, en effet, n'est que le symptôme éloigné de la dilatation ventriculaire droite survenue à la suite de nombre d'états variés.

3° *Les souffles anorganiques.* — Ces souffles possèdent des caractères généraux qu'il importe de suite de mettre en relief : *a*) Ils ne couvrent pas entièrement la systole, ils sont ou mésosystoliques ou protosystoliques, ou télésystoliques. Ils sont dans 70 p. 100 des cas mésosystoliques et rarement diastoliques. Ils sont, quant à leur siège, ou préventriculaires (34 p. 100 à gauche) ou apexiens (18 p. 100), ou sus-apexiens (14 p. 100), ou préinfundibulaires (11 p. 100), ou préaortiques (6 p. 100), ou endapexiens (2 p. 100). Comme on le voit, ils ne sont pas en rapport avec la projection des orifices du cœur, mais existent le plus souvent dans les régions où le cœur se met le plus en rapport avec la paroi thoracique ; *b*) Ils sont doux : pa-ffoutt-ta (Huchard), ne se propagent pas et ne s'accompagnent pas de vibration thoracique ; *c*) L'attitude du corps les modifie, ils disparaissent lorsque de couché le malade s'asseoit sur son lit ; *d*) Ils varient avec les mouvements respiratoires, disparaissent avec l'amplitude exagérée de la respiration pour reparaître avec une respiration faible ; *e*) Ils n'existent pas avec un cœur gros qui occupe toute la région du thorax : petits cœurs soufflent, gros cœurs restent silencieux ; *f*) Ils sont favorisés par le cœur éréthique (souffle de consultation), mais disparaissent après une course où le cœur a fait de la dilatation aiguë.

Or, toutes ces conditions se trouvent résumées si l'on admet la pathogénie que Potain a donnée de ces souffles. L'auteur admet en effet que la plupart de ceux qui ne sont pas organiques sont des souffles cardio-pulmonaires et dus à ce que dans certaines conditions (et elles sont toutes réalisées dans l'énumération que nous venons d'en faire) la languette de Luschka que nous avons décrite vient s'interposer entre le poumon et le cœur. C'est dans la région préventriculaire que ce souffle se produit le plus aisément par la raison que c'est dans cette région que le triple mouvement de torsion du cœur acquiert son maximum de développement. Après la région préventriculaire viennent par ordre les régions parapexienne et préinfundibulaire gauches. En un mot, les souffles siègent de préférence sur la ligne gauche et externe de la région du cœur, ce qui est en rapport avec la théorie de Potain.

Cette théorie a été vérifiée par nombre de faits

expérimentaux. Il a suffi, entre autres, à François Franck, sur la constatation d'un souffle qui ne pouvait être organique, de récliner le poumon loin du cœur pour voir disparaître totalement ce souffle.

Mais cette théorie, bien qu'admise généralement, n'a pas été sans rencontrer des contradicteurs et le fait que ces souffles existent particulièrement dans la chlorose, l'anémie, la fièvre, les états nerveux, la grossesse a fait naître la théorie du souffle spasmodique de Constantin-Paul et celle de Tripier et Devic. Ces derniers auteurs, développant l'idée de Constantin-Paul, font en grande partie dériver le souffle de l'impulsion exagérée du cœur contre la paroi thoracique, conditions qui sont le mieux réalisées dans l'anémie et le nervosisme. Mais Potain a prouvé que toutes ces conceptions ne sont pas démonstratives et ce sont encore les théories du maître qu'il faut toujours prendre pour base quand il s'agit de l'interprétation d'un souffle qui ne peut être par sa nature ni organique, ni fonctionnel.

En dernier ressort il convient de signaler le souffle intermittent crural de Duroziez dont nous verrons plus tard la signification et le souffle jugulaire de Laënnec que produit la pression du stéthoscope et qui est un souffle anémique continu avec renforcement appelé « bruit du diable ».

III. — Les modifications dans le rythme du cœur.

Nous croyons pouvoir diviser l'étude des modifications du rythme en deux groupes : *a*) Le premier comprenant les *accélérations* ou les *ralentissements réguliers du cœur et du pouls.* — *b*) Le second groupe sera réservé aux *arythmies.*

a) LES ACCÉLÉRATIONS ET RALENTISSEMENTS RÉGULIERS DU POULS.

1. *La tachycardie régulière rythmée.* — Ce mode d'accélération du cœur diffère des palpitations, phénomène purement subjectif que nous avons étudié au sujet de l'interrogatoire du malade, en ce sens que la tachycardie constitue un phénomène objectif et le plus souvent inconscient. L'accélération physiologique du pouls se rencontre normalement dans nombre d'états divers : la marche forcée, le passage du décubitus latéral à la station verticale, le travail de la digestion, les émotions, la grossesse, etc.

L'*accélération pathologique* se rencontre dans les maladies qui suivent :

Les *maladies hypotensives* telles que la fièvre, les infections générales, l'endocardite, la péricardite, avec dilatation passagère ou chronique du cœur, la grippe, la fièvre typhoïde où le rythme peut devenir embryocardique, la scarlatine et la tuberculose. Dans ces cas divers, la tachycardie paraît résulter des toxines sécrétées par la maladie. On la rencontre aussi dans l'appendicite (BROCA). C'est ce que l'on peut appeler la tachycardie vite conformément à la loi de MAREY : Cœur moins chargé bat plus vite.

La *tachycardie hypertensive* est due aux affections sclérogènes du cœur ou de l'aorte. La cardiosclérose, la sclérose aortique, les aortites, les anévrismes de l'aorte peuvent donner lieu à la tachycardie « forte », dont la haute signification réside dans l'effort, lié généralement à l'hypertension, que le cœur est obligé de déployer pour vaincre l'obstacle.

La *tachycardie nerveuse* comprend les cas où il existe un substratum anatomique évident du cerveau, de la moelle et du bulbe, du nerf vague ou du sympathique, ou en deuxième lieu la tachycardie des névroses pures.

Au premier groupe appartiennent les tumeurs cérébrales, les hémorragies, les méningites, les thromboses, la paralysie ascendante aiguë, l'atrophie musculaire progressive, la sclérose en plaques, la sclérose latérale amyotrophique, le tabès, la paralysie glosso-labio-laryngée, les tumeurs du médiastin, les adénopathies trachéo-bronchiques en rapport le plus souvent avec la tuberculose et intéressant de près le nerf vague. Car pour la bonne interprétation pathogénique de la tachycardie, il faut compter tant avec les causes qui amènent l'inhibition ou l'arrêt de fonctionnement du pneumogastrique qu'avec celles qui produisent l'excitation du grand sympathique.

Au deuxième groupe reviennent en propre les névroses, la maladie de Basedow depuis la forme classique jusqu'aux formes les plus frustes, les plus avortées. Citons encore la neurasthénie, l'hystérie, l'épilepsie, lesquelles possèdent d'étroits rapports avec les fonctions vago-sympathiques.

Les *tachycardies réflexes* existent dans les troubles gastro-hépatiques, utéro-ovariens, la menstruation, la déviation utérine, les excitations par le tænia, les polypes du nez, etc.

La *tachycardie par intoxication* résulte de l'abus du thé, café, tabac, alcool, la digitale à haute dose, l'intoxication thyroïdienne de la maladie de Basedow, l'atropine à petites doses qui agit en paralysant les filets terminaux du pneumogastrique.

Telles sont les principales données cliniques de la tachycardie que l'on ne confondra pas quant à son rythme avec les tachycardies paroxystiques que nous étudierons au chapitre des arythmies.

2. *La bradycardie régulière, rythmée.* — Le ralentissement régulier des battements du cœur existe dans les états également différents superposables cliniquement à ceux de la tachycardie. D'une façon générale, on peut dire que le ralentissement du pouls existe dans tous les cas où il existerait une excitation du pneumogastrique ou une paralysie du grand sympathique. Citons à la hâte :

La *bradycardie physiologique*, laquelle peut coïncider avec l'état de santé le plus parfait. Napoléon n'avait, dit Corvisart, que 40 pulsations à la minute, mais les avis sont différents quant au mode d'interprétation de la cause de son pouls lent, car il peut se faire que la bradycardie eût une cause intracardiaque, en raison surtout des accès de vertige qu'il aurait, dit-on, éprouvés. On a noté, du reste, cette bradycardie physiologique dans les deux âges extrêmes de la vie, chez les hommes de haute taille principalement, sans que l'on ait trouvé à ce ralentissement du pouls une autre raison d'exister.

La *bradycardie respiratoire* est une forme de ralentissement du pouls dans lequel le ralentissement est d'origine purement nerveuse et n'a rien à voir ni avec les troubles de conductibilité, ni d'excitabilité qu caractérise les arythmies.

La *bradycardie* par lésion du centre centro-médullaire existe dans la méningite, les hémorragies, les tumeurs cérébrales, les compressions de l'aorte. Mention doit être faite dans cet ordre d'idées pour les névroses, et ce sont surtout les affections mentales, lypémanie, mélancolie, paralysie générale, neurasthénie qui fournissent le principal tribut au ralentissement régulier du pouls.

La *bradycardie* des intoxications : urémie, acétonurie, digitale, ictère, souvent extrasystolique.

La *bradycardie* dans les affections organiques dut cœur à la période de décompensation rentrent plutô dans la catégorie des bradycardies arythmiques.

De même que pour la tachycardie, il faut bien se garder, en effet, de confondre ce pouls rythmé avec la bradycardie arythmique, que nous étudierons également au chapitre des arythmies.

Les arythmies.

Sous ce titre, nous nous proposons de passer en revue : *a*) Les procédés graphiques employés pour cette étude, notamment le sphygmographe, le cardiogramme, l'inscription du pouls jugulaire, l'œsophagocardiographe, l'électrocardiogramme) ; puis, muni de ces notions indispensables, nous étudierons : *b*) les diverses arythmies : l'arythmie physiologique, l'extrasystole, la tachycardie paroxystique, la bradycardie, le pouls alternant, le pouls irrégulier perpétuel.

La classification, les éléments de cette étude ont été puisés pour la plus grande part dans l'importante publication de Vaquez (*Leçons sur les arythmies*) où sont bien condensées toutes les notions qui ont trait à ce sujet.

a) **Les procédés graphiques usités dans les arythmies.**

1. *Le sphygmographe.* — Diverses méthodes ont été essayées dans le but d'obtenir le graphique du pouls. C'est ainsi que le sphygmographe de Marey prend l'inscription du pouls artériel. Mais cette méthode a donné des résultats contradictoires, et lorsqu'on examine les tracés pris sur le même sujet, on est étonné de voir qu'il existe parfois une discordance absolue dans leur forme. C'est que le pouls d'un même individu peut varier physiologiquement d'un moment à l'autre, qu'il relève d'un mécanisme compliqué, qu'il est sous la dépendance de phénomènes extrêmement variables, tels que la résistance péri-

phérique, l'élasticité artérielle et la viscosité sanguine.

2. *Le cardiogramme.* — En présence de ces discordances, on a tenté l'inscription du graphique du cœur lui-même et le tracé cardiographique. Cette méthode nouvelle due à CHAUVEAU et MAREY n'a pas non plus donné tous les résultats qu'en attendaient les auteurs, en raison même de la variabilité des rapports qui existent dans le cours des révolutions cardiaques du

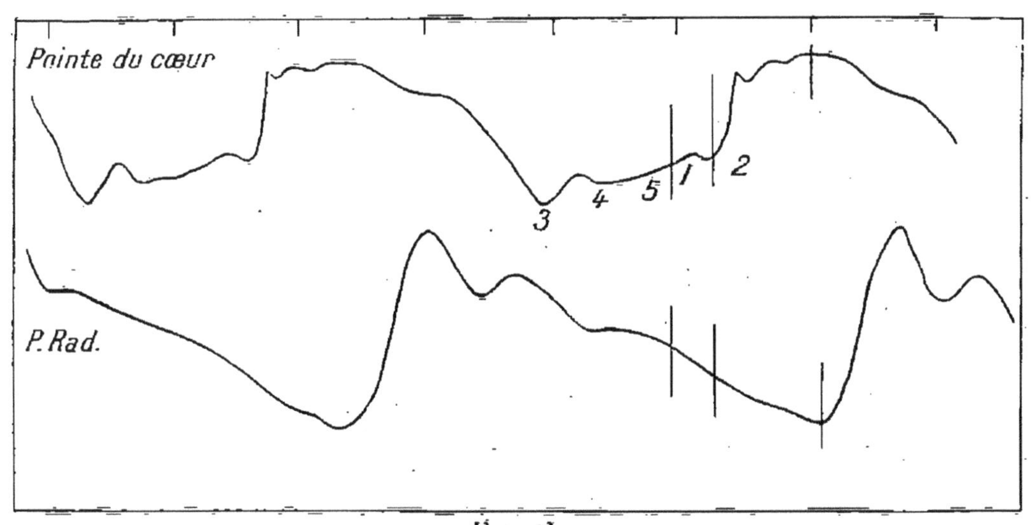

FIG. 11.
Cardiogramme. — Tracé de la pointe du cœur.
1. Soulèvement présystolique; 2. Début de la systole; 3. Dépression et ressaut postsystolique; 4 et 5. Diastole.
Le temps est marqué au 1/5e de seconde. (VAQUEZ.)

cœur avec la paroi thoracique où s'interpose parfois une lame pulmonaire. C'est pour parer à ces inconvénients, diminuer le plus possible les chances d'erreur que PACHON a imaginé le décubitus latéral gauche. Mais, malgré ses derniers perfectionnements, cette méthode n'a pas donné non plus les résultats que l'on pouvait espérer, car, malgré tout, il y a toujours à tenir compte du retard du pouls par rapport à la contraction ventriculaire, de la dilatation variable du ventricule et aussi de l'interprétation variable des accidents mêmes du tracé graphique : les uns placent la systole au sommet de la ligne d'ascension, d'autres à la base ; les autres placent entre ces deux points de la ligne ascendante l'intersystole résultant pour CHAUVEAU et PACHON de contractions préventriculaires des muscles papillaires.

3. *L'inscription du pouls jugulaire.* — Une autre méthode est née qui a donné des résultats plus précis. Elle repose sur le principe qu'en inscrivant à la fois le pouls radial (ou le cardiogramme) et le pouls jugulaire, on peut constater par comparaison avec un repérage et une notion chronométrique établis, les diverses modifications qui se produisent dans la forme et le temps du phlébogramme jugulaire, et obtenir de la sorte la traduction exacte et sensible des divers événements qui se passent dans les diverses parties du cœur : oreillettes et ventricules. Par ce procédé, le clinicien peut se rendre compte, avec une exactitude plus grande que ne pourrait le faire la vue ou l'auscultation, des vices qui sont inhérents aux diverses pièces de la machine, et de cette façon diagnostiquer prématurément le degré le moins avancé de la déchéance cardiaque.

Cette méthode, illustrée par FREDRICH, MACKENZIE, François FRANCK, utilise pour le pouls jugulaire, la capsule de Mackensie que l'on place sur le pouls du bulbe à l'angle claviculaire, formé par les deux chefs du sterno-cléido-mastoïdien, et pour le pouls radial, un sphygmographe à levier, ou, ce qui est plus pratique, le polygraphe de Marey, qui donne à la fois le tracé jugulaire, le tracé radial ou le cardiogramme.

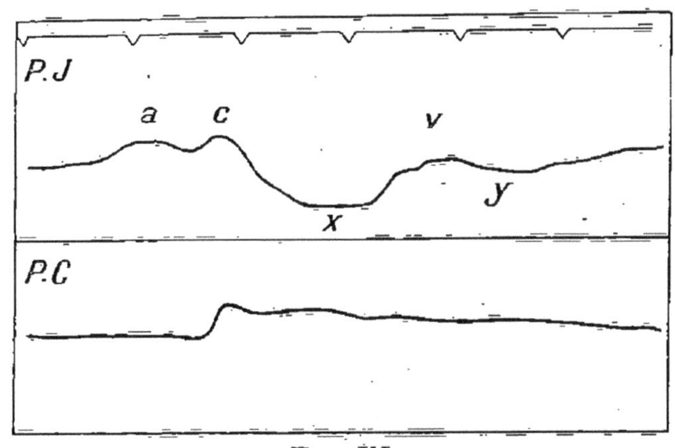

Fig. III.
Pouls jugulaire. — Notation de Mackenzie.

PJ. Pouls jugulaire;
PC. Pouls carotidien;
a. Soulèvement auriculaire présystolique:
c. Soulèvement carotidien, systolique;
v. Fermeture des sigmoïdes, postsystolique;
x. Dépression auriculaire;
y. Dépression ventriculaire.
$c = 1/10^e$ de seconde;
$a = 1/5^e$ de seconde.

Quant à la notation du temps, elle est indiquée par le chronographe de Jaquet au $1/5^e$ de seconde. Pour bien apprécier les détails chronométriques dont l'importance domine l'étude des arythmies, on marque des points de repère sur les différentes courbes du tracé indiquant que les points de chacune d'elles ont été inscrits simultanément.

Pour lire les tracés, on se reporte à ces points de repère, toujours les mêmes, marquant sur le tracé radial le point où débute le soulèvement artériel, et sur le pouls jugulaire, le point qui correspond au premier. Le point jugulaire *a* se trouve généralement couper en deux le soulèvement qui débute avant le pouls radial et qui marque le début de la systole ventriculaire ; le point *c* de la notation de MACKENZIE correspond à la pulsation carotidienne du pouls radial. Or, *c* est à 1/10e de seconde avant le pouls radial, *a* à 1/5e, *v* coïncide avec le pouls radial (MACKENZIE).

Mais la notation la plus explicative a été donnée par BARD.

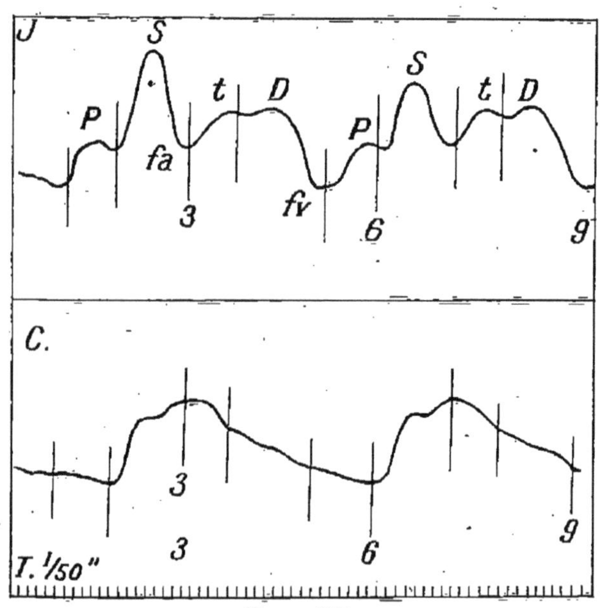

FIG. IV.
Pouls jugulaire d'après BARD.
J. Jugulaire. — C. Carotidien.

Dans cette notation, P représente la contraction auriculaire ou onde présystolique, S l'onde protosystolique, *t* le soulèvement télésystolique, D l'onde protodiastolique, *fa* la dépression mésosystolique due au flux auriculaire produit par le remplissage de l'oreillette, *fv* la dépression mésodiastolique par flux ventriculaire pendant le remplissage du ventricule ; 3, 6, 9 repères.

Telle est l'interprétation que BARD donne du tracé.

Déformation du tracé dans les cardiopathies. — Les accidents sont déformés comme suit à l'état pathologique :

Les *cardiopathies droites* sont caractérisées avec la notation de BARD par la disparition de la dépression *fa*. Il s'agit d'un pouls veineux à gonflement systolique progressif qui est l'indice de stase auriculaire caractéristique de l'insuffisance tricuspidienne.

Les *cardiopathies gauches* donnent des tracés quelque peu différents selon qu'il s'agit de cardiosclérose d'ordre rénal ou d'insuffisance aortique endocardique. Dans les deux cas, il y a disparition de la vallée diastolique *fv*, mais dans le deuxième cas les ondulations présystoliques et protosystoliques restent différenciées, tandis qu'elles se réunissent en une et seule et grosse vague dans le premier cas. BARD explique la disparition de la vallée dans le cœur rénal par la compression de l'oreillette droite par le ventricule gauche dilaté, et dans l'insuffisance aortique par la peine que l'oreillette a de se vider dans un ventricule gauche hypertrophié.

Les *lésions mitrales* se comportent différemment selon qu'il s'agit d'insuffisance ou de rétrécissement.

L'*insuffisance* donne un tracé sensiblement pareil aux cardiopathies gauches avec gonflement systolique dans la première période de la maladie ; aux cardiopathies droites dans la période d'insuffisance.

Le *rétrécissement* se caractérise sur le graphique

jugulaire par l'exagération de l'onde auriculaire dans la période de tolérance et sa disparition dans la période ultime.

La *dissociation auriculo ventriculaire* qui fait le fond des bradycardies arythmiques se caractérise par l'exagération de la distance *a c* (du tracé de MACKENZIE), laquelle normalement mesure environ de 12 à 15 centièmes de seconde. Grâce à ces tracés, il est permis encore d'évaluer le rapport numérique qui existe entre les contractions auriculaires et les ventriculaires, ce qui caractérise la période d'automatie ventriculaire.

Les *arythmies extrasystoliques*, la *tachycardie paroxystique* puisent également leurs enseignements dans le tracé jugulaire. C'est encore l'étude particulière des ondes *a*, *c* qui permet de différencier l'extrasystole, le siège des tachycardies paroxystiques, le pouls irrégulier perpétuel, modalités cliniques que nous étudierons bientôt.

4. *L'œsophagocardiographie*. — Cette méthode qui a fait l'objet d'études particulières de la part de MINKOWSKI, CLERC et ESMEIN, repose sur le principe que dans la région sus-diaphragmatique, l'œsophage et l'oreillette gauche sont intimement unis. Elle consiste à introduire dans l'œsophage à une hauteur de 30 à 40 centimètres une sonde œsophagienne coiffée d'un doigtier de caoutchouc et reliée dans sa partie supérieure à un tambour de MAREY. Un troisième tube branché sur le premier permet de gonfler le doigtier.

De cette façon, on peut obtenir un tracé ressemblant au tracé de l'oreillette droite. Le résultat de cette méthode a été d'établir le synchronisme de l'action des deux cœurs, mais il est passible du reproche de donner tantôt des tracés positifs, tantôt des tracés négatifs. A cette irrégularité des tracés, à la difficulté

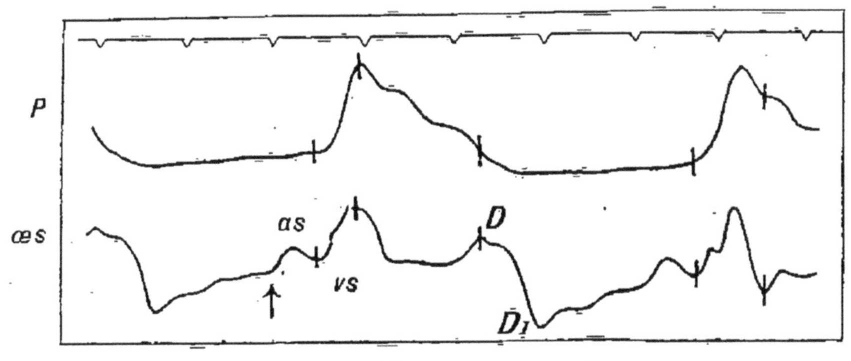

FIG. V.

Œsophagocardiogramme normal.

P. Tracé de la pointe du cœur.
œs. Tracé de l'œsophage.
as. Systole auriculaire.
vs. Systole ventriculaire.

de leur interprétation, s'ajoute la difficulté pratique d'introduire une sonde œsophagienne chez un sujet dyspnéique.

3. *L'électrocardiographie.* — Le principe de cette méthode consiste en ce que le cœur humain, de même que les muscles, est traversé par un courant en équilibre quand il est au repos, mais qui se décompose au moment de l'énergie cardiaque en un courant allant de la pointe (négatif) vers la base (positif) (MENDELSOHN). Mais comme la base du cœur et les masses ventricu-

laires sont électrisées en sens inverse (WALLER) et que les ondes de la base se propagent à droite, celles de la pointe à gauche, il en résulte que si l'on interpose un galvanomètre entre ces deux courants, l'aiguille devra dévier.

EITHOVEN a construit un galvanomètre à corde dans lequel est tendu un fil de quartz argenté extrêmement mince et vibrant avec la plus grande sensibilité.

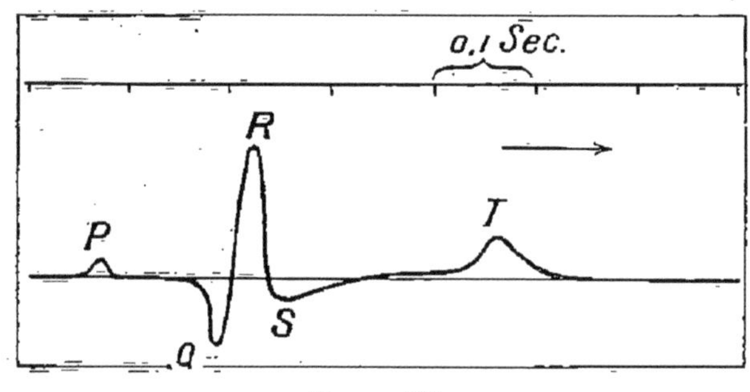

FIG. VI.

Schéma de l'électrocardiogramme normal (EITHOVEN).

P R T. Saillies positives.
Q S. Dépressions.

Derrière la corde on place une source lumineuse qui projette l'ombre de la corde sur une pellicule photographique. Entre le galvanomètre et la pellicule existe un microscope qui est traversé par les rayons lumineux et qui exagère l'amplitude des oscillations du fil de quartz. Il suffit pour opérer de faire asseoir le malade sur un fauteuil ou le coucher et lui faire appliquer les deux mains dans un bain salé pour obtenir le courant.

Appliquée à la clinique, cette méthode a donné des résultats encourageants et a permis de porter un diagnostic précis sur le sens des lésions cardiaques. C'est ainsi que :

Le *rétrécissement mitral* est caractérisé par le renforcement de P ;

L'*insuffisance mitrale*, par l'exagération du sommet R ;

L'*insuffisance aortique*, par l'abaissement considérable de la vallée S ;

L'*insuffisance myocardique* est caractérisée par l'effacement de T. Or, il est établi cliniquement que la disparition de cet événement entraîne toujours avec elle un pronostic sévère.

Les *extrasystoles* se traduisent avec la plus grande sensibilité avec le procédé de l'électrodiagraphie et l'on a pu enregistrer des extra-contractions anticipant seulement de 1/100e de seconde sur la contraction ventriculaire.

Le *pouls irrégulier perpétuel*, bien que n'ayant aucun des caractères de l'extrasystole, se révèle facilement par la disparition sur le tracé de l'ondulation auriculaire. Ce phénomène, bien étudié par Hering, serait dû, d'après lui, à une perturbation dans le stimulus moteur et en particulier au synchronisme auriculo-ventriculaire.

Pour d'autres auteurs, Lewis en particulier, la contraction auriculaire absente dans le tracé serait remplacée par une série d'oscillations minuscules irrégulières appelées fibrillations des oreillettes ; le phénomène serait dû très vraisemblablement à la sclérose des parois de l'oreillette, et donnerait jusqu'à un certain point l'explication du rythme nodal de MAC-KENZIE dans les bradycardies. Or, cette sclérose a pour équivalent clinique l'asthénie auriculaire qui est le phénomène ultime de l'évolution pathologique des cardiopathies.

On voit donc par ce qui précède que l'électrocardiographie, si elle a contre elle le polymorphisme des tracés parfois obtenus chez un même malade où varient avec les phases de la maladie les aptitudes fonctionnelles des compartiments du cœur, est une méthode d'avenir, enregistrant avec la plus extrême sensibilité les troubles du cœur, et ayant surtout cet avantage pratique de pouvoir grouper dans un même graphique les tracés de l'oreillette et du ventricule.

b) **Les diverses arythmies.**

Aucun sujet n'a réuni sous son chef autant d'appellations diverses, tant que les cliniciens qui avaient bien remarqué les diverses modalités d'un rythme cardiaque ne purent pas les rassembler sous une appellation pathogénique. Aucun chapitre n'a donné lieu à autant d'essais infructueux de classification tant que l'observation des irrégularités du cœur ne fut corroborée par l'idée de rechercher le point de départ de ces troubles. De ce chaos sont nées les appellations les plus diverses et les plus fantaisistes : les intermittences fausses et les intermittences vraies, les faux pas du cœur (Bouillaud), et jusqu'aux essais de classification des arythmies en allorythmies (régulières), arythmies vraies (Germain Sée), qui ne reposaient que sur un seul élément d'interprétation : la forme de l'irrégularité.

Avec la compréhension exacte des qualités fondamentales du myocarde, à savoir l'excitabilité, la conductibilité, la contractilité, la tonicité (que nous avons étudiées avec l'anatomie du cœur) est née une méthode pathogénique nouvelle qui possède une base plus solide puisqu'elle repose, non plus sur la forme d'une arythmie, mais sur la cause même qui l'a déterminée.

Basées sur cette interprétation logique des faits, des théories sont nées différentes peut-être dans la forme, mais fusionnant toutes dans une communauté d'idées, et il est juste de citer les noms de Wenckebach, Mackenzie et Vaquez qui se rattachent étroitement à l'étude des troubles du rythme cardiaque.

1. *Les arythmies physiologiques.*

Nous dirons un mot de ces arythmies pour ne pas les confondre avec les vraies arythmies, c'est-à-dire celles qui ont un point de départ cardiaque.

L'arythmie respiratoire. — A ce titre se rattachent les noms de Wertheimer, Meyer, Fredericq. Les deux premiers auteurs, par leurs expériences sur le chien, ont établi que normalement le pouls est moins fréquent en expiration avec une tension artérielle plus élevée, plus fréquent dans l'inspiration avec une tension plus faible. Il faut excepter cependant l'inspiration très prolongée qui ralentit le rythme respiratoire.

Cette arythmie possède encore des caractères qui lui lui sont propres : elle ne trahit pas l'insuffisance cardiaque; elle est silencieuse et ne s'accompagne pas des phénomènes subjectifs si incommodes de l'extrasystole; de plus, elle est spéciale aux enfants, et on observe sa plus grande fréquence de 8 à 15 ans; enfin, elle est sinusale et rien n'est changé dans le lieu du stimulus de la contraction. Elle affecte deux formes : l'arythmie cadencée et celle de faux pouls lent. Ce dernier mode, qui en impose pour la bradycardie, est dû à l'exagération du ralentissement respiratoire pendant l'expiration. Mais il est facile de ramener le rythme respiratoire à son vrai sens pathogénique, soit par l'examen simultané du pouls et de la respiration, soit par l'épreuve de l'atropine, qui ayant pour propriété de paralyser les fibres terminales du pneumogastrique, fait disparaître momentanément l'arythmie respiratoire.

Le pouls paradoxal. — A cette variété d'arythmie de cause respiratoire et due en général à une excitabilité nerveuse des centres ou des nerfs pulmonaires, se joint l'étude du pouls paradoxal, c'est-à-dire plus faible pendant l'inspiration. La tendance classique était d'attribuer ce pouls, qui avait frappé les observateurs dans les cas de symphyse péricardique, à des adhérences comprimant les vaisseaux. Telle était du moins l'opinion de KUSMAUL. Mais le fait que ce pouls existe dans nombre d'états différents ayant tous entre eux un air de famille, tels que la sténose laryngée, la pleurésie, la péricardite, les tumeurs du médiastin, suffit déjà à ébranler cette théorie et à rattacher le pouls paradoxal à un trouble respiratoire dû à une inhibition du vague.

Cette origine est mise en évidence par l'épreuve de MULLER qui consiste, les narines bouchées, de faire une inspiration forcée. Or, nous avons bien vu que l'inspiration forcée modifie le sens de l'arythmie et, dans l'expérience de MULLER, elle fait apparaître le pouls inspiratoire paradoxal, c'est-à-dire ayant une amplitude moindre que celui de l'expiration.

La *tachycardie orthostatique* est une variété d'arythmie physiologique, par laquelle le pouls augmente de 8 à 10 pulsations chez un sujet qui passe du décubitus dorsal à la station verticale (GUY et GRAVES, de Dublin). On a voulu établir une relation de cause à effet entre la tension artérielle et la tachycardie et l'on a dit avec MAREY que la tension artérielle étant plus élevée dans le décubitus dorsal, le pouls en était d'autant moins fréquent, qu'au contraire le cœur bat d'autant plus vite qu'il est moins chargé, ce qui serait le fait de l'orthostatisme.

Transportant cette interprétation dans l'ordre pathologique, HUCHARD avait remarqué que chez les artérioscléreux cet écart devient nul ou insignifiant. En réalité, ces constatations cliniques souffrent de nombreuses exceptions et des expériences bien conduites par Vaquez et ses élèves ont considérablement rétréci la portée clinique des précédentes observations.

2. *Les arythmies pathologiques.*

a) *L'extrasystole.* — Sous l'influence ou d'une excitabilité anormale venue du cœur ou des organes périphériques, il peut se faire une extra-contraction anormale et prématurée du cœur. Marey a démontré qu'il existe une période qui va du début de la systole jusqu'au summum pendant laquelle le cœur est complètement inexcitable ; c'est la *période réfractaire.* Après, survient une période dite « d'*inexcitabilité relative* », qui va jusqu'à la systole suivante et pendant laquelle peuvent naître les extrasystoles. Une fois que celle-ci s'est produite, le cœur se trouve plongé dans une période de « *repos compensateur* », dont la durée varie suivant le moment où l'extrasystole s'est produite. Mais si l'on additionne le temps qui sépare la contraction légitime antérieure à l'extrasystole avec le temps qui sépare cette dernière de la systole suivante, le total représente toujours le double de chaque période normale.

Le caractère de l'extrasystole et sa répercussion sur le pouls radial varient avec le temps où elle se produit pendant la révolution cardiaque. Si elle se produit prématurément au moment où elle trouve le ventricule vide de sang, il existe un seul bruit supplémentaire, la fermeture des sigmoïdes n'ayant pas lieu pour former le deuxième bruit. Ce rythme, « couplé », restera un phénomène essentiellement cardiaque, ne se reproduira pas dans l'artère et l'on aura les caractères d'un pouls bradycardique. C'est le *faux pouls lent*. Si, au contraire, le ventricule est suffisamment rempli de

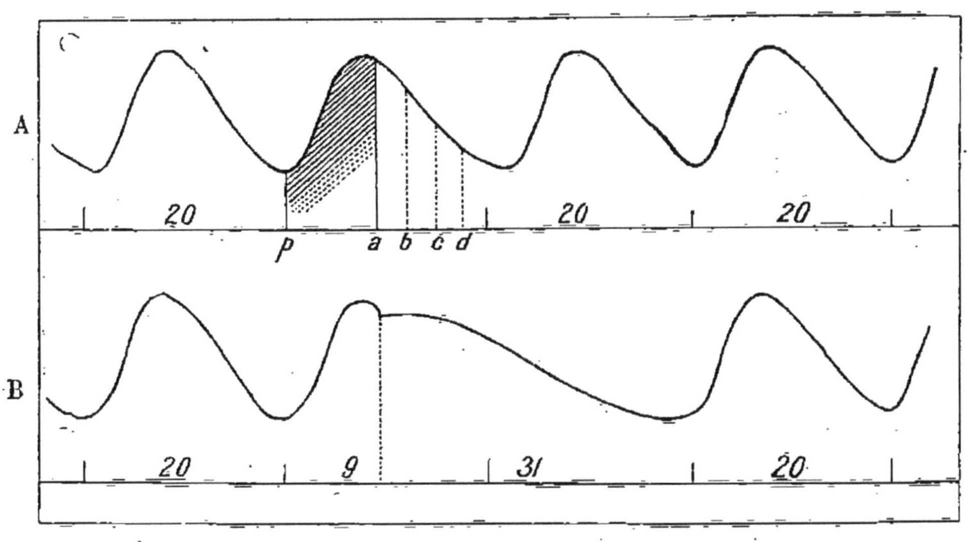

FIG. VII.

Inexcitabilité périodique et phase réfractaire du cœur.

A. De p à a, inexcitabilité absolue,
de a à d, inexcitabilité relative.
B. Extrasystole. (VAQUEZ.)

sang et que l'extrasystole se produise au moment où la contraction normale va se produire, les deux bruits seront perçus et se traduiront au pouls. Ce sera le pouls « bigéminé » ou « trigéminé ». Or, dans ce cas, la durée du repos compensateur étant à peine plus longue que la période cardiaque physiologique, le soulèvement que l'on sent au pouls apparaîtra sensiblement en temps voulu et se traduira au pouls radial par une pulsation plus faible qui pourra en imposer pour le pouls alternant. Il importe donc, dans l'interprétation du pouls radial, de citer cette deuxième erreur qui consiste à prendre un *faux pouls alternant* pour le pouls alternant véritable dont la signification pronostique est toute différente.

Au cœur, l'auscultation permet aisément de reconnaître des systoles « en écho » (Huchard), dénonciatrices de l'extrasystole, et l'on pourra toujours percevoir un nombre de battements différent des pulsations radiales dans les cas où la pulsation du cœur ne serait pas produite dans l'artère.

Au surplus de ces extrasystoles, on a décrit aussi des extrasystoles « *interpolées* » et « *rétrogrades* ». Dans le premier cas, il s'agit d'extra-contractions survenues pendant la période d'un long silence, et le fait a été observé dans le cas spécial des bradycardies. Dans le deuxième cas, l'extrasystole ventriculaire rebrousse chemin vers l'oreillette et détermine une extrasystole auriculaire rétrograde.

Mais les extrasystoles peuvent être sinusales et auriculo-ventriculaires, ventriculaires, et se traduisent au pouls jugulaire par les modifications spéciales du tracé.

Les *extrasystoles sinusales* se caractérisent par des contractions précoces, mais rien n'est changé dans les éléments du tracé.

Les *extrasystoles auriculaires* donnent des accidents *a*, *c*, *v* (fig. III) qui sont précoces et tout se passe comme si la contraction cardiaque s'était déplacée en masse. Mais il peut se faire que *a* se confonde avec *v* et dès lors la fusion de ces deux éléments se caractérisera par une hauteur inaccoutumée de *a*.

Les *extrasystoles auriculo-ventriculaires* remarquées dans la tachycardie paroxystique sont caractérisées par la distance de *a* et *c*. Ou ces deux éléments se confondent, ou ils se rapprochent, ou ils se renversent, selon que l'excitation qui se produit au nœud de Tawara (rythme nodal de Mackenzie) est supérieure, moyenne, ou inférieure à ce point. S'il s'agit d'une excitation moyenne dont le trajet à parcourir soit à égale distance de l'oreillette et du ventricule, *a* et *c* se confondront. Si, ce qui est la règle l'extra-contraction naît à une distance plus rapprochée de l'oreillette que du ventricule, *a* et *c* seront rapprochés, et *a* précédera *c*. Si, au contraire, la contraction est basse et se fait à un point voisin du ventricule, celui-ci se contractera avant l'oreillette, le rapport sera inversé et l'on aura *c*, *a*, toujours plus rapprochés, cela va de soi, qu'à l'état normal.

Les *extrasystoles ventriculaires*, les plus fréquentes de toutes, se reconnaissent aisément par l'accentuation du soulèvement *a*, sans que varient les distances de ce soulèvement. Or, cette accentuation peut résulter ou du synchronisme de l'extra-contraction avec la contraction de l'oreillette, et de la fusion de *c* ou de *v* avec *a*, fusion relative elle-même au temps où se produit l'extra-contraction.

Quant aux autres éléments du tracé, ils s'intercaleront à des distances variables selon le moment des extra contractions, des soulèvements *c* ou isolés, ou suivis de *v*.

Symptômes de l'extrasystole. — Cliniquement les malades qui sont atteints de l'extrasystole présentent des signes subjectifs qui consistent soit en battements du cœur, arrêts du cœur, coups de boutoir, que nous interprétons facilement après les détails que nous avons donnés de l'extrasystole. Certains malades éprouvent du vertige qui peut aller jusqu'à la perte de connaissance. Parfois, ils éprouvent une sensation de constriction à la gorge, une douleur irradiée dans le bras gauche simulant, à s'y méprendre, l'angine de poitrine.

Les *causes de l'extrasystole* résident fondamentalement dans une augmentation de l'excitabilité du pouvoir myoéréthique du cœur (Hering), laquelle a vraisemblablement sa réponse dans un amoindrissement de la tonicité du myocarde. Or, le seuil de l'excitabilité est d'autant plus abaissé que la pression intracardiaque est plus développée et que la résistance du myocarde est moindre. Ces faits ont été démontrés par les expériences de Heidenhain qui lie l'aorte à l'origine après section du vague, par celles de Hering qui élève la pression intraventriculaire du cœur après section des filets d'innervation. Cela étant, on peut s'attendre à retrouver l'extrasystole dans tous les cas qui concourent à rendre le cœur plus excitable. Relevons :

Les *affections organiques du cœur*, soit qu'il s'agisse des endocardites (insuffisance ou rétrécissement mitral), soit qu'il s'agisse des nombreux états myocardiques dus à la sclérose du myocarde, à l'infection ou l'intoxication chronique du muscle, soit enfin qu'il soit question des nombreux états péricardiques, relevant du même processus sans oublier la symphyse péricardique.

Les *intoxications* : tabac, digitale, acide salicylique, les sels de soude, l'ictère, les sels biliaires (RITTER et FELZ).

La *dyspepsie gastro-intestinale*, fait mis en relief par SÉNAC et POTAIN, à la suite soit d'intoxication, soit de réflexe digestif ; la tachyphagie et l'aérophagie rentrent dans la même catégorie.

Les affections du rein. — On a dit que l'intoxication urémique résultant de la néphrosclérose pouvait provoquer à elle seule l'extrasystole. La vérité est que lorsque l'extrasystole se produit au cœur en même temps qu'existe une lésion rénale, le cœur est toujours pour son propre compte atteint de cardiosclérose concomittante et c'est dans cette voie qu'il faut chercher uniquement la cause de l'extrasystole.

Les *états nerveux* sont aussi des générateurs puissants d'extrasystole. Il en est aussi des excès de travaux intellectuels, des émotions morales, des chagrins, de l'onanisme, des fatigues corporelles qui placent le cœur en état de moindre résistance ou déplacent le seuil de l'excitabilité.

b) *La tachycardie paroxystique.* — A part les cas de tachycardie aiguë vraie, telle que celle qui résulte de la fièvre, la course, les émotions morales, la maladie de BOUVERET paraît aujourd'hui devoir sortir du cadre où elle était tenue à l'étroit pour venir se ranger dans la catégorie des arythmies extrasystoliques. Nombre de faits dûment constatés plaident en faveur de cette interprétation nouvelle. Cette pathogénie tire ses premières preuves du fait que : 1° Les sensations subjectives sont analogues dans les deux cas. — 2° Leur étiologie est la même. — 3° On a vu des manifestations extrasystoliques commencer et se terminer par l'accès de tachycardie paroxystique. — 4° Enfin, la crise même obéit à la loi des multiples. Cela veut dire que le nombre des pulsations observées pendant la crise correspond exactement à un multiple du nombre des pulsations normales.

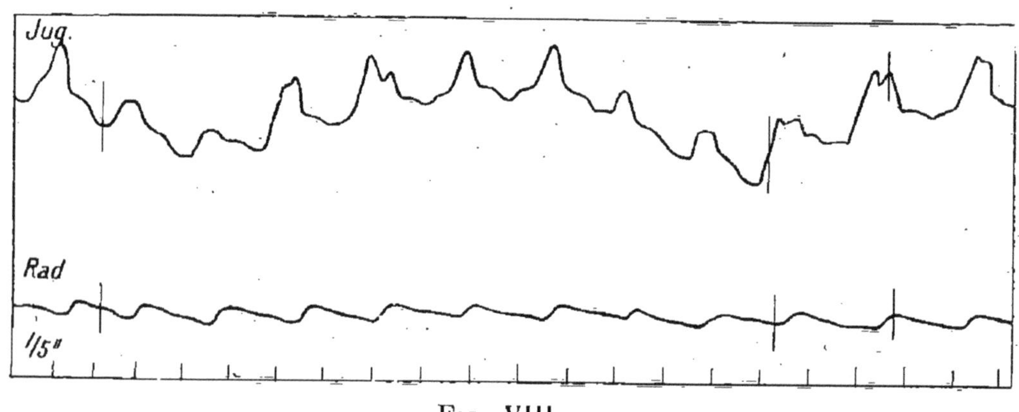

Fig. VIII.

Tachycardie avec rythme ventriculaire.

Sur le tracé jugulaire existe un seul soulèvement.

(Vaquez et Bordet.)

La crise débute généralement par un déclanchement, un déclic soudain. Ces ratés du cœur donnent à la poitrine une sensation analogue au coup de boutoir de l'extrasystole, et souvent les malades terminent leur crise par la même sensation. D'autres éprouvent une douleur en choc dans la région de la tête. L'accès dure de quelques secondes à plusieurs heures, à plusieurs semaines. Au début, quelques extrasystoles massées composent tout l'accès de tachycardie. Plus tard, les accès sont subintrants, et MACKENZIE a cité des cas analogues. Parfois même les crises se sont soudées pour devenir permanentes. Il y aurait, d'après VAQUEZ, une forme avortée, une forme progressive et une forme invétérée de la tachycardie paroxystique.

Evolution. — L'accès évolue le plus souvent vers la guérison, mais on a relevé cependant des cas de mort. La fréquence insolite du pouls, la diminution exagérée de la tension artérielle (DEBOVE), la dilatation des cavités du cœur (MARTIUS), l'existence d'une affection organique assombrissent le pronostic et peuvent mener à l'asystolie aiguë.

Causes de la tachycardie paroxystique. — Quand un malade présente un emmêlement de symptômes et de facteurs étiologiques si complexes, il est difficile souvent de préciser si l'arythmie étant au cœur, la cause initiale en revient au système nerveux ou au système musculaire du cœur. La première théorie a été défendue par BOUVERET, de CYON, LE DENTU, HOFFMANN, CHARCOT, DEBOVE. Par contre, la deuxième théorie myogène a rallié des partisans convaincus. Il faut toujours, quand il s'agit de cette interprétation, mettre en avant les noms de MACKENZIE, ENGELMANN. Nombre de faits expérimentaux ou cliniques paraissent donner aujourd'hui la supériorité à la théorie myogène. Les expériences de TIGERSTED et ENGELMANN provoquant la tachycardie par excitation du sinus cardiaque de la grenouille; celle de LEWIS liant les coronaires après la section du vague; la similitude des signes cliniques de l'extrasystole et de la tachycardie paroxystique; la révélation souvent faite de lésions matérialisées au au cœur telles que le rétrécissement mitral, l'insuffisance et la symphyse cardiaque quand on vient à bien examiner le cœur pendant la période d'accalmie; l'existence dûment constatée de ces lésions par des observateurs tels que HUCHARD, CHAUFFARD et MERKLEN; l'évolution ultérieure constatée par ESMEIN et AUBRY de certains cas de tachycardie paroxystique en bradycardie et jusqu'au diagnostic différentiel de la tachycardie d'origine musculaire et nerveuse qui repose sur ces faits que la tachycardie nerveuse est moins intense, ne dépasse pas généralement 120 pulsations, que la section du vague ne peut donner que de la tachycardie passagère : toutes ces raisons réunies nous obligent à faire la grande part à la théorie myogène.

Néanmoins l'absolutisme peut mener parfois à des conceptions sinon erronées, du moins exagérées, et il n'est pas moins vrai que s'il est dorénavant établi que le phénomène de la tachycardie est fondamentalement cardiaque et qu'il a sa base dans la modification du seuil de l'excitabilité, dans le faisceau de His, nombre d accès existent où les phénomènes nerveux sont à ce point prédominants, qu'il est impossible de ne pas faire fond pour l'interprétation du phénomène extrasystolique de la perturbation nerveuse initiale. Il convient donc de ranger à côté des lésions cardiaques que nous avons signalées, nombre d'états nerveux toxiques, réflexes, dont nous avons fait l'énumération dans le rythme extrasystolique. « Il nous reste à l'esprit le souvenir du malade âgé de 45 ans, qui vint nous consulter pour des accès de tachycardie paroxystique. Ce malade possédait une hérédité chargée : père nerveux, frère épileptique. Les accès, d'abord espacés, finirent par devenir subintrants et se répéter jusqu'à quinze et vingt fois dans la même journée. La crise débutait le plus souvent par une vive constriction de la poitrine : le malade était averti de son début par une aura sur la signification de laquelle il ne se trompait pas. Pendant l'accès, le malade d'instinct ou se couchait partout où il se trouvait, ou se plaçait en état d'expiration prolongée, ou mieux, fait paradoxal, dans une crise d'affolement cardiaque se prenait à courir jusqu'à la fin de la crise. Il était extrêmement suggestionnable : une émotion vive, un trouble digestif, l'odeur la plus discrète de tabac, tout était prétexte pour le déclanchement brusque de la crise, laquelle par contre souvent s'arrêtait rapidement, aussitôt qu'un secours ou physique ou moral intervenait. Une rapide inhalation d'éther, d'acide acétique, un réconfort moral, une main amie serrée dans la sienne, arrêtaient souvent la crise. Ces sortes de sujets, au fort de l'anxiété de la crise cherchent avidement du regard la personne, la chose qui peut les soulager; à leur défaut, leur regard inquisiteur et anxieux se porte souvent à la recherche d'une pharmacie voisine et à peine sont-ils entrés que leur confiance renaît et le freinage du cœur se produit. C'est ce qui arriva un jour à notre malade qui ayant sollicité rapidement une inhalation d'éther chez un pharmacien vit, à peine le flacon débouché, l'accès disparaître. »

Or, ce malade qui était indemne de lésion cardiaque, dont la tachycardie paroxystique disparut du reste, pour ne plus revenir, n'est-il pas le type du névropathe, et la névrose ne s'étale-t-elle pas ici dans sa plus haute symptomatologie dans le caractère de l'accès qui ressemble en tout point à la crise d'angine de poitrine et surtout dans le fait essentiel que si une faible émotivité peut la faire apparaître, par contre la moindre influence suggestive peut la faire disparaître?

Au résumé, nous pensons donc que si l'on ne peut pas dénier au faisceau de His, le siège de l'extrasystole tachycardique, il faut faire aussi une grande part pour l'interprétation des tachycardies nerveuses, réflexes, digestives, de troubles existant primitivement dans le système nerveux et se répercutant secondairement sur le cœur.

Quant au rythme jugulaire, on relève le plus souvent dans les tracés, ou le rythme sinusal, ou plus souvent le rythme auriculo-ventriculaire, le rythme nodal, lequel en particulier, se caractérise par la fusion de *a* et de *c* et la disparition de *v*, ce qui le différencie nettement de la tachycardie du goitre exophtalmique dans lequel *v* peut disparaître, mais *a* et *c* restent distincts.

c) *Les bradycardies.* — Nous avons vu plus haut les bradycardies régulières, rythmées ; il nous reste à étudier les bradycardies arythmiques que l'on peut diviser en *symptomatiques*, c'est-à-dire se retrouvant dans nombre d'états divers et *intracardiaques*, c'est-à-dire significatives du syndrome de Stockes-Adams.

1. *Bradycardies symptomatiques.* — Cette forme se distingue de la bradycardie intracardiaque par des caractères particuliers. Elle se ramène le plus souvent au type nerveux et a pour cause finale une excitation du nerf pneumogastrique : *a*) Elle se traduit soit par des troubles d'excitabilité, l'extrasystole donnant lieu à la bradysphygmie du côté du pouls, ou des troubles de conductibilité caractérisés soit par des pauses de l'oreillette, soit par des pauses du ventricule, soit des deux cavités réunies ; *b*) Jamais la distance *a* et *c* n'est augmentée ; *c*) Au-dessus de 40 pulsations on peut augurer en faveur d'une bradycardie nerveuse ou symptomatique ; *d*) Cette bradycardie n'est jamais permanente ; *e*) Les accidents syncopaux sont rares ; *f*) L'injection de 2 milligrammes d'atropine relève une demi heure après le pouls d'un tiers en plus (Dehio) ; *g*) L'inhalation moins dangereuse de nitrite d'amyle (Josué et Godlewski) l'élève instantanément jusqu'à le

doubler; *h*) L'épreuve du réflexe oculo-cardiaque de Lœper et Mougeot (ralentissement du pouls par compression oculaire) reste positive; *i*) La respiration, la marche, la fièvre, la déglutition, font augmenter le pouls. Le contraire a lieu pour le Stockes-Adams, où la lésion est matérialisée dans le faisceau de His, où il existe un intervalle marqué entre *a* et *c*, une dissociation auriculo-ventriculaire, une bradycardie permanente, inférieure le plus souvent à 40 pulsations, n'étant influencée ni par l'atropine, ni par le nitrite d'amyle, ni par la compression oculaire, ni par la marche, ni par la fièvre. Ici, les accidents syncopaux sont la règle.

La *bradycardie symptomatique* existe dans :

Les *infections* : diphtérie, grippe, scarlatine, appendicite, où un ralentissement notable du pouls signifierait gangrène et forcerait la main de l'opérateur.

Les *intoxications* : l'ictère, l'urémie, le diabète, l'acétonurie, le strophantus, la scille, le chloroforme, l'adrénaline, l'aconitine, le plomb, la ciguë, la digitale surtout, la plupart de ces agents provoquant surtout le rythme extrasystolique.

Les *états nerveux* ou lésionnels : méningite, hémorragie cérébrale, compression de l'aorte, lésions du pneumogastrique; ou fonctionnels : névroses, lypémanie, mélancolie, paralysie générale, neurasthénie.

La *dyspepsie*, la dilatation de l'estomac, l'aérophagie, les intoxications alimentaires.

Les *lésions valvulaires* à la période de fléchissement de myocarde, celles surtout qui présentent une grande dilatation (rétrécissement mitral, myocardites, angor pectoris) propices aux extrasystoles par ectasie auriculo-ventriculaire.

2. *Les bradycardies intracardiaques. (Maladies de Stockes-Adams.)* — Nous voulons dire non plus celles qui ont une origine extrasystolique, mais celles qui résultent d'un trouble de la conductibilité. Etudiées par MORGAGNI, ADAMS (1827), STOCKES (1846), CHARCOT, WEBER, RENDU, les bradycardies de cette classe restèrent longtemps confinées à la notion étiologique de l'élément nerveux. C'est à HIS, ENGELMANN, STANLEY, KENT, ERLANGER, HERING (Voir *Anatomie et physiologie du cœur*) que l'on doit d'avoir isolé le syndrome de STOCKES-ADAMS (HUCHARD) et d'avoir ainsi distingué les bradycardies symptomatiques des affections lésionnelles du myocarde différencié.

RENDU avait déjà remarqué une gomme syphilitique du septum dont il n'avait pu expliquer l'origine.

VAQUEZ publia un cas semblable de lésion syphilitique du faisceau de His avec gomme de la cloison.

SCHMOLL, HAY publièrent des cas semblables.

ERLANGER, MORITZ, ESMEIN ont relaté des cas de guérison par le traitement spécifique. C'est dire que cette affection qui peut exister avec la sclérose, l'athérome des vaisseaux du myocarde est le plus souvent d'origine artéritique et, dans l'espèce, spécifique.

Symptômes de la maladie de Stockes-Adams. — On distingue deux phases successives : La *première phase*, paroxystique, est caractérisée par les vertiges, la syncope, l'épilepsie qui peuvent aller jusqu'à la mort. Ces accidents sont déterminés généralement par l'ischémie cérébrale consécutive à l'insuffisance de l'irrigation des centres nerveux (CHARCOT). Or, ces accidents peuvent survenir aussi dans les bradycardies nerveuses dont LASSLET et ESMEIN ont rapporté des exemples. Plus récemment, RÉNON et GÉRAUDEL ont rapporté un cas de syndrome de Stockes-Adams avec troubles nerveux terminés par la mort, sans que l'autopsie ait révélé

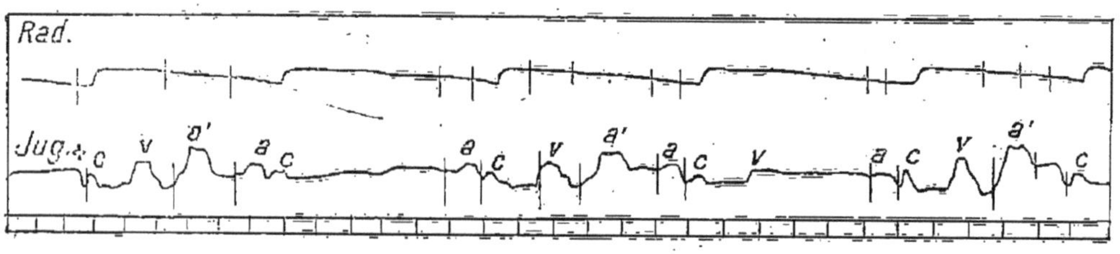

FIG. IX.

Bradycardie partielle.

+ Une systole de l'oreillette fait défaut.
a. La contraction de l'oreillette reste sans réponse. (VAQUEZ.)

aucune lésion apparente du faisceau de His, ni du système nerveux. Il faut dire, en ces cas, ce que nous avons dit des diabètes graves, c'est-à-dire qu'à côté des troubles lésionnels, il faut penser aux troubles fonctionnels dont la cause doit être recherchée, soit du côté de l'appareil nerveux, soit du côté des appareils glandulaires. La *deuxième phase* est celle du ralentissement permanent du pouls. Dans cette période, le ventricule séparé de l'oreillette bat pour son propre compte. C'est la période d'*automatisme*, d'*autorégu-*

lation. Le cœur s'adapte, le pouls devient plus régulier et plus fréquent que dans la période précédente, et les accidents ci-dessus mentionnés sont moins à craindre. En ce cas, la survie est possible et l'on a pu citer des vieillards qui ont supporté, sans coup finir, un pouls de 24 pulsations à la minute.

Enfin, pour terminer ce chapitre de la bradycardie arythmique, il nous reste à indiquer la représentation de ce rythme sur les tracés. Dans cette affection, il y a dissociation des battements de l'oreillette et de ceux du ventricule qui s'éloignent; les soulèvements *a* étant plus nombreux que les soulèvements *c* et ne présentant plus avec ceux-ci les rapports chronologiques habituels. Ce phénomène la distingue de la bradycardie nerveuse où les rapports *a* et *c* sont conservés et où le rythme auriculo-ventriculaire est intact (fig. IX).

d) *Le pouls alternant*. — Il ne peut plus s'agir ni d'un trouble de l'excitabilité et de la conductilité comme dans le cas précédent d'extrasystole et de bradycardie, mais d'un trouble intéressant le myocarde indifférencié. Ce pouls possède les caractères suivants, indiqués par TRAUBE : 1° Alternance d'un battement faible avec un battement normal. — 2° Rapport invariable entre les deux pulsations, le faible étant cependant légèrement retardé. — 3° Persistance pendant un temps donné de ce rythme du pouls. Ce pouls confondu par WENCKEBACK avec l'extrasystole a trouvé son interprétation définitive dans les travaux de VOLHARD et HERING qui l'affranchirent de tout domaine extrasystolique et l'ont décidément rangé dans un trouble de contractilité myocardique. Le cœur une fois sur deux refuse tout service.

Hering au surplus a bien établi, en essayant sur le cœur des chiens les effets de l'acide glyoxylique, que l'alternance n'intéresse pas la totalité du muscle cardiaque et que l'on peut avoir un battement de cœur fort correspondant à un pouls faible. Il a été amené à la conception des *asystolies partielles*. Si c'est la base du ventricule qui est intéressée, le cardiogramme n'est pas influencé ; si c'est la pointe, c'est l'inverse. Si la totalité du cœur est envahie à la fois, le cœur et le pouls s'affaiblissent en même temps.

On trouve le pouls alternant dans tous les états scléreux du myocarde (cardiosclérose), dans toutes les cardiopathies valvulaires ayant fini par intéresser le myocarde et développer un processus scléreux, dans toutes les intoxications urémiques ou autres qui ont adultéré les fibres musculaires du cœur.

Ce pouls, qui comporte toujours un pronostic grave, ne sera pas confondu avec l'extrasystole qui précède le moment de la contraction véritable, tandis que le pouls alternant retarde légèrement, ni avec le faux pouls alternant qui est le fait des extrasystoles se traduisant faiblement au pouls, ni avec le pouls paradoxal qui existe dans l'inspiration.

C'est, semble-t-il, à la contractilité cardiaque qu'il faut rattacher certaines arythmies, telles que le rythme pendulaire dont le nom tire son origine de son analogie avec les oscillations de pendule, le rythme de déclanchement où les bruits sont rapprochés l'un de l'autre, enfin, la bradydiastolie (HUCHARD) caractérisée par l'allongement du grand silence. Ce dernier rythme, en particulier, caractériserait au plus haut point les défaillances myocardiques, la dilatation des cavités cardiaques, serait d'un pronostic sombre et contre-indiquerait l'usage de la digitale.

e) *L'arythmie perpétuelle.* — Il semble bien pour la bonne interprétation de ce rythme que ce soit surtout la contractilité musculaire qui soit en jeu. Dans ce rythme, il existe un trouble de tous les éléments : c'est le *délirium cordis* de BOUILLAUD, le *pulsus irregularis perpetuus* d'HERING. Il possède néanmoins plusieurs caractères qui lui restent propres : il se modifie sous l'influence de l'atropine et n'est plus facilement influencé dans une période avancée par l'action de la digitale ; cette arythmie est silencieuse et ne donne pas lieu aux sensations de l'extrasystole à laquelle graphiquement du reste elle ne correspond pas non plus. Enfin les sujets qui en sont atteints présentent souvent des phénomènes vertigineux qui rapprochent cette affection du blocage existant dans le Stockes-Adams.

La dénomination d'arythmie permanente est peut-être exagérée en ce sens qu'elle existe chez les sujets jeunes, indemnes de maladie de cœur. Nous en avons constaté un cas semblable chez un homme de 25 ans. Chez lui, à défaut de signes lésionnels, dont il est toujours facile de se rendre compte dans la période d'accalmie cardiaque, nous n'avons pu que rattacher cet accès transitoire de tachyarythmie à un trouble nerveux ou réflexe, peut-être d'origine digestive. S'il faut, en effet, admettre qu'il existe des arythmies paroxystiques chez des sujets exempts de tare car-

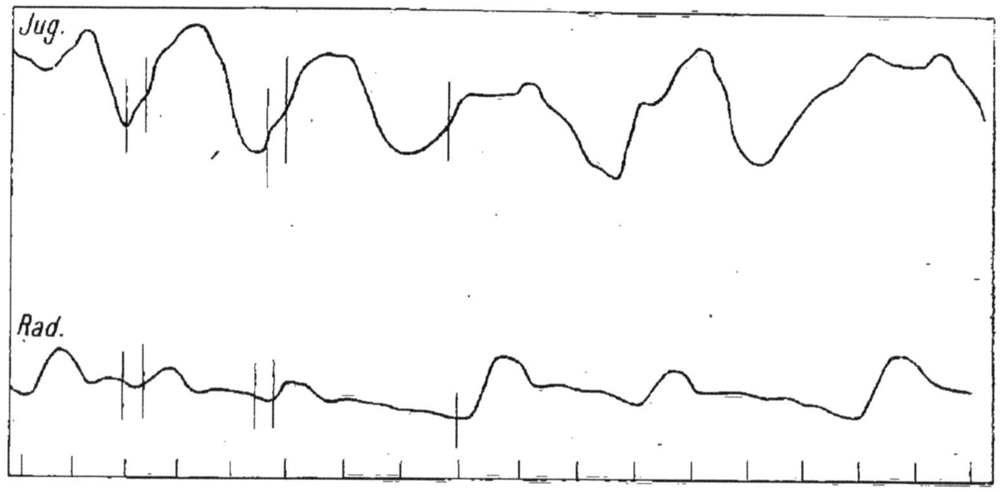

Fig. X.

Arythmie perpétuelle.

(Pouls ventriculaire.)

Inégale durée du pouls radial sur le tracé jugulaire, disparition de *a*, fusion de *c* et *v*.

diaque, il ne faut pas moins, avec Vaquez, rejeter le plus grand nombre de cas sur le compte de lésions orificielles ou myocardiques du cœur, que ces lésions soient du reste liées à l'hypo ou l'hypertension artérielle.

Ce sont surtout les affections endocardiques (insuffisance mitrale) arrivées à une période avancée qui fournissent le plus de cas à l'arythmie perpétuelle. Parfois elle prend l'aspect d'asystolie transitoire, paroxystique, mais son caractère propre est d'évoluer rapidement vers la permanence. La cardiosclérose enfin à la période d'insuffisance peut encore virer à l'arythmie perpétuelle.

Grave est souvent cette affection et la mort subite a été observée dans les observations de Heitz, Merklen, Hering et Lewis, sans que l'on ait pu trouver à l'autopsie, ni rupture d'anévrisme, ni rupture du cœur, ni hémopéricarde, ni thrombose, ni embolie de l'artère pulmonaire, ni trace d'œdème aigu du poumon.

Or, cette insuffisance dont nous venons de parler, est particulièrement auriculaire. Toutes les observations parlent dans ce sens : Mackenzie attribue la perturbation du rythme à l'asthénie auriculaire. Potain y voyait un pouls veineux vrai d'insuffisance tricuspidienne. Et, en effet, à part la régurgitation sanguine qui existe dans ce dernier cas, les deux maladies reposent sur un fonds commun d'insuffisance cardiaque. Lewis interrogeant le tracé de l'électrocardiogramme y voit surtout une fibrillation auriculaire. Au reste, les auteurs (Esmein) se rangent à la notion de la sclérose ou de l'insuffisance auriculaire.

Le graphique de ce pouls fait voir la disparition du soulèvement *a*, la fusion des deux éléments *c* et *v*. Il s'agit en un mot d'un pouls à type ventriculaire caractérisé par la parésie de l'oreillette (fig. x).

*
* *

On voit par ce qui précède combien est féconde dans la clinique l'étude des arythmies. Il existe d'autres méthodes basées sur les acquisitions les plus modernes destinées à pénétrer dans l'intimité des rouages du cœur anormal.

Autres méthodes d'exploration du cœur pathologique.

L'orthodiagraphie.

Plusieurs procédés s'offrent à l'explorateur pour l'application des rayons X à l'étude du cœur. La radiographie fixe les images au moyen de clichés plus ou moins déformés, ou en images plus ou moins floues dues à ce que celles-ci varient le plus souvent pendant les diverses phases de la pose. La radioscopie fixe les images sur l'écran, mais les rayons X ayant une direction conique continuent à diverger après avoir effleuré la base du cœur. La téléræntgenothérapie offre l'avantage de ne pas déformer l'image, en raison du parallélisme approximatif des rayons, mais l'application en est malaisée. L'orthodiagraphie est la méthode de choix pour l'examen du cœur et de l'aorte. Cette méthode, due à Moritz et perfectionnée par Destot, a pour but de déplacer l'ampoule et, n'utilisant que le rayon normal, d'obtenir sur l'écran une image non déformée et non agrandie de l'organe qu'il s'agit d'examiner. Pour céla, l'anticathode du tube de CROOKES et le centre de l'écran inscripteur sont soudés ensemble de façon à ce que les deux points subissent toujours un même déplacement et restent perpendiculaires aux rayons de l'ampoule radiante.

Pour définir l'ombre du cœur ou de l'aorte, il suffit de placer le sujet entre l'ampoule et l'écran recouvert d'une feuille de papier divisée, de mouvoir l'ampoule pour bien apercevoir l'ombre du cœur et d'inscrire sur le papier les principaux points de repère que l'on réunira ensuite par des lignes. On aura de cette façon l'état signalétique du cœur et de l'aorte.

L'EXAMEN ORTHODIAGRAPHIQUE DU CŒUR.

Cet examen a pour but de se rendre compte surtout de la projection du cœur. Or, l'aire cardiaque mesurée au planimètre ou au papier millimétrique est en moyenne de 0 m. 90. A cette aire on rapportera les deux dimensions principales du cœur dont on aura à tenir compte dans l'application des clichés, c'est-à-dire le diamètre vertical et le diamètre transversal.

L'un (vertical ou longitudinal) est représenté (fig. XI) par la ligne DG' qui va de la base du cœur (à l'intersection de la courbe cardiaque) à la pointe; l'autre (horizontal ou transversal) qui est la somme des diamètres t et t'. Ces deux diamètres, abstraction faite des modifications que leur fait subir le poids, la taille, l'horizontalité, la respiration, offrent une moyenne de 11 et 10 centimètres en position verticale.

L'examen du cœur doit se faire dans les positions frontale et oblique, selon la région que l'on veut examiner.

L'*examen frontal* consiste, le malade étant couché sur le dos, à noter sur le papier divisé les limites du sternum, les contours du thorax et la courbe du diaphragme, puis on note les points fondamentaux.

La ligne courbe DG établit la démarcation entre la base du cœur et les vaisseaux ; D'G' le bord inférieur reposant sur le foie ; DD' représente une ligne convexe

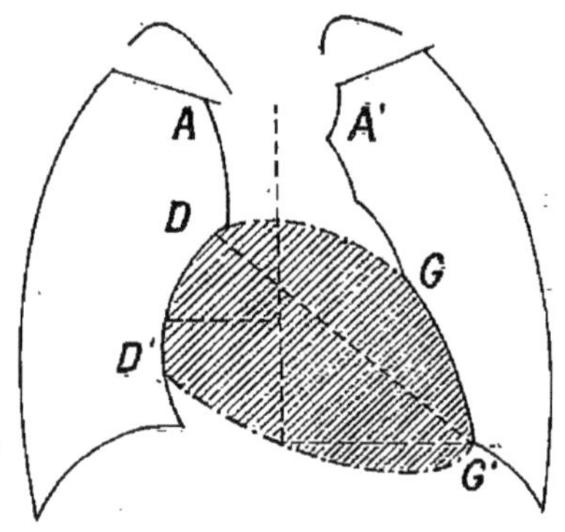

Fig. XI.

Orthodiagraphie en position frontale. Cœur normal.

(Vaquez et Bordet.)

et oblique correspondant à l'oreillette droite ; GG' le bord oblique et convexe gauche du ventricule gauche, DA représente le bord droit de l'aorte et GA' le bord externe de l'artère pulmonaire et de la crosse de l'aorte.

L'*examen oblique*, utile surtout quand il s'agit d'apprécier le volume des différentes cavités du cœur, se pratique dans la position verticale, l'épaule du sujet proche de l'écran. Le cœur apparaît sous l'éclairage à 48° sous la forme d'une brioche séparée du thorax par l'espace clair précardiaque et de la colonne vertébrale par l'espace rétrocardiaque. La partie inférieure élargie représente les ventricules, la partie supérieure la crosse aortique. Nous allons voir l'utilité de cet examen

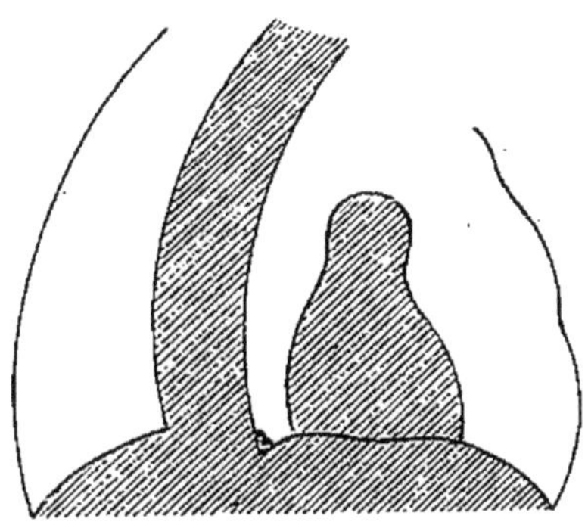

FIG. XII.

Orthodiagraphie en position oblique droite postérieure. Cœur normal. (VAQUEZ et BORDET.)

dans les principaux cas pathologiques que nous allons passer en revue et dont nous réunissons ci-dessous les schémas collectifs.

LES APPLICATIONS CLINIQUES DE L'ORTHODIAGRAPHIE.

On aura les résultats ci-après :

Rétrécissement mitral. — En position frontale, grosse oreillette, petit ventricule à gauche. La ligne DG est abaissée, la pointe parfois basculée en dedans et en bas. Bord gauche rectiligne, pointe du cœur à angle aigu, bord droit du ventricule dépassant le sternum. En oblique postérieure droite, grosse oreillette gauche.

D'après VAQUEZ et BORDET

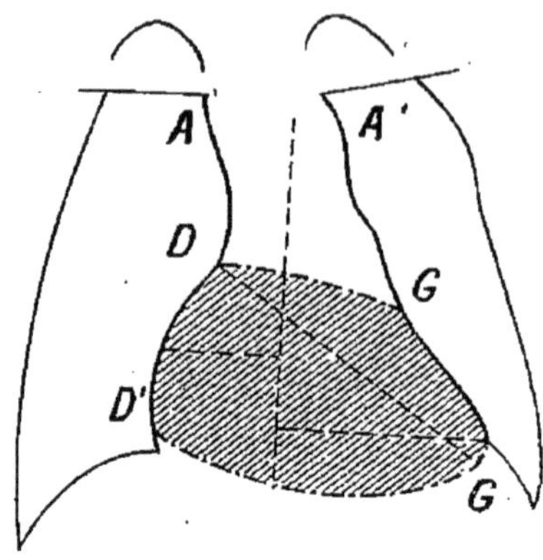

FIG. XIII.
Rétrécissement mitral
(frontale).

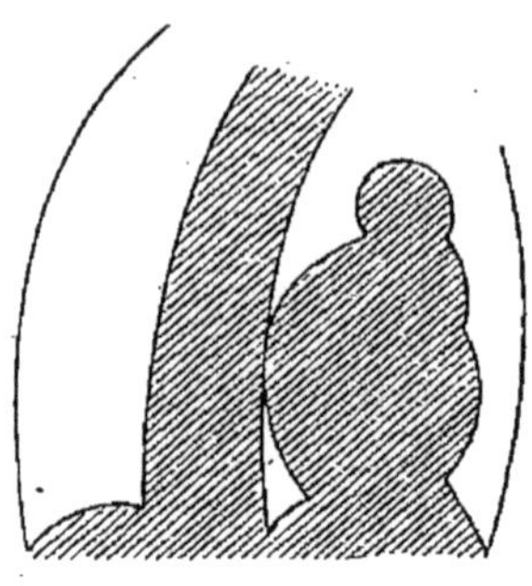

FIG. XIV.
Rétrécissement mitral
(oblique postérieure droite)

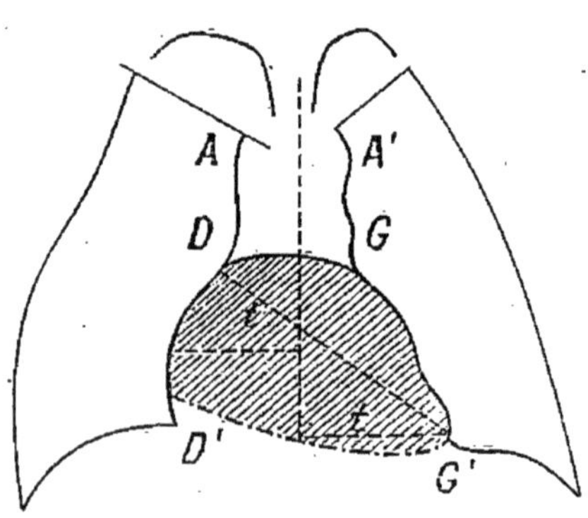

FIG. XV.
Insuffisance mitrale.

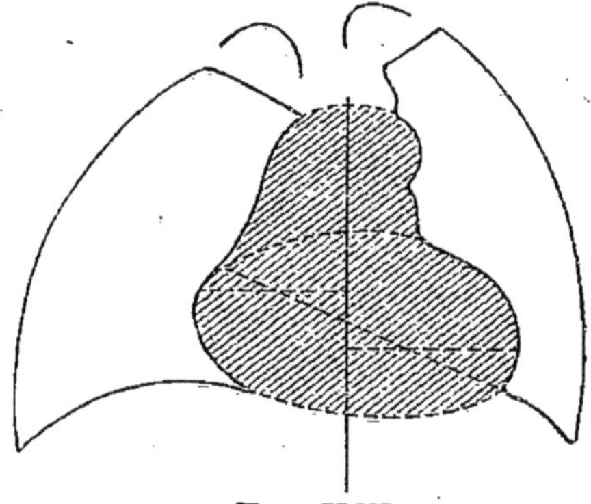

FIG. XVI.
Rétrécissement de l'artère pulmonaire.

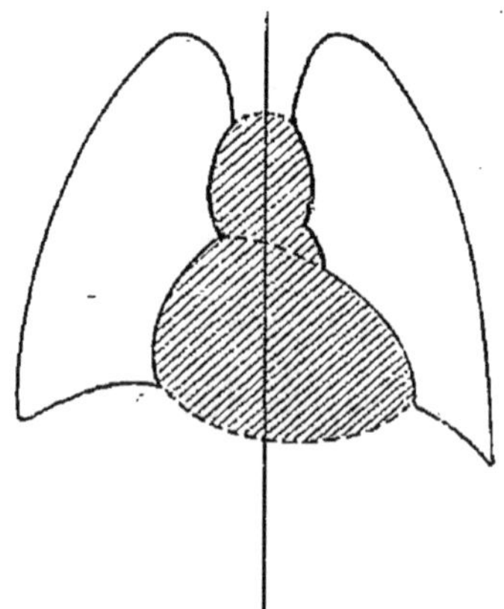

FIG. XVII.
Insuffisance tricuspidienne.

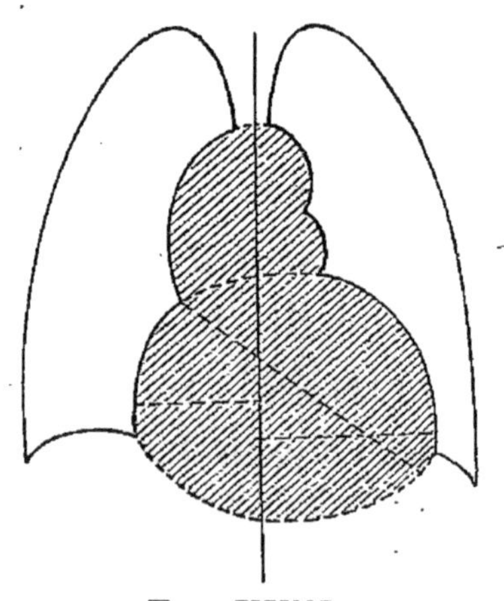

FIG. XVIII.
Myocardite chronique.

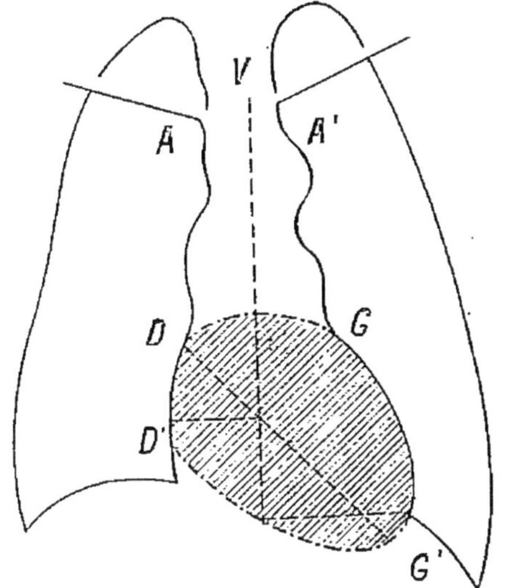

Fig. XIX.

Insuffisance aortique endocardique.

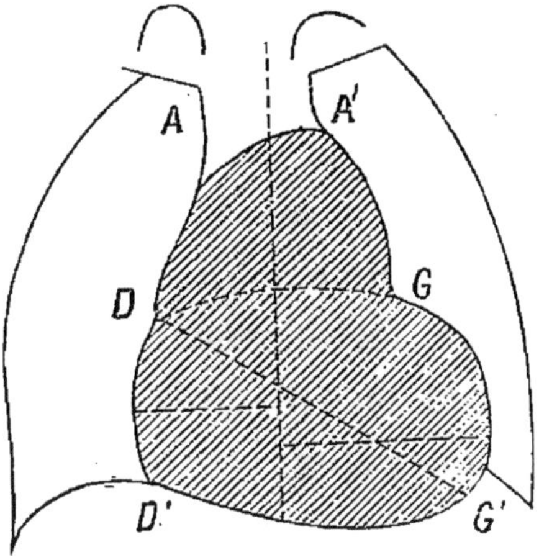

Fig. XX.

Cœur de Traube (myocardite et aortique)

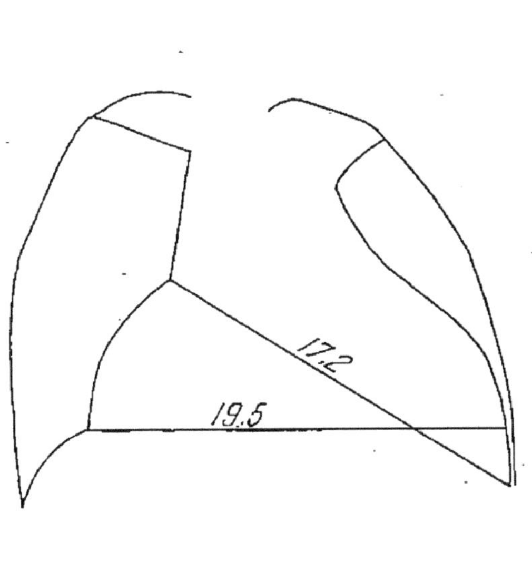

Fig. XXI.

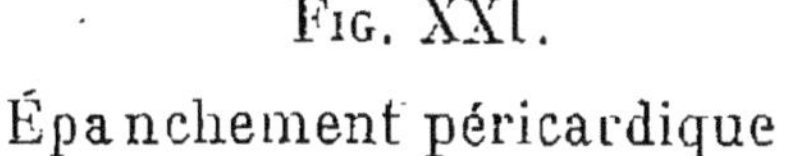

Épanchement péricardique

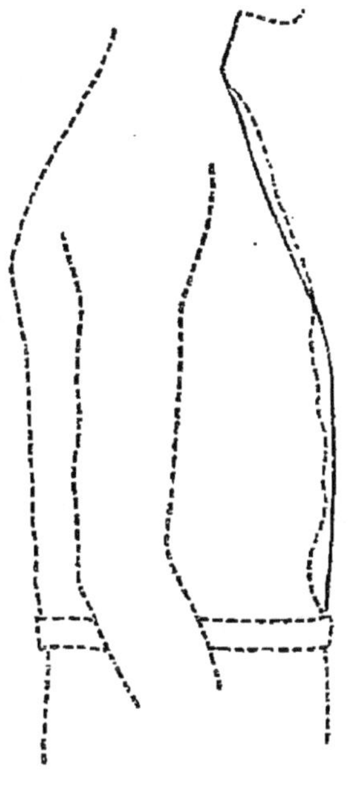

Fig. XXII.

Profil respiratoire croisé de Wenckeback

Insuffisance mitrale. — Hypertrophie du ventricule gauche incurvé, dilatation des cavités droites, augmentation des deux diamètres longitudinal et transversal, abaissement des lignes DG et D′ G′, pointe globuleuse.

Deux causes d'erreur peuvent se glisser. Ou il s'agit d'une tumeur du médiastin refoulant le cœur, ou d'une insuffisance fonctionnelle. La recherche des symptômes propres à ces affections, jointe à l'examen radiologique, lèverait le doute.

Rétrécissement de l'artère pulmonaire. — Hypertrophie considérable du ventricule droit (en sabot) qui se couche sur le diaphragme et dont le bord droit dépasse le sternum. Le cœur bascule en haut et à gauche.

Insuffisance tricuspidienne, dilatations du cœur, asystolie. — L'insuffisance tricuspidienne, les dilatations du cœur, l'asystolie suivent le même sens et la dilatation du ventricule droit est l'aboutissement de toutes les affections organiques du cœur.

La *myocardite* donne une exagération de tous les diamètres.

Insuffisance aortique endocardique. — Gros ventricule gauche. Ligne DG′ agrandie, abaissement vertical de la pointe en besace, convexité du ventricule gauche exagérée, encoche initiale G du ventricule remontée.

En oblique, la pointe du cœur qui disparaît normalement à 30°, ne disparaît plus qu'à 45° derrière la colonne vertébrale. Si nous examinons le cœur dans la deuxième période de la maladie, il y a, selon la loi commune des cardiopathies, dilatation ventriculaire droite.

Insuffisance aortique artérielle ou cœur de TRAUBE. — Cœur globuleux dans son ensemble, matité aortique volumineuse.

Péricardite avec épanchement. — Elargissement de l'aire de projection, à droite et à gauche grosse masse non animée de battements.

Symphyse cardiaque. — Pas de déplacement respiratoire, réduction des mouvements du diaphragme, pas de décollement de la pointe, disparition du sinus costo diaphragmatique gauche, profil respiratoire de WENCKEBACK, par lequel les contours de l'inspiration et de l'expiration se croisent en ciseaux sur le thorax au lieu d'être parallèles ; augmentation de volume du cœur, le ventricule droit étant refoulé vers la droite par le ventricule gauche hypertrophié, opacités des espaces clairs ante et rétrocardiaques.

Dextro et sinistrocardies. — Les dextro et sinistrocardies peuvent également être révélées par la radioscopie.

L'EXAMEN ORTHODIAGRAPHIQUE DE L'AORTE.

L'examen de l'aorte n'est pas moins important ni moins fertile en renseignements. Cet examen devra, comme pour le cœur, se faire tantôt en position frontale, tantôt en position oblique.

En *position frontale*, on obtient l'image ci-après :

Du côté droit, D'D, saillie de l'oreillette droite ; au-dessus de D, ligne sinueuse rentrée en dedans jusque

Ca et sensiblement rectiligne de *Ca* à A. La partie sinueuse correspond à la veine cave supérieure. La deuxième partie exprime le contour de l'aorte ascendante.

Du côté gauche, G'G la projection du bord du cœur gauche. De G à A″ auricule gauche et artère pulmonaire. De A″ à A′ hémicercle aortique représentant la

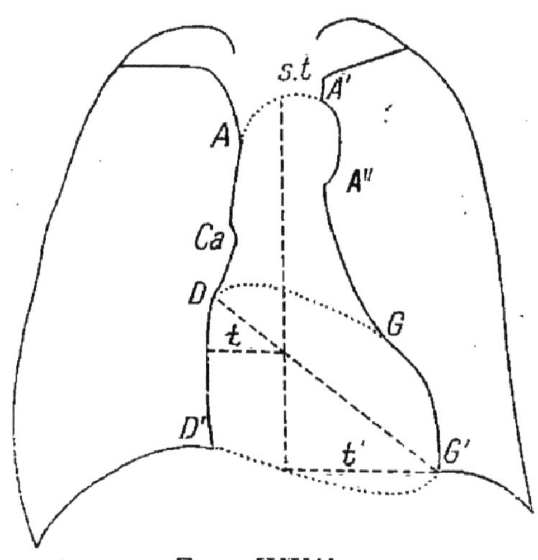

Fig. XXIII.

Contours de l'aorte et du cœur en position frontale.

(Vaquez et Bordet.)

projection de l'aorte descendante. De A′ à A sinus aortique qui, à l'état normal, se trouve à 2 centimètres environ du bord gauche sterno-claviculaire *st*. Chez l'homme ayant dépassé la cinquantaine, et chez le vieillard, les dimensions peuvent s'exagérer.

Il est évident que pour ces dimensions de l'aorte comme pour le cœur, il faut tenir compte des variations qu'elles peuvent subir avec la respiration (le schéma s'allonge dans l'inspiration) ; avec la forme du thorax, d'où cette fausse hypertrophie de croissance due à un cœur allongé dans un thorax étroit ; avec les caractères dysgénésiques du sujet qui peut être un tuberculeux avec un cœur et une aorte étroits ; avec la position du sujet, le décubitus dorsal favorisant la dilatation du cœur.

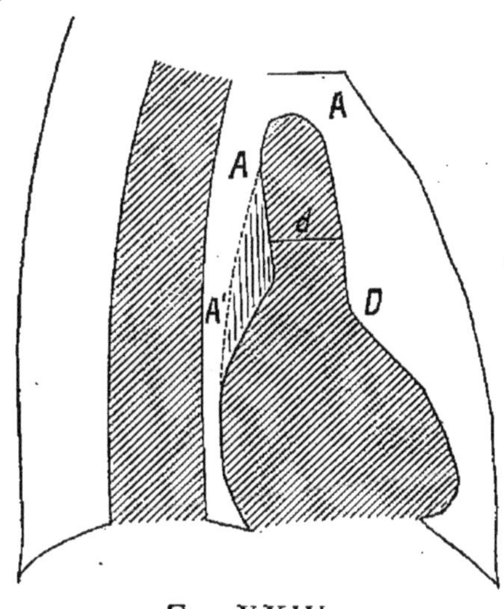

Fig. XXIV.

Position oblique antérieure droite de l'aorte à 50°.

(Vaquez et Bordet.)

En *position oblique* antérieure droite qui est la plus favorable, on voit surtout la portion ascendante de la crosse de l'aorte. Entre elle et la colonne vertébrale, on voit l'espace clair rétrocardiaque qui va jusqu'à la coupole diaphragmatique. Dans cet espace clair, on distingue une ombre moins sombre A A′ située le long de l'aorte. Cette ombre plus pâle parce que plus éloignée et formée par la portion descendante de la crosse, présente un profil convexe et forme à 50° un bec supérieur qui représente la portion horizontale de la crosse.

L'ombre aortique en position oblique est intéressante à examiner. Offre-t-elle une partie uniformément agrandie et élargie, on conclura à une dilatation fusiforme, on parlera d'anévrisme aortique; a-t-elle des contours sinueux et plus sombres, on diagnostiquera des lésions matérielles du vaisseau.

L'état signalétique de l'aorte fournit des renseignements volumétriques ou qualitatifs.

Analyse volumétrique. — On peut l'évaluer par le procédé dit des trois dimensions (Vaquez et Bordet). La

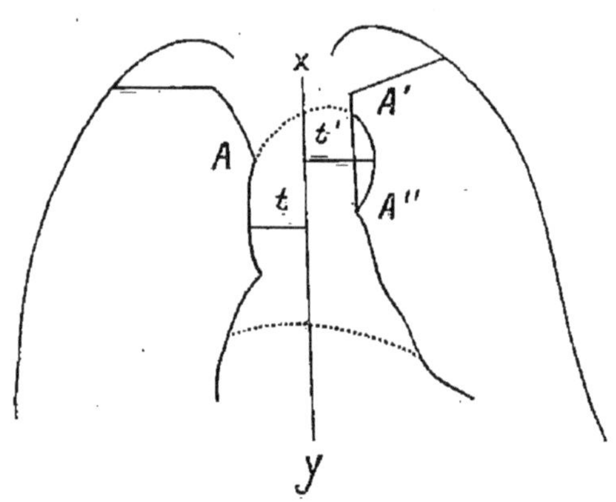

Fig. XXV.

Dimensions de la crosse de l'aorte.

t, *t'*, diamètre transversal.
A' A'', corde qui soustend l'hémicycle. (Vaquez et Bordet.)

première dimension est représentée par un trait horizontal *d* (fig. xxiv), mené dans le milieu de l'artère entre les lignes qui la limitent dans sa partie moyenne (position oblique). C'est le calibre de l'aorte ascendante. Les deux autres dimensions sont recueillies en position frontale, couchée (fig. XXV).

La deuxième dimension indique le diamètre transversal de la crosse. Il est représenté par la somme des deux diamètres *t* et *t'* qui mesurent de chaque côté d'une bissectrice médiosternale les deux diamètres pris aux deux points les plus saillants de la crosse. Leur addition donne le diamètre transversal.

La troisième dimension représente la corde de l'hémicercle aortique A'' A', qui va depuis en bas le point d'intersection de l'artère pulmonaire jusqu'en haut à la limite de l'ombre médiastinale. A 50 ans, on peut représenter comme suit la valeur des trois dimensions :

	Centimètres.
I. *Aorte ascendante* O^bl^. A. D. (debout).	2,5 environ
II. *Corde (décubitus dorsal)*	3
III. *Diamètre transversal de la crosse (décubitus dorsal)*	6 au total

Au point de vue pratique, les déductions les plus importantes s'ensuivent :

Si, d'après Vaquez et Bordet, les trois diamètres sont augmentés, on dira que l'aorte est uniformément dilatée. Si le diamètre transversal est grand, le diamètre de l'aorte ascendante peu accentué, on en conclura que l'aorte est modérément dilatée, et en ce cas le sinus aortique est peu élevé. Si le diamètre de la corde est augmenté sans élévation du sinus, on dira que tout se passe dans l'aorte thoracique. Si la corde étant augmentée, les deux autres dimensions restent faibles, on dira qu'il s'agit d'un allongement vertical de sa courbure.

Analyse qualitative. — Cette analyse permet de relever : Les *battements aortiques* perceptibles à l'état normal au niveau droit de l'aorte ascendante et de l'hémicycle aortique ; chez les sujets atteints d'induration aortique, il va de soi que les battements sont moins nets. La *teinte de l'aorte* de claire à l'état normal devient sombre avec l'âge et le degré de sclérose. Elle apparaît dès lors sous forme d'îlots représentant les plaques d'athérome. Mais il faut savoir que cette teinte n'offre aucun rapport avec le volume du vaisseau, et qu'une aorte dilatée peut offrir une teinte claire. En oblique, et à dater d'un certain âge, il y a opposition des teintes entre l'aorte ascendante et l'aorte descendante qui est plus claire. Cette différence d'opacité est d'autant plus marquée à l'état pathologique qu'il existe un degré de sclérose ou d'athérome aortique plus avancé. Les *contours* nets à l'état physiologique deviennent sinueux, irréguliers à l'état pathologique.

Utilité pratique. — On voit par ces détails de quelle utilité pratique est pour le cardiologue l'examen radiographique du cœur et de l'aorte. Outre l'avantage qu'il présente de pouvoir permettre au médecin de contrôler les résultats de son examen clinique et de fournir à ce dernier l'appui d'un critère de premier ordre, il éclaire souvent à lui seul le diagnostic d'une affection aortique, alors que l'examen par la percussion et l'auscultation ont été totalement muets. C'est le cas en particulier de ces formes d'aortites thoraciques qui prennent l'apparence d'épigastralgies, de coliques hépatiques et qui ne doivent leur révélation, leur véritable état civil qu'à la lueur de l'examen orthodiagraphique. Puis il contrôle « de visu » les résultats de la thérapeutique permettant ou d'affirmer une guérison fonctionnelle ou de se tenir sur une sage réserve. Enfin, l'usage bien réglementé de l'orthodiagraphie dans la pratique des maladies du cœur et la remise faite au malade du signalement de son cœur et de son aorte, confirmant ainsi la sincérité de l'examen clinique, ne seront jamais une pratique décevante pour le médecin au point de vue surtout de la confiance que son client lui accordera sans discussion.

Les graphiques du pouls artériel.

Qu'il s'agisse d'affections endocardiques où varie la forme du pouls dans chaque cas particulier, ou qu'il s'agisse d'affections caractérisées par la sclérose des artères, l'étude du pouls est de premier ordre, pour nous indiquer l'état fonctionnel du cœur.

Normalement le tracé présente deux phases distinctes : la phase systolique ; la phase diastolique.

a) *Phase systolique.* — Cette période comprend l'amplitude de la ligne d'ascension, le sommet, la ligne de descente jusqu'au dichrotisme, le dichrotisme et les accidents qui peuvent siéger sur la ligne d'ascension et de descente.

L'*amplitude* se mesure par la hauteur de la ligne d'ascension. Elle indique non la tension artérielle, mais l'écart entre les points maximum et minimum. Une faible amplitude caractérise tout particulièrement les maladies hypotensives, les lésions mitrales, les myocardites, les ectasies ventriculaires. Une amplitude élevée au contraire est le propre des affections aortiques, et témoigne de l'énergie ventriculaire, du peu de résis-

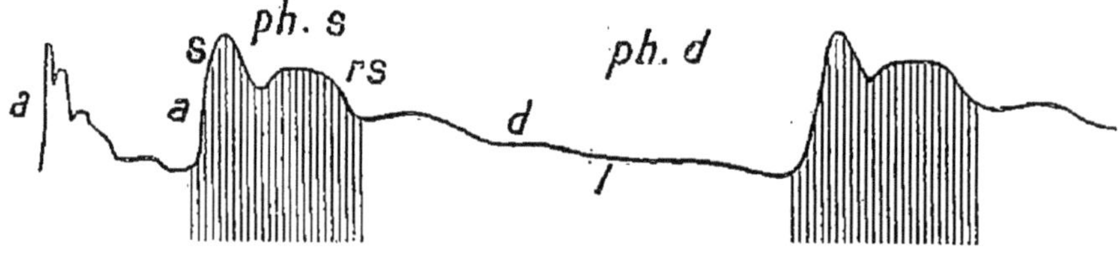

FIG. XXVI.

ph s, phase systolique du pouls.
ph d, phase diastolique.

a amplitude, *s* sommet, *r s* ressaut systolique, *d* dichrotisme, *l* ligne de descente. (GALLAVARDIN.)

tance périphérique et de l'élasticité artérielle. La ligne d'ascension est légèrement inclinée dans le pouls normal, mais par suite de la résistance artérielle et de la vaso-constriction périphérique ou rénale, elle peut devenir fortement oblique. Si, au contraire, nulle résistance ne se produit et qu'il s'ajoute une énergie anormale du ventricule, elle peut devenir franchement verticale, ce qui est le cas de l'insuffisance aortique endocardique.

Le *sommet* peut être ou aigu, ou en dôme, ou en plateau. Aigu, c'est le cas e◊core de l'insuffisance aortique où l'ascension est verticale, la ligne de descente rapide. En dôme, c'est le cas du rétrécissement aortique; en plateau, c'est le cas de la sclérose artérielle en général (artériosclérose ou athérome).

La *direction de la ligne de descente* suit les mêmes lois : rapide dans l'insuffisance aortique, elle devient franchement oblique dans la sclérose artérielle où elle trahit la résistance périphérique.

Le *ressaut systolique* (r. s.) figure sur la ligne de descente dans le milieu de l'espace qui sépare le sommet du dichrotisme. Le ressaut indique la pluralité des efforts que fait le ventricule gauche hypertrophié en cas surtout de cardiosclérose ou d'hypertension artérielle. Ce ressaut peut s'élever et en se multipliant peut donner lieu au polychrotisme. Il ressemble à l'anachrotisme qui est un accident qui peut se rencontrer sur la ligne d'ascension, analogue au ressaut systolique de la ligne de descente. Gallavardin a montré que cet accident était dû au degré de compression ou de résistance du ressort du sphygmographe et qu'on pouvait dans la même séance le faire apparaître ou disparaître à volonté. Néanmoins, on le considère encore comme pouvant appartenir particulièrement au rétrécissement mitral, aortique.

b) *Phase diastolique*. — Cette seconde phase de la révolution du pouls débute avec le dichrotisme.

Le *dichrotisme*, caractérisé par une ou plusieurs ondulations (catachrotisme) survenant au moment de la chute des valvules sigmoïdes de l'aorte, est un phénomène normal. Marey a établi que l'exagération de cette onde résulte de trois facteurs principaux qui sont la brusquerie de la contraction cardiaque, l'élasticité des artères et l'hypotension artérielle. Par conséquent, il fera défaut dans le cas de sclérose artérielle, mais existera au plus haut degré dans les cas tels que la fièvre typhoïde, le rhumatisme articulaire aigu, les hémorragies qui diminuent la tension artérielle.

La *ligne de descente* qui suit le dichrotisme, présente divers aspects selon le degré de résistance artérielle. Horizontale dans l'état normal, elle devient oblique et se rapprochera de la verticale dans les scléroses artérielles. Nous donnons ci-après les principaux graphiques du pouls dans les affections diverses endocardiques ou artérielles et il suffira pour le lecteur de se reporter à ces tracés lorsqu'il s'agira de l'étude clinique des maladies.

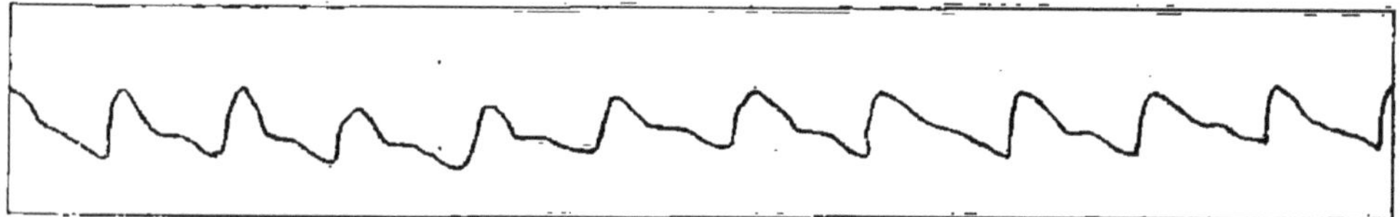

Fig. XXVII.

Rétrécissement mitral endocaraique. (Barié.)

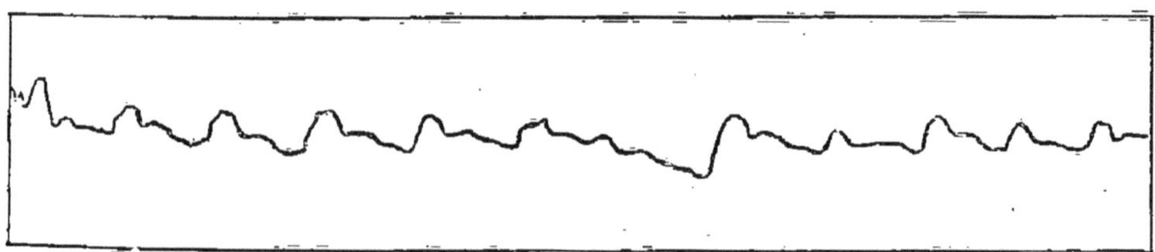

Fig. XXVIII.

Insuffisance mitrale endocardique. (Barié.)

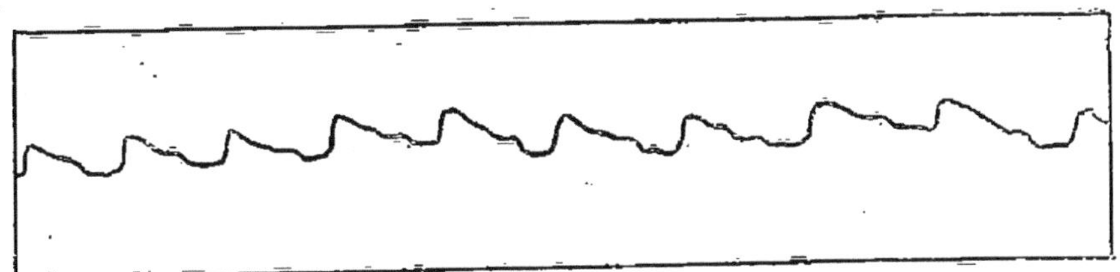

FIG XXIX.
Rétrécissement aortique (endocardique). (GALLAVARDIN.)

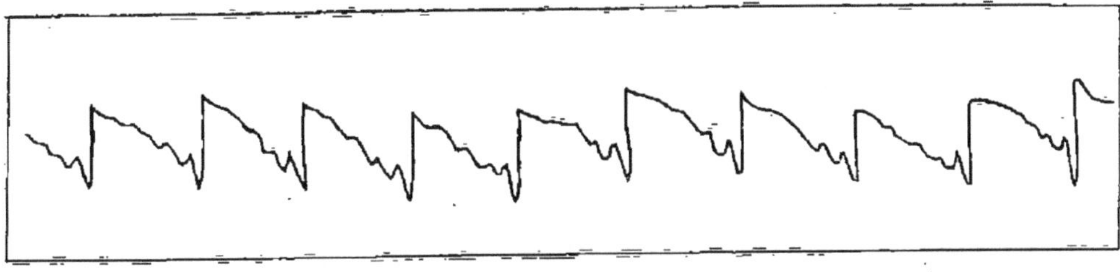

FIG. XXX.
Insuffisance aortique (endocardique). (BARIÉ.)

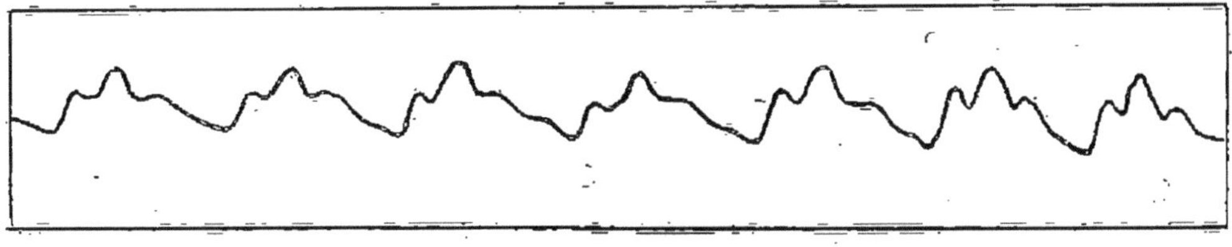

FIG. XXXI.
Rétrécissement aortique artériel (anachrotisme). (BARIÉ.)

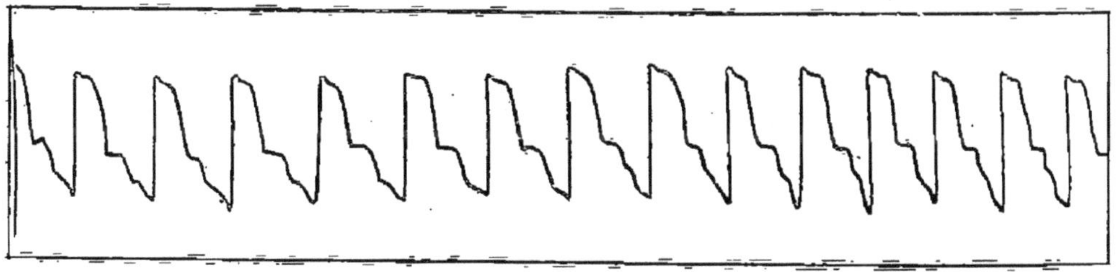

FIG. XXXII.
Insuffisance aortique artérielle. (BARIÉ.)

Le *rétrécissement mitral* possède une pulsation serrée, faible, régulière, mais lorsque la stase veineuse devient considérable, le pouls reste petit, faible, et devient inégal, irrégulier. Soulèvement lent, sommet peu aigu, descente longue, dichrotisme peu marqué, tels sont les caractères du régime du pouls.

L'*insuffisance mitrale* est caractérisée par un pouls petit, inégal, irrégulier. Sommet peu aigu, descente très oblique, comme dans le rétrécissement mitral. On s'explique fort bien le caractère petit, inégal même du pouls de l'insuffisance mitrale, mais on est moins d'accord sur la signification qu'il faut attacher à l'irrégularité. Or, par comparaison avec ce qui se passe dans la période avancée du rétrécissement mitral, on doit rejeter cette arythmie sur le compte de la dilatation précoce du ventricule et de l'oreillette droite, dilatation qui, ainsi que nous l'avons vu dans l'étude des arythmies, est excessivement favorable à la production de l'arythmie.

Le *rétrécissement aortique* se caractérise par un pouls petit, dur, ralenti même, avec ou sans anachrotisme, caractère qui s'explique par la présence de l'obstacle.

L'*insuffisance aortique* possède un pouls ample, brusque, bondissant (pouls de CORRIGAN). La ligne d'ascension possède une amplitude élevée, le sommet est très aigu, le ressaut systolique marqué, le dichrotisme très accentué se traduisant à la palpation par le *pulsus bis feriens*.

Ces descriptions sont en rapport avec le pouls dans les affections endocardiques, c'est-à-dire ayant une origine infectieuse. Mais quand il s'agit de maladies artérielles, soit de cardiosclérose, soit d'athérome, il va de soi qu'il se modifiera selon les cas, c'est-à-dire adoptera les caractères généraux que nous avons indiqués plus haut. C'est ainsi que le *rétrécissement aortique artériel* se modifiera dans le sens de l'hypertension qui est souvent un facteur inséparable des lésions aortiques.

L'*insuffisance aortique artérielle* (maladie d'Hogdson) se caractérise par une ligne d'ascension verticale, mais moins élevée, un plateau horizontal au sommet, un dichrotisme peu accusé et une ligne de descente brusque presque verticale, au lieu d'être horizontale comme dans l'insuffisance endocardique ou valvulaire ; ajoutons à ces signes les battements artériels excessifs. Mais ceux-ci ne sont point pathognomoniques de l'insuffisance aortique (endocardique ou artérielle), ils existent aussi dans certains états neurasthéniques, la maladie de Basedow, la tachycardie paroxystique essentielle.

La sphygmomanométrie.

Si l'étude de la forme du pouls peut nous renseigner sur les troubles hydrauliques survenus dans l'équilibre circulatoire ; si même les graphiques peuvent nous donner une idée de la forme sous laquelle s'inscrit la force du cœur, il était réservé à la sphygmomanométrie, c'est-à-dire à la mesure de la tension artérielle, de jauger le travail du cœur et de l'évaluer numériquement.

Le travail du cœur est représenté par deux forces :

la puissance qui représente la pression maxima et la résistance qui représente la pression minima.

La *pression maxima* ou systolique varie avec la pression minima, c'est-à-dire la résistance périphérique. On peut vérifier cette loi par l'expérience de Bernouilli qui, à l'aide de tubes (piezomètres) échelonnés verticalement sur un tube horizontal, a établi que la vitesse et l'ascension du liquide dans les tubes verticaux, sont d'autant plus élevées que ces tubes sont plus rapprochés du réservoir central.

La pression maxima peut varier chez le même individu et dans le courant de la journée. Les repas, la marche, le décubitus dorsal la modifient en sens différents. Aussi est-il de notion courante de prendre toujours la mesure de la tension artérielle dans les mêmes conditions physiologiques et au même moment de la journée. On admet généralement que l'hypertension maxima peut être d'origine fonctionnelle ou lésionnelle : *fonctionnelle*, c'est le cas de tous ceux qui, tels que les goutteux, les diabétiques, les obèses, sont en marche rapide vers l'artériosclérose, mais n'ont pas encore de lésion rénale avérée ; *lésionnelle*, c'est le cas de tous ceux qui sont arrivés au stade de la néphrosclérose où le rein et le système cardioartériel sont simultanément intéressés. On a même signalé entre les deux formes d'hypertension des faits de passage qui sont constitués par des crises vasculaires, des phénomènes angiospasmodiques, bien décrits par Hirtz et où par suite de l'hérédité artérielle ou par suite de l'intoxication du système vasculaire, il se produit un état de présclérose artérielle qui ne serait que la première étape de la cardiosclérose et de l'artériosclérose constituées. Il peut survenir encore et surtout dans la classe des prédisposés que nous venons de signaler, des crises d'hypertension caractérisées par la céphalée, les épistaxis, les vertiges, l'aphasie transitoire, l'amaurose et l'hémianopsie homonyme qui sont le signal d'une tension exagérée, mais n'indiquent pas fatalement la complicité du facteur rénal. Fréquents sont enfin les coups de tension dans le saturnisme, l'éclampsie puerpérale (Vaquez), cas dans lesquels il faut déjà compter avec un certain degré d'imperméabilité rénale (voir l'*Hypertension*, page 212).

La *pression minima* ou pression diastolique, appelée aussi pression constante (Marey), est en effet cette pression fixe qui s'établit chez un même sujet soumis à un même régime circulatoire. Elle représente l'état de la résistance périphérique qu'oppose au cœur la colonne sanguine qui au moment de la diastole reflue vers les valvules sigmoïdes. Or, cette résistance se mesure à la vaso-constriction capillaire de même qu'à la stase veineuse périphérique. Plus ces deux éléments existeront et plus la pression minima sera élevée. C'est elle qui règle l'effort initial du cœur au moment de l'évacuation ventriculaire (Pachon). La pression artérielle n'est donc pas essentiellement surbordonnée à la force de l'impulsion cardiaque et cette loi serait en défaut dans l'insuffisance aortique même endocardique où la force des battements est extrême, mais elle relève particulièrement de la résistance périphérique représentée par la pression minima. C'est dire l'importance capitale que l'on doit attacher dans la recherche de la pression artérielle à ce facteur qui règle à lui seul toute l'étude de la sphygmomanométrie.

La *pression différentielle*, le *pulsdruck* des Allemands, est, comme le nom l'indique, la différence qui existe entre les deux régimes de pression maxima et minima. L'estimation numérique de ce facteur est d'autant plus utile qu'il tient compte dans une formule concrète des deux pressions extrêmes, c'est-à-dire du véritable travail que le cœur devra accomplir pour un régime circulatoire donné. Si la pression maxima représente 16, la pression minima 10, on aura comme pression différentielle 6, ce qui est normal. Si la tension maxima monte à 19, la tension minima à 13, la pression variable sera encore 6, mais déjà il y a hypertension artérielle et le sujet se trouve menacé. Cette pression différentielle théoriquement est juste, et il y a lieu d'en tenir compte dans la clinique courante. Mais en réalité elle offre des variations, minimes il est vrai, mais réelles. Ces variations résultent soit de la fréquence du pouls artériel, soit de l'importance de la pression minima et de son retentissement variable sur le taux de la maxima, soit enfin des variations du régime circulatoire du membre supérieur lequel contrairement à celui de l'aorte, peut se modifier à l'infini.

Appareils servant à mesurer la tension artérielle. — C'est à MAREY que revient l'honneur d'avoir le premier, en 1875, établi le principe de la pression artérielle.

I. La première méthode est celle qui se sert d'un patin compressif. Un des plus anciens est l'appareil de VON BASCH où un manomètre à mercure est relié avec un réservoir plein d'eau représenté par un tube de verre bouché à son extrémité par une enveloppe de caoutchouc. Cette extrémité inférieure s'applique sur l'artère jusqu'à effacement du pouls et on lit le degré de tension artérielle.

Cet appareil ne prend que la tension des artères de la tête et possède ainsi l'avantage d'éviter la récurrence.

L'appareil POTAIN est le plus simple et le plus perfectionné des appareils de ce genre. Il se compose d'une petite pelote qui sert à comprimer le pouls radial, d'un tube à transmission sur lequel se branche un tube de remplissage destiné à élever le niveau manométrique à un certain chiffre de pression (5 par exemple) et d'un manomètre métallique. Il suffit, le robinet étant fermé, de comprimer la radiale jusqu'à extinction du pouls et de lire la pression manométrique, laquelle est généralement de 15 à 18 à l'appareil.

Malgré toutes les précautions prises par l'observateur pour éviter la récurrence du pouls au niveau du point comprimé, il est difficile néanmoins d'échapper à cet inconvénient.

D'autres appareils sont basés sur le même principe. Il faut citer celui de GARTNER qui se compose d'un anneau-doigtier destiné à prendre la tension artério-capillaire ; celui de BOULOUMIÉ est une réunion heureuse du POTAIN et du GARTNER ; celui de BLOCH-VERDIN est composé d'un cylindre en métal contenant un ressort à boudin actionné par une tige centrale, laquelle est terminée par un patin.

Tous ces appareils sont sujets à d'importantes critiques. Le peu de fixité de l'artère explorée est une source d'erreurs graves. L'artère fuit sur la pelote ; exigeant par ce fait une plus grande force pour l'écraser ; il en résulte une surestimation de pression qui n'est pas fixe, mais varie avec l'artère explorée, le sujet mis en expérience et l'observateur lui-même. Un grand progrès a été réalisé par l'avènement dans la sphygmomanométrie d'appareils opérant la compression de l'artère humérale sur le bras à l'aide d'un brassard.

II. La deuxième méthode a pour type le sphygmo de RIVA-ROCCI, lequel se compose d'un manomètre à mercure, d'un brassard extensible en caoutchouc et d'un insufflateur à poire de Richardson.

Cet appareil a été perfectionné et complété par le sphygmo-signal de VAQUEZ. Celui-ci est formé d'un manchon brachial de 12 centimètres de hauteur, contenant une chambre à air et communiquant avec un manomètre métallique ; d'un deuxième manchon antibrachial destiné à être appliqué sur l'avant-bras et communiquant avec un signal; d'un réservoir d'air placé au-dessous du cadran, d'une pompe foulante destinée à fouler l'air dans l'appareil.

Pour le fonctionnement, il suffit de refouler l'air dans le réservoir jusqu'à une hauteur de 7 à 8 divisions, de fermer le robinet supérieur, d'ouvrir la communication avec le signal jusqu'à ce que les oscillations de celui-ci soit suffisamment amples. On met dès lors le brassard brachial en communication avec le manomètre, on fait pénétrer l'air jusqu'à ce que les oscillations du signal soient éteintes et on lit la pression.

Enfin, on a pu combiner de façon fort ingénieuse et fort utile pour les praticiens qui ont à leur disposition le Potain, les deux appareils de Potain et Riva-Rocci. Il suffit de relier une manchette brachiale de 12 centimètres à l'aide d'un tube assez long pour éviter les coups de pression, avec le manomètre de Potain. Une soufflerie de thermocautère est adaptée sur le tube; un pointeau permet d'établir ou de fermer la communication du brassard avec le manomètre. On note la pression maxima lorsque le pouls est éteint sous le doigt. On pourrait même avec l'appareil prendre la pression minima laquelle coïnciderait, quand on dégonfle le brassard, avec un claquement que l'on perçoit dans l'oreille à l'aide du phonendoscope quand l'artère se détend.

Les appareils du type que nous venons de décrire ont l'avantage de fixer l'artère qui ne peut plus dévier de la partie comprimée, mais ils possèdent d'autres inconvénients. Pachon a démontré, en effet, que la disparition du pouls en aval de la région comprimée est due non à un arrêt du cours du sang par oblitération artérielle, mais à l'uniformisation de l'ondée sanguine. En effet, au moment où le pouls radial disparaît, le pouls huméral n'est nullement éteint. Une expérience est simple à faire. On place au bras un brassard élastique communiquant avec un oscillomètre ; d'autre part, on applique un brassard antibrachial communiquant avec un sphygmo-signal ; on gonfle le brassard supérieur jusqu'à disparition du pouls radial. A ce moment, on voit l'aiguille de l'oscillomètre décrire encore de larges amplitudes, ce qui établit que le pouls brachial n'est pas éteint.

Ces considérations expliquent pourquoi avec les appareils de ce genre les chiffres obtenus varient avec la taille du brassard dont la capacité d'absorption croît et décroît avec les dimensions et enfin pourquoi les chiffres de pression maxima sont toujours faibles (10 à 11 centimètres de mercure).

Ajoutons que le plus grand inconvénient de la méthode de Riva-Rocci est de ne donner le plus souvent que la pression maxima.

III. La troisième méthode est celle de l'oscillomètre pratiquée par Pal, Recklinghausen, Pachon. Elle est fondée entièrement sur le principe des oscillations de Marey. L'expérience fondamentale de ce dernier établit qu'une contre-pression exercée sur la paroi d'une artère n'amène pas fatalement l'extinction du pouls. Si, au contraire, on comprime un segment du membre à 20 centimètres de H*g*, par exemple, on observe, dès lors, une série d'oscillations croissantes puis décroissantes qui indiquent comme nous allons le voir les pressions maxima et minima.

Si donc on applique sur l'avant-bras un brassard de cette dimension, on aura le diagramme suivant :

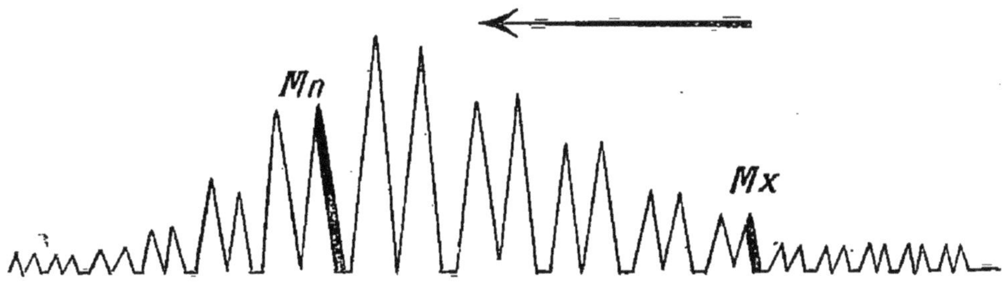

FIG. XXXI.
Diagramme des oscillations de Marey.

Ce diagramme est précédé d'une série de pulsations indifférenciées supramaximales qui revêtent plutôt l'aspect de fibrillations. Puis en M*x* on a la première pulsation différenciée qui caractérise la pression maxima. Après une série d'oscillations régulièrement croissantes, on tombe dans la série des oscillations décroissantes ; or, la première pulsation différenciée représente la tension minima M*n*.

Le sphygmomanomètre de PACHON est composé d'un boîtier métallique E parfaitement hermétique dans lequel on enferme une cuvette anéroïde *c*. Le boîtier E, la capsule manométrique *c* et le brassard B sont en communication par les conduits *f*, *b*, *a* qui, quel que soit le régime de pression extérieure, quelle que soit la tension du pouls radial sur lequel est placé le brassard, laissent la capsule au repos. Une valve *v* permet,

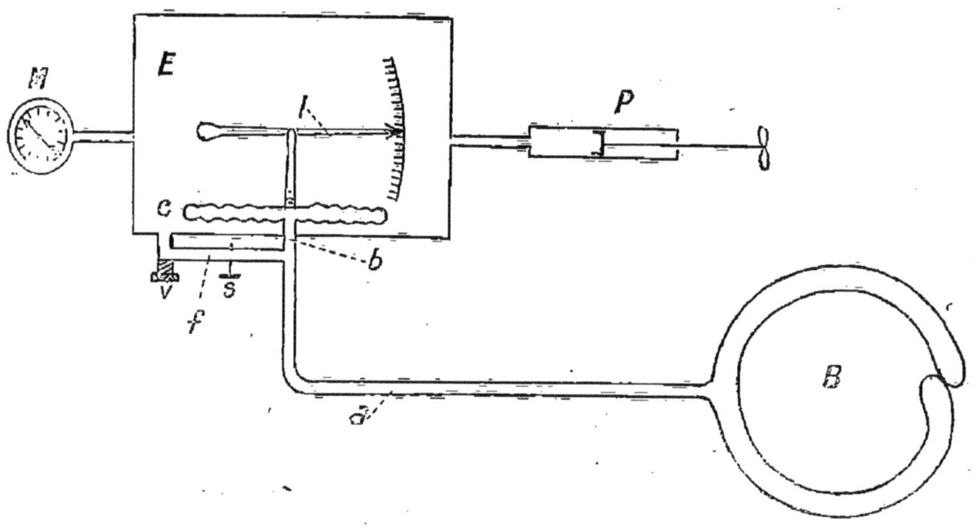

Fig. XXXII.
Schéma de l'oscillomètre sphygmomanométrique.
(Pachon.)

lorsqu'on élève la pression à un taux déterminé supérieur à la pression supposée que l'on recherche, de laisser échapper l'air. Un séparateur *s* a pour but, lorsqu'on a manœuvré la valve, de couper la communication du brassard avec le boîtier et de ne lui permettre de s'exercer dorénavant que sur la face interne de la capsule.

La manœuvre de l'oscillomètre est très simple. Elle

consiste à établir par l'intermédiaire de la pompe P un régime de pression supérieur à la pression recherchée; adapter le brassard au poignet du malade sans trop comprimer, agir isolément sur la valve et le séparateur et rechercher dans la zone croissante la première pulsation différenciée qui représente la maxima, puis la première de la zone décroissante qui est la tension minima.

On peut encore avec cet appareil se rendre compte de l'amplitude du pouls, du rythme du cœur. C'est ainsi que l'on pourra remarquer, au fur et à mesure, qu'on entre dans la zone décroissante, que les oscillations sont d'autant plus irrégulières que la tension est plus élevée. Ce même procédé oscillométrique nous permettra de reconnaître les extrasystoles petites et rapprochées de la systole et de les distinguer du pouls alternant. On peut, du reste, surprendre celui-ci par la méthode bimanuelle, la méthode sphygmomanométrique ordinaire, et par l'oscillométrie. Si l'on comprime progressivement l'humérale d'une main et de l'autre la radiale, cette compression a pour effet de renforcer d'abord l'alternance, puis de dédoubler le pouls systolique : la pulsation forte est transmise, et la faible arrêtée. Il en est ainsi de la méthode sphygmomanométrique, où l'on constate le renforcement de l'alternance au moment où la pulsation est inférieure de 1 ou 2 degrés à la pression systolique, puis brusquement un dédoublement de la pulsation radiale. A l'oscillomètre, si après la pulsation forte traduite à l'aiguille du tonomètre on vient à décomprimer légèrement, on remarque une pulsation faible entre les pulsations fortes, et l'alternance s'accentue si l'on décomprime doucement (GALLAVARDIN).

Les avantages de l'oscillomètre sont considérables. La méthode de Riva-Rocci qui note l'extinction du pouls en aval de la portion comprimée constitue un critère incertain ; au contraire, l'exploration de l'artère au niveau de la région comprimée doit être la seule qui soit exempte d'erreur.

Rappelons encore que la capsule oscillante n'est jamais tendue et supporte des pressions égales du côté de la face externe et du côté de la face interne, qu'elle est à l'état de tension nulle marquant 0 au cadran. Or, lorsqu'on a fait agir le séparateur, on a coupé la communication du brassard avec le boîtier : il en résulte que la pression qui s'exerce sur la face interne se produit avec une sensibilité constante et maxima, avantage qui n'existe pas dans les autres appareils similaires.

Enfin, l'oscillomètre de Pachon possède sur tous les autres la supériorité hors pair de donner la notion exacte de la pression minima dont l'importance est de tout premier ordre dans l'étude de la sphygmomanométrie. C'est, en effet, la pression minima qui règle l'effort initial du cœur au moment de l'évacuation ventriculaire. Contrairement à la pression maxima qui n'est qu'une conséquence hydraulique et variable du régime vasculaire, la pression minima représente une charge constante du système artériel et c'est la seule qui puisse servir de critère absolu pour l'orientation du penser sphygmomanométrique (PACHON).

Quant aux *avantages du Pachon* pour l'enregistrement de la tension différentielle, ils sont hors pair et il est aisé, à l'aide d'un petit jeu de combinaisons, d'en rendre l'application clinique saisissante. Représentons par Mx la pression maxima, Mn la pression minima, p la pression différentielle, et x le chiffre du pouls.

Si Mx reste élevée à 23, Mn à la normale 10, la différence énorme 13 indique une hypertension physiologique, une systole vigoureuse chez un cœur peu ménager de son travail. Cette hypertension reste, en ce cas, uniquement cardiaque et dégagée de toute complicité rénale; elle est, si l'on peut dire, « blanche ». Ce cas peut se présenter à l'état physiologique, puis chez les obèses, les névropathes, les intoxiqués, (intoxication diabétique, tabagique, etc.); mais ces sujets n'en restent pas moins sous le coup des complications hypertensives (congestions, hémorragies cérébrales, méningées).

Si Mx reste élevée à 23, que Mn soit élevée à 14, cela veut dire que l'écart de pression moindre ou 9 est significatif d'une complication rénale. Mais bien que le sujet soit encore voué aux complications hypertensives, le cœur lutte encore victorieusement par la pression maxima pour éliminer l'eau et les toxiques urémiques.

Mais si Mx baisse à 18, la pression minima restant à 14, la pression différentielle représentée par 4 laisse le malade sous la menace constante d'incidents rénaux (azotémie, œdème aigu pulmonaire). Ce sera l'œuvre de la théobromine et de la digitale de relever l'écart de la pression différentielle, en diminuant la pression minima.

Supposons maintenant que Mx reste à 23, que Mn soit à 8 au-dessous de la normale, il faut dire en ce cas : insuffisance aortique endocardique.

Si, dans ce cas, Mx restant à 23 la minima se tient au-dessus de 10, il faut penser à la maladie d'Hodgson avec complication rénale.

Si Mx est faible à 10, Mn à 6, en ce cas il faut lire que l'écart différentiel faible de deux pressions faibles est significatif d'hypotension dont le degré se mesure aux chiffres obtenus. C'est le cas de la fièvre typhoïde, de la tuberculose à la période de gravité.

Si Mx se relève, cela constitue une amélioration.

Mais si Mx se tient à 10 et que Mn reste élevée à 12, en ce cas il faut s'attendre à une stase périphérique veineuse ou à une asystolie d'origine myocardique simple, ce qui est surtout le cas des affections valvulaires et ce sera encore l'œuvre de la digitale d'abaisser la tension minima d'abord et d'élever la maxima ensuite. Enfin, si après l'administration de la digitale la tension minima reste élevée, il y a indication de cesser le médicament qui en ce cas ne peut que produire sur le cœur des extrasystoles ou la bradycardie digitalique.

Il est facile d'apprécier numériquement par une

formule simple tenant compte de la pression différentielle $\frac{P}{p} = \frac{10}{16} = 1{,}6$ (coefficient normal), et de la fréquence du pouls, le travail que produit le cœur à l'état normal, et l'on aura d'après JOSUÉ :

$$\text{Travail } Tr = \frac{P + p}{2} \times (P \times p)$$

ou $$Tr \frac{16 + 10}{2} \times (16 - 10) \times 75 = 58.$$

Ce chiffre devant s'élever en cas d'hypertension et diminuer en cas d'hypotension.

Néanmoins, malgré les avantages réels qu'il présente, on a fait à l'appareil de PACHON deux reproches principaux : le premier de marquer des tensions trop élevées (16 maxima, 10 minima environ). En effet, les chiffres, pour ne juger que la pression maxima, sont en désaccord numérique avec ceux du VAQUEZ (12), du POTAIN (17) et cadrent mal avec les résultats obtenus (13) avec la méthode Riva-Rocci par OTFRIED, MULLER et Karl BLAUEL introduisant directement dans un membre amputé une canule artérielle mise en communication avec un manomètre à mercure.

Un deuxième reproche signalé par GALLAVARDIN consiste dans l'interprétation malaisée du seuil de la pression maxima à la suite des pulsations supra-maximales. Or, cette lecture de la première oscillation croissante serait particulièrement difficile lorsqu'il s'agit d'une hypertension forte où les fibrillations sont intenses. D'autre part, la pression maxima de l'appareil varie avec la fréquence du pouls, et avec ce fait que le brassard exerce une compression inégale dans ses divers segments, mais toujours supérieure au chiffre nécessaire (12), pour obtenir l'extinction du pouls. C'est pour obvier à ces inconvénients qu'on a combiné au Pachon le sphygmométroscope d'Ambard pourvu de deux manchettes, l'une supérieure de 4 centimètres, l'autre de 8 centimètre : l'estimation de la pression systolique correspondra à la première oscillation légitime.

Un autre dispositif a vu le jour avec *Lian*. Il consiste à brancher sur l'oscillomètre un brassard brachial de Recklinghausen. On prend la pression maxima, qui est de 12 centimètres en moyenne à l'aide de la palpation de la radiale (méthode de Riva-Rocci), la minima qui est de 7, par la palpation de l'humérale sous le bord interne du biceps ou de son tendon (méthode d'Ehret). La sensation brusque de la vibrance au moment de l'ampliation de l'artère indique cette minima. Comme pour le Pachon il y a lieu de tenir compte du nombre des pulsations, la tension diminuant avec ce chiffre.

Ce procédé Riva-Rocci—Ehret—Pachon, qui est à rapprocher de celui de Riva-Rocci—Potain mentionné plus haut et dont Gallavardin se fait actuellement l'ardent défenseur serait particulièrement utile lorsqu'il se produit un doute pour la détermination de la maxima et que celle-ci prise au Pachon paraît ou trop forte ou trop faible. Or, ce fait a lieu particulièrement quand il existe dès les premières oscillations des accroissements brutaux ou des irrégularités de ces oscillations qui en rendent la lecture malaisée.

Mais, quoi qu'il en soit, l'oscillomètre que nous venons de décrire et que nous adopterons dans notre étude, n'en constitue pas moins, tant par l'exactitude de la pression minima que par la sensibilité et la constance de son mécanisme, un appareil de tout premier ordre qui paraît avoir conquis jusqu'à ce jour la faveur du grand public médical.

Les procédés d'exploration cardio-rénale.

Rapports de la tension artérielle et du facteur rénal. — S'il existe en réalité des élévations anormales de tension artérielle où le facteur rénal ne paraisse pas être directement en jeu, il faut convenir que l'hypertension vraie ne va pas sans une néphrosclérose ou néphrite plus ou moins avérée. De là la nécessité de faire intervenir le facteur rénal tant pour l'exacte mise au point de cette hypertension que pour y découvrir les bases d'un pronostic et d'un traitement ultérieurs.

Plusieurs méthodes ont été mises sur le chantier pour évaluer la proportionnalité du travail du cœur avec les lésions rénales, et les recherches troublantes qui s'opèrent actuellement semblent de plus en plus franchir le fossé qui séparait le cœur et le rein, la cardiosclérose et la néphrosclérose.

La *sphygmoviscosimétrie* étudie les rapports qui existent entre la pression différentielle (p) et la viscosité sanguine (v). Or, c'est en raison même de l'imperméabilité rénale et de l'hypertension qui en résulte que le sang des hypertendus rénaux est hypovisqueux, contrairement aux hypotendus, aux hyposphyxiques ou encore une certaine catégorie d'hypertendus (obèses, diabétiques, goutteux) qui sont hypervisqueux. Un moyen nouveau s'offrirait donc à nous pour établir le degré d'insuffisance rénale ou de cardio-artériosclérose d'un sujet par la recherche du coefficient sphygmo-viscosimétrique. (A. MARTINET.)

A cet effet, on se sert de l'appareil de Walter-Heiss basé sur la différence de niveau dans un tube à deux branches d'un liquide aqueux avec un liquide visqueux et l'on a comme coefficient normal $\frac{p}{v} = 4$ à 5. Or, ce rapport s'élève chez les scléreux rénaux et son élévation permet d'établir, avec l'existence d'autres signes, le diagnostic d'artériosclérose.

La *sphygmohydrurimétrie* n'est, appliquée à la tension artérielle d'origine rénale, qu'un cas particulier du cas précédent. En effet, dans la néphrite interstitielle la viscosité sanguine est remplacée par l'hydrémie dont les équivalents cliniques sont l'hypertension et la nycturie. Il est donc facile, de même que pour le coefficient sphygmoviscosimétrique, d'établir sur la même base le coefficient sphygmohydrurimétrique dont la valeur normale sera : $\frac{H}{p} = 0{,}25$ soit 1/4 de litre. ($H =$ débit urinaire, $p =$ pression différentielle.)

Or, chez les néphroscléreux compensés, si l'on divise le débit urinaire quotidien par le nombre représentant en centimètres cubes la pression différentielle, on obtient un chiffre inférieur aux normaux : soit 0 gr. 11, soit 0 gr. 09, par centimètre cube de pression.

Ce rapport établit encore l'existence insoupçonnée peut-être d'une sclérose rénale et impose le diagnostic de cardiosclérose à forme hypertensive.

Enfin, si l'on tient compte des lois de Poisseuille, à savoir que le débit urinaire est proportionnel à la différence de pression exercée aux deux extrémités d'un tube, inversement proportionnel à la viscosité du sang et proportionnel au carré de la surface de section du tube, on aura la formule :

$$H = \frac{p}{v} \times S2 \text{ carré de la section du rein,}$$

$$H = R \times S2,$$

$$R = \text{Rapport sphygmoviscosimétrique,}$$

$$S2 = \frac{H}{R} \times V = \frac{1{,}5}{1{,}5} = 1, \text{ normal.}$$

Ce rapport est inférieur en cas de lésion rénale. D'où encore un troisième rapport sphygmorénal capable de dépister la néphrosclérose incipiente.

Le coefficient uréo-sécrétoire. — D'autre part, Ambard a réalisé un progrès plus réel en faisant entrer dans la pratique médicale courante, la notion du débit uréique.

L'auteur a démontré que chez un sujet sain, il existe toujours un rapport entre l'urée du sang et le débit de l'urée à travers le rein. Il a établi que :

Le débit de l'urée dans le sang varie comme la racine carrée du taux de l'urée dans l'urine en 24 heures.

Le débit de l'urée dans l'urine varie comme le carré du taux de l'urée dans le sang. La première proposition se traduit :

$$\sqrt[2]{\frac{\text{taux de l'urée dans le sang}}{\text{débit de l'urée dans l'urine}}} = \text{K constante d'Ambard.}$$

Pour calculer cette constante, il faut rapporter à 70 kilos le poids du malade, à 25 le degré de concentration et l'on aura la formule :

$$K = \sqrt[2]{\frac{\text{urée par litre de sang}}{\text{urée de l'urine en 24 h.} \times \frac{\text{poids}}{70} \times \sqrt{\frac{\text{urée par litre}}{25}}}} = 0{,}07.$$

Soit : 0,25 le taux de l'urée dans le sang,

3,5 la racine carrée du taux dans l'urine.

on aura :

$$0{,}25 : 3{,}5 = 0{,}07 = \text{constante.}$$

D'où encore un moyen de mesurer l'étendue de la lésion du rein pour l'appréciation de ce syndrome cardio-rénal. Une réserve s'impose cependant dans l'étude de ce syndrome : c'est que les résultats obtenus par la constante d'Ambard ne sont pas toujours superposables à ceux obtenus par la recherche du taux que nous étudierons plus loin de l'urée sanguine et cette divergence tient le plus souvent dans un défaut de technique qui consiste à ne pas prélever en même temps l'urine et le sérum ou à faire porter le calcul sur une urine prélevée au moment de l'oligurie diurne. Mais si l'on a soin d'opérer sur un échantillon d'urine du matin, alors que l'urination est à son maximum, cette méthode devient d'une extrême sensibilité, décelant parfois une constante élevée avec une azotémie normale. L'étude de la constante d'Ambard est une invite aux médecins cardiologues de rechercher non le syndrome hypertensif qui est plutôt fonction de l'hydrémie sanguine, mais le syndrome de rétention uréique qu'il faut toujours rechercher en matière de cardiosclérose et qui peut compliquer celle-ci soit par suite de la propagation de la sclérose rénale, soit par suite de la fermeture du rein quand arrive la période asystolique des affections hyper ou hypotensives.

D'autres moyens se branchent sur la formule d'Ambard pour apprécier le degré de l'imperméabilité rénale. Ce sont la recherche directe plus pratique et plus rapide de l'urée dans le sang; la recherche du coefficient azoturique de l'urine, puis celle des chlorures.

La recherche de l'urée dans le sang. — Le procédé le plus simple consiste à mesurer 20 cc. de sérum, ajouter 100 cc. d'alcool et 10 gouttes d'acide acétique, porter à l'ébullition pendant une minute, épuiser à l'alcool bouillant à plusieurs reprises le coagulum resté sur le filtre, évaporer à sec au bain-marie, reprendre par quelques centimètres cubes d'eau distillée, qui a dissout l'urée, et doser sur l'uréomètre.

Procédé de Moog, adopté par Widal, Ambard, Carrion et Guillaumin. — Ce procédé consiste à prendre 10 cc. de sérum ou de sang défibriné que l'on verse dans un verre conique. On y ajoute peu à peu en agitant et triturant dans le fond du tube, un volume égal d'acide trichloracétique à 20 p. 100 destiné à précipiter l'albumine. On filtre avec un filtre sans pli dans un entonnoir Joulie. On prend 10 cc. de filtrat et on les introduit dans l'uréomètre d'Ambard. On ajoute 3 à 4 cc. de lessive de soude préalablement étendue de 2 volumes d'eau. Puis, on ajoute l'eau et l'hypobromite de soude, on agite à l'aide de billes de verre situées dans la poche de caoutchouc qui termine l'uréomètre de façon à bien dégager tout le gaz. On porte l'uréomètre sur une cuve à eau, on le décoiffe sous l'eau de son capuchon de caoutchouc, on le renverse pour la lecture de façon à ce que le ménisque du gaz soit sur le même niveau que celui de l'eau et on fait le même calcul que pour l'uréomètre d'Yvon. Sachant que théoriquement 1 gramme d'urée dégage 371 cc. d'Az, il est facile, d'après le chiffre d'Az obtenu, de calculer le taux en urée. Or, ce taux, à part les cas d'azotémie tels que ceux qui sont produits par un excès de désassimilation de l'albumine tissulaire dans certaines maladies aiguës ou consomptives, et à part les cas où le taux de l'urée sanguine s'élève ou s'abaisse avec la quantité de l'azote ingéré (indice de la rétention uréique de Widal), ou s'élève avec les causes transitoires (néphrites gravidiques, mercurielles), ce taux se tient normalement de 0 gr. 25 à 0 gr. 50 par litre de sang. Des recherches précises faites par Achard, Widal et leurs élèves ont établi de façon péremptoire, que chez les malades atteints de sclérose rénale, ce taux uréique s'élève proportionnellement avec la gravité de l'affection.

La recherche du rapport azoturique. — La recherche de l'urée dans le sang peut être corroborée ou remplacée par celle du coefficient azoturique de ROBIN, c'est-à-dire du rapport qui existe entre l'azote de l'urée et l'azote total représenté par l'ammoniaque, la créatine, l'acide urique, les bases puriques, l'indosé. Ce rapport se tient vers 83 0/0, mais peut varier avec le genre d'alimentation.

On dosera l'urée par le procédé d'YVON. L'urée décomposée par l'hypobromite de soude dégage l'azote dont on fait la lecture sur la cuve à eau. D'autre part on dose l'azote total par le procédé de KDJELDAHL.

Le coefficient azoturique s'exprimera :

$$\frac{Azu}{Azt} = 0{,}83 \text{ en moyenne.}$$

La recherche des chlorures. — Dans la cardiosclérose comme dans les cardiartérites il y a intérêt surtout en présence des œdèmes de faire la recherche des chlorures laquelle va parfois de pair avec la recherche de l'urée.

Procédé de Achard et Thomas. — Le réactif se compose d'une solution de chromate de potasse servant d'indicateur colorant et de nitrate d'argent. Tant que l'urine renferme du chlore, il se forme du nitrate d'argent qui est blanc. Quand tout le chlore a été transformé, il se produit du chromate d'argent qui est rouge et indique le terme de la réaction. Du volume de la solution argentine utilisée on déduit le taux du chlore ou dans l'espèce des chlorures.

Dans la pratique usuelle, on peut même mêler 10 gouttes de nitrate d'argent à 1 goutte de chromate de potasse. On ajoute goutte à goutte l'urine jusqu'à coloration rouge. On divise le chiffre 100 par le nombre de gouttes employées : Soit 15 gouttes ce nombre, on aura $\frac{100}{15} = 6$ grammes 66 de sel par litre.

L'épreuve de la diurèse provoquée. — Cette épreuve a pour but d'étudier, dans le cas qui nous occupe, le mode d'élimination de l'urine, dans la néphrite hypertensive d'abord où l'hydrémie est la règle, puis dans tous les divers cas où le rein est bloqué non seulement par suite de l'atrésie des capillaires rénaux, mais par suite de la défaillance du myocarde dans les affections hyper ou hypotensives.

Normalement la quantité d'urine émise le jour doit être supérieure des 2/3 environ au taux de l'émission nocturne. Qu'un obstacle se produise dans la traversée digestive ou rénale, il s'ensuivra un trouble urinaire variant avec le facteur extra-rénal ou rénal. Le premier cas est celui des dilatations de l'estomac, des troubles hépatiques, de la veine porte et de l'insuffisance cardiaque (Villaret). Le deuxième cas est celui de la sclérose rénale. L'importance du facteur rénal a été particulièrement étudiée par Albarran qui a formulé les lois ci-après :

I. Le rein malade a un fonctionnement beaucoup

plus constant que le rein sain et sa fonction varie d'autant moins d'un moment à l'autre que son parenchyme est plus détruit.

II. Lorsqu'un des reins est seul malade ou plus malade que l'autre, si la fonction urinaire vient à être troublée, il modifie sa sécrétion moins que l'autre ; l'écart entre les deux glandes s'exagère surtout par la variation dans le fonctionnement du rein sain.

En langage médical, nous pouvons traduire ces lois en disant qu'à l'état normal il y a élévation croissante de la courbe urinaire de la 1re à la 3e heure, après l'ingestion du liquide (il y a anisurie). En cas de sclérose rénale, l'élimination est régulière (il y a isurie).

Cela étant, le malade suivra pendant quatre jours un régime donné et fera trois repas par jour : à 9 heures du matin (250 grammes de lait), à midi et 7 heures du soir (repas ordinaire avec 400 grammes d'eau), et absorbera entre 6 h. 1/2 et 7 heures du matin 600 grammes d'eau d'Evian. L'urine est recueillie : 1° de 9 heures du soir à 7 heures du matin ; 2° de 7 heures du matin à 9 heures du matin ; 3° de 9 heures du matin à 9 heures du soir, et l'on obtient avec Vaquez et Cottet :

Soir — Matin de 9 h. à 7 h.	Matin — Matin de 7 h. à 9 h.	Matin — Soir de 9 h. à 9 h.
350	500 (couché)	700 (normal)
1000	550 (couché)	550 (troubles extra-rénaux)
1500	70 (couché)	400 (sclérose rénale)

ce que l'on peut exprimer dans le langage suivant :

Dans les cas normaux, il y a méionurie nocturne ;
Dans les cas extra-rénaux, il y a nycturie ;
Dans les cas rénaux, il y a nycturie.

Puisque les cas extra-rénaux et les cas d'ordre rénal ont tous deux pour caractère commun la nycturie, il importe de les différencier cependant. Or, la nycturie sera de cause extra-rénale, si la polyurie provoquée satisfaisante dans la position horizontale est diminuée dans la position orthostatique. Ainsi, il suffira d'établir la comparaison entre l'urine de 7 à 9 heures du matin d'un sujet couché et levé. Si l'urine du premier cas est plus abondante que dans le deuxième cas, on en conclura à une cause extra-rénale. Mais le clinostatisme reste sans influence dans le deuxième cas, et lorsqu'il s'agit de sclérose rénale, la même quantité d'urine se retrouve dans les deux attitudes debout et couchée. L'épreuve de la diurèse provoquée fait constater simplement un retard (opsiurie) ou une irrégularité (anisurie) en cas de cause extra-rénale, mais il est assez rare que ce retard se prolonge jusque dans la nuit, l'individu, surtout s'il est couché, éliminant la plus grande partie de son urine avec retard, il est vrai, mais dans la deuxième partie de la journée.

Il ne reste plus après cette épreuve, qu'à comparer l'urine des premiers jours avec celle de l'épreuve de l'ingestion aqueuse.

La même expérience peut rechercher la valeur, la densité des urines, l'urée, les chlorures. Appliquée à ce dernier élément, l'épreuve a démontré que l'élimination hydrique et chlorurée chez les rénaux est d'ordre nocturne ; que, par contre, chez les hépatiques, les asystoliques, l'élimination est dissociée, c'est-à-dire qu'il y a polyurie nocturne et polychlorurie diurne.

L'épreuve du bleu de méthylène. — L'épreuve de la polyurie expérimentale vient donc se substituer aux méthodes anciennes, telles que l'épreuve du bleu de méthylène. On sait en quoi consiste cette méthode. Si l'on injecte sous la peau 1 cc. d'une solution aqueuse de bleu de méthylène au 1/20e, le début de l'élimination se fait à l'état normal une demi-heure après l'injection, dure de trente à soixante heures, et la quantité éliminée, vérifiée par les procédés chromométriques, se trouve être dans les vingt-quatre heures la moitié de la dose totale. Réserve doit être faite pour le cas où l'injection se continue les jours suivants. Dans ce cas, sous l'influence de la rétention et de l'accumulation du colorant, on peut voir le sommet de la courbe d'élimination dépasser à l'état pathologique le plateau de la courbe physiologique. Dans la néphrosclérose, il existe en général un retard, une prolongation de la durée de l'élimination du chromogène (Achard et Castaigne).

Mais les résultats de cette épreuve sont inconstants. En effet, le bleu peut subir des retards anormaux s'il est pris en ingestion, être décomposé s'il s'agit d'injection ; en tout cas, il semble ne dénoncer que l'imperméabilité glomérulaire des néphrites artérielles et ne peut servir de moyen de contrôle dans les néphrites à rétention chlorurée où l'élimination peut être normale et parfois exagérée. CHAUFFARD a de plus établi que la discontinuité d'élimination constitue un bon signe d'insuffisance hépatique.

L'épreuve de la phloridzine. — Si on injecte 5 milligrammes de phloridzine chez un individu sain, on constatera au bout d'une heure environ l'élimination de 1 ou 2 grammes de sucre par les urines. Pareil résultat n'a pas lieu si le rein est touché, et la quantité de glycose éliminée peut servir de point de repère pour mesurer le degré de l'imperméabilité rénale (ACHARD et DELAMARRE).

L'*épreuve de l'iodure* consiste à calculer le temps qui s'écoule entre l'ingestion de cette substance et le moment où la réaction iodo-sulfurique apparaît dans l'urine (BARD).

L'épreuve des composés salicylés. — Cette épreuve, très simple dans la pratique, est basée sur la rapidité de la réaction violet, obtenue par l'acide salicylique au contact du perchlorure de fer.

La cryoscopie, indice de la réfraction de l'urine. — Sachant que le point de congélation du sang est de 0°56, celui de l'urine 2° environ, et que l'abaissement du point de congélation d'un liquide est proportionné au nombre des molécules dissoutes dans l'unité du volume de ce liquide, il est facile, de ce fait, d'établir la teneur moléculaire de l'urine et du sang chez les rénaux (ACHARD).

Telle est la liste des moyens qui sont à notre disposition pour nous renseigner sur l'état du filtre rénal.

Au résumé, il en est trois qui doivent surtout retenir l'attention du praticien ; ce sont : la recherche du coefficient d'Ambard ou de l'urée dans le sang ou du rapport azoturique; la recherche des chlorures, et l'épreuve de la diurèse provoquée, procédés qui contrôlés par la sphygmomanométrie suffiront dans la pratique pour nous fixer sur la nature, le degré de l'imperméabilité rénale, éclairer notre pronostic et dicter notre thérapeutique.

L'insuffisance cardiaque.

(Résumé des procédés d'exploration.)

Dans la première partie de cet ouvrage, nous nous sommes efforcé à traduire les divers modes de souffrance du cœur et à pénétrer, à l'aide des moyens qui sont à notre disposition, dans l'intimité des rouages de la machine cardiaque.

Nous avons d'abord fait appel à l'interprétation toute subjective de nos sens. L'interrogatoire, la vue, la palpation, la percussion, nous ont déjà donné une ample moisson de faits dont la coordination nous a permis de passer du domaine physiologique normal au domaine pathologique. Mais c'est l'auscultation qui est restée souveraine en matière de clinique, c'est elle qui nous a permis de pénétrer discrètement dans l'intimité de l'organisme et d'y déceler les troubles multiples et variés que, pour les besoins de notre classification, nous avons pu ramener sous trois types : modifications dans le timbre, dans le nombre des bruits, dans le rythme du cœur.

Sous ce dernier titre, il nous a été facile d'englober l'important chapitre des Arythmies avec les procédés (phlébogrammes, cardiogrammes, tracés œsophagiens, électrocardiographie,) qui nous ont permis de les étudier isolément.

C'était déjà avoir une conception avancée du degré de l'insuffisance du cœur et ces moyens d'investigation nous permettent déjà de dépister dans l'étude clinique qui va suivre, les vices inhérents à l'organisme cardiaque. Mais la cardiologie devait encore faire son profit de legs non moins intéressants qui, sous le nom d'orthodiagraphie, de graphiques du pouls artériel, de sphygmomanométrie, de procédés d'exploration rénale, sont encore venus enrichir son patrimoine et faire de la cardiologie, une science à la fois physique, physiologique et chimique.

A ces procédés, que nous avons décrits, sont encore venus se joindre des procédés expérimentaux basés surtout sur les réactions du cœur à l'effort, capables, jusqu'à un certain point, de déceler extemporanément l'insuffisance du cœur.

I. Le *procédé de Stahelin* apprécie la force de réserve du cœur d'après la fréquence du pouls après une course, un effort.

II. Le *procédé de Max Hertz* consiste à faire fléchir l'avant-bras sur le bras et à relever, en cas d'insuffisance, une bradycardie transitoire dans le régime du pouls.

III. Le *procédé de Mendelsohn*, basé sur le même principe, note le temps qui est nécessaire au pouls pour que, après l'effort, la course, il reprenne sa normale.

IV. Le *procédé de Katzenstein* consiste à comprimer la fémorale. Au cas où le cœur est sain, on observe sur la radiale une légère élévation de la pression artérielle, et en cas de défaillance, il y a abaissement sensible de la pression sanguine.

A côté de ces procédés, Vaquez et Digne étudient le taux de l'élimination du sel par l'organisme. Un individu dont le cœur est malade fait une rétention chlorurée proportionnelle à son coefficient d'impuissance cardiaque.

Nous devons faire bon accueil à tous ces procédés qui s'ajoutent à la série de ceux qui étaient déjà à notre disposition et, quelle que puisse être leur valeur réelle, contribuent encore à enrichir notre bagage scientifique et dépister mieux encore l'insuffisance cardiaque qui est la raison d'être essentielle des maladies du cœur, celle pour laquelle le malade vient nous consulter et celle pour laquelle il attend le soulagement à ses maux.

Sans doute l'insuffisance cardiaque, l'asystolie finale sont l'aboutissement ordinaire de l'évolution des cardiopathies, soit valvulaires, soit artérielles. On a même dans ces derniers temps étendu le domaine de l'insuffisance cardiaque primitive à nombre de complications, telles que l'œdème aigu pulmonaire, que nous verrons cependant relever également d'autres causes ayant dans la pathogénie de ces affections un rôle non moins important. Mais cette parenthèse ne doit en rien infirmer le principe général des maladies du cœur qui consiste en l'évolution lente et méthodique vers l'insuffisance cardiaque constituée.

Classification des maladies du cœur.

Muni de tels moyens d'investigation, il nous est permis maintenant de pénétrer de plain-pied dans le champ clinique des maladies du cœur. Mais il importe avant tout, pour la bonne orientation de notre étude, de jalonner ce vaste domaine par des points de repère assez simplifiés pour en faciliter l'étude et assez explicatifs pour embrasser la personnalité tout entière des affections qu'il s'agit d'étudier.

Lorsqu'on ouvre les classiques au chapitre des maladies du cœur, on trouve toujours la même classification en péricardites, endocardites, myocardites. Cette classification est à coup sûr fort commode en débitant le cœur en trois tranches, mais nous n'aurons pas de peine à démontrer qu'elle est en tous points erronée et ne répond plus aux dernières acquisitions de la cardiologie.

Prenons d'abord les *péricardites*. D'une façon générale, l'expression de péricardite est applicable à un groupe de faits qui lui appartiennent en propre et dans lesquels on trouve toujours : une cause infectieuse, un microbe, des symptômes généraux, des réactions viscérales. Qui dit péricardite dit infection. Or, rien de tel ne se produit dans la péricardite brightique primitive.

Nous laissons de côté et à dessein les nombreux cas non contestés de péricardites vraies réactionnelles (les péricardites chez les brightiques) lesquelles surviennent à vrai dire fort souvent dans le cours du mal de Bright et sont dues à des infections se glissant dans la place.

Primitivement cette affection n'a rien d'inflammatoire et on sait avec le professeur WIDAL qu'en général elle coïncide avec un excès d'urée dans le sang, et que son pronostic est surtout lié à l'importance du degré de cette rétention.

En dehors des infections secondaires du péricarde nous n'avons pas le droit de conserver le qualificatif de péricardite à des cas où il existe une simple sclérose du péricarde, soit que le processus scléreux résulte de l'extension de la sclérose du myocarde, soit même qu'il n'existe entre ces deux organes que des lésions de contemporanéité.

Appliquée aux *endocardites*, la classification des classiques n'est pas moins erronée, car il existe dans l'endocarde et la membrane interne de l'aorte des lésions d'athérome qui n'ont rien à voir avec le processus infectieux et aigu de l'endocardite. Il peut exister en effet des plaques calcaires dans le cœur et l'aorte et surtout au niveau des orifices pour donner lieu à des souffles qui, tant par leurs caractères que par les circonstances qui les accompagnent n'ont rien de commun avec les souffles de l'endocardite.

Mais où la classification classique est particulièrement en défaut, c'est dans la dénomination de *myocardite* à tous les états pathologiques du myocarde.

On sait tout d'abord qu'il existe cliniquement des symptômes de pseudo-myocardite dans nombre d'états infectieux : grippe, fièvre typhoïde, scarlatine. Il n'est pas rare de rencontrer des états de collapsus avec hypotension, état syncopal, dilatation cardiaque, production même de caillots emboligènes évoquant en un mot toute la symptomatologie bruyante de la myocardite qui ne sont dus qu'à des phénomènes vago-paralytiques du pneumogastrique. Or, ces états d'asthénie myocardique sont loin d'être bénins puisque la mort s'ensuit parfois. Mais sur la table d'autopsie jamais il n'a été donné à des observateurs tels que Gouget, Mlle Dechaux, de trouver dans ces cas la moindre lésion myocardique.

Il est une deuxième catégorie de faits où la lésion myocardique est encore inexistante ; c'est celle où, par suite des maladies infectieuses : la scarlatine en tête, il y a participation lésionnelle ou fonctionnelle des glandes vasculaires sanguines. On connaît la thyroïdite rhumatismale de Vincent. D'autre part, Loeper, Hutinel,

Martin, Darré, Moizart et d'autres auteurs ont remarqué combien étaient fréquentes les lésions des surrénales au cours de la fièvre scarlatine.

Nous-même avons tenté de réunir sous le titre de « maladies angiectasiques » un groupe de maladies telles que la scarlatine, la rougeole (qui ne sont que des termes de fortune) la typhoïde même, lesquelles se caractérisent essentiellement par une vaso-dilatation périphérique, une hypotension extrême consécutive le plus souvent à une surrénalite aiguë. Nous avons cité à l'appui de cet essai le cas d'une jeune fille vue avec le Dr Rénon, qui au dixième jour d'une scarlatine présenta tous les signes d'une surrénalite avec péritonisme, vomissements porracés, hypotension extrême, collapsus, justifiables du traitement adrénalique. Eh bien, dans ces cas, il n'est pas rare de rencontrer cliniquement tous les symptômes d'une myocardite aiguë, laquelle, anatomiquement parlant, est inexistante.

Si maintenant nous passons du domaine fonctionnel au domaine lésionnel, nous serons peu étonnés de voir que nombre de lésions du myocarde appelées myocardites appartiennent, en réalité, à des états tout différents et dans lesquels il est difficile, sinon impossible, d'assister à l'évolution primitive, essentielle de la lésion myocardique.

Que dire, entre autres, des dénominations de myocardites hypertrophiques de Rigal ou interstitielles de Bard et Krell appliquées à la lésion organique du cœur dans les cardioscléroses? Il est hors de doute, *a priori*, que la cardiosclérose, ainsi que nous l'établirons plus complètement par la suite, relevant d'une autre cause, doit présenter des réactions différentes de celles d'une myocardite aiguë ou chronique survenue à la suite d'une infection !

Dans un deuxième ordre de faits, nous savons avec Stokes, Sibson, combien est fréquente la propagation du processus inflammatoire de l'endocarde au péricarde et réciproquement pour créer les endopéricardites. Quoi d'étonnant à ce qu'à son tour le myocarde, pris entre les deux membranes, participe, mais *secondairement*, aux processus réactionnels de l'endopéricardite et ne fasse à son tour de la myocardite qu'il serait plus juste de dénommer endomyopéricardite. Landouzy, Renault, n'ont-ils pas décrit des myocardites et Peter des aortites consécutives à des péricardites essentielles?

Néanmoins, certains faits précis, des expériences et des recherches nécropsiques bien conduites ont permis à certains auteurs d'édifier la théorie de myocardite aiguë primitive, essentielle sur des bases qui paraissent irréfutables. Nous connaissons les belles expériences de Mollard et Regaud qui, expérimentant avec des toxines diphtéritiques ont obtenu des lésions de myocardite.

D'autre part, Weil, Mouriquand, faisant récemment l'autopsie d'un jeune homme ayant succombé à la scarlatine, trouvèrent un myocarde feuille morte, avec infiltration embryonnaire, une dissociation des fibres musculaires, (un péricarde langue de chat), le tout réunissant bien les caractères de la myocardite essentielle. Mais il convient d'ajouter que les auteurs de cette belle observation ont découvert au surplus de ces lésions une suffusion hémorragique des coronaires.

Il semblerait donc, de ce fait, que la myocardite essentielle perd de son importance puisqu'il existe dans le cas de Weil et Mouriquand, comme vraisemblablement dans les expériences de Mollard, des lésions coronariennes qui à elles seules peuvent être considérées comme le premier degré des lésions myocardiques, lesquelles ne seraient en ce cas que secondaires aux lésions des coronaires.

Il faut savoir que le myocarde, en tant que tunique moyenne artérielle, n'est pas propice à la colonisation microbienne, qu'il est par excellence la tunique réservée à la cardiosclérose, la tunique du tonus vasculaire, de l'hypertension. En sa qualité de viscère, le cœur est largement alimenté par les artères coronaires et c'est dans les tuniques externes et internes de ces vaisseaux nourriciers que se plaisent à coloniser, de même dans l'endocarde et le péricarde, les microbes les plus variés.

On le voit, la théorie de la myocardite essentielle perd de plus en plus du terrain et certaines lésions nécropsiques, couleur feuille morte, dissociation segmentaire (Renaut et Mollard), ne seraient le plus souvent que des dégénérescences *post mortem*.

Le myocarde par lui-même est doué d'une vitalité excessive : c'est l'*ultimum moriens*. Il représente une citadelle presque imprenable qui ne se rendra que par la famine, c'est-à-dire par défaut d'apport nourricier. Ses lésions, quand elles existent, n'ont, par rapport aux lésions coronariennes, que l'importance de lésions dystrophiques ou secondaires.

Debove, dans une leçon récente, avoue n'avoir jamais constaté dans le cœur asystolique de lésions myocardiques, et nous sommes enclin à penser que la myocardite primitive, essentielle n'existe pas ou, du moins, qu'en tant que myocardite ses lésions sont le plus souvent consécutives aux lésions vasculaires.

Nous pensons donc être autorisé à dire que la classification des maladies de cœur telle qu'elle est présentée en péricardite, endocardite, myocardite surtout, a fait son temps et qu'il importe de la remplacer par une classification plus vitale, plus conforme aux faits cliniques.

La classification que nous proposons est basée sur trois grands syndromes faisant état de la notion étiologique, de la réaction anatomique de l'organe intéressé, d'où découle un pronostic et un traitement spécial à chaque syndrome. Elle repose en outre sur le fait de l'identification absolue qui existe entre le cœur et le vaisseau artériel. Le cœur, en effet, possède, comme les artères, une tunique moyenne : le myocarde ; une tunique externe : le péricarde ; une tunique interne : l'endocarde. S'il possède une morphologie en apparence différente du vaisseau artériel, ce semblant de différence est dû à ce que les différenciations structurales d'un organe relèvent de spécialisations dans la fonction.

C'est ainsi que dans l'aorte domine le tissu élastique destiné à supporter les coups de pression souvent considérables que le vaisseau doit subir. C'est ainsi que le tissu musculaire devient de plus en plus abondant à mesure que les artères diminuent de calibre, ce qui est nécessaire pour l'acheminement et la conduction de l'ondée sanguine vers le territoire viscéral.

C'est pour ces raisons que le cœur possède, avec une structure toute spéciale de l'endocarde et du péricarde, un muscle possédant des attributs spéciaux dont la tonicité n'est pas le moindre de ses avantages.

S'il en est ainsi, et que le cœur doive être regardé comme la plus grosse artère de l'économie, nous pouvons lui appliquer la même pathologie que pour les artères.

Or, nous avons dit ailleurs (*L'Artériosclérose*) que la sclérose artérielle évolue selon trois types différents :

Le premier, l'artériosclérose pure, typique, primitive, est une maladie de la cinquantaine, une entité morbide due à l'abus quantitatif et qualitatif des aliments, comme aussi à l'abus de l'alcool aliment. La maladie est spéciale à la tunique moyenne de l'artère, celle de l'hypertension. Elle s'accompagne de viscérosclérose généralisée. Les organes d'élimination : le rein, les poumons surtout sont les premiers qui ont à souffrir du processus scléreux consécutivement à l'imposition qui leur est faite des nombreux déchets alimentaires qui, par suite d'un état d'hépatisme acquis ou d'hépatisme héréditaire, n'ont pu arriver au dernier stade de leur métabolisme physiologique. L'artériosclérose repose donc en dernier ressort sur l'exagération du tonus vasculaire, l'hypertension, et sur un facteur qui ne lui fait presque jamais défaut, c'est-à-dire l'imperméabilité rénale.

Le deuxième type comprend les artérites. Celles-ci sont le résultat des infections diverses, frappent la tunique externe et moyenne des artères au hasard des localisations ou selon des lois d'un déterminisme spécial pour chaque individu. Les artérites ne s'accompagnent pas nécessairement de l'hypertrophie cardiaque ni de sclérose rénale.

Le troisième type est représenté par l'athérome artériel. Celui-ci est monnaie des intoxications, ou lentes, telles que le plomb, le tabac, l'alcool poison, ou expérimentales, telles que l'adrénaline, ou séniles. C'est toujours, en ce cas, la tunique interne des artères qui est la première intéressée. Aucune réaction générale : toute l'affection gît dans une localisation spéciale du processus athéromateux. Donc, trois types : l'artériosclérose (typique), l'artérite, l'athérome, voilà comment se résument les réactions de l'artère contre les agressions dont elle est l'objet.

Or, cette distinction anatomo-clinique ne comporte pas seulement en elle un intérêt purement théorique, mais possède une portée clinique considérable en évitant surtout de confondre, comme on le fait chaque jour, l'artériosclérose avec ce qui ne l'est pas. Il n'est pas de publications scientifiques, pas de cliniciens, et des plus qualifiés, qui ne confondent aujourd'hui encore, par suite d'un emmêlement injustifié, l'artériosclérose, l'artérite et l'athérome, alors qu'un abîme les sépare et qu'on a le plus grand intérêt, si l'on veut porter un pronostic et instituer un traitement rationnel, de bien différencier les trois cas. Il y a sclérose et sclérose. Un vaisseau artériel réagit de façon différente, selon que dans l'espèce il s'agit d'intoxication hépatique (artériosclérose primitive) ou d'infection exogène (artérite) ou d'intoxication endo-exogène (athérome).

Si maintenant nous reportons cette classification au cœur, considéré comme la plus grosse artère de l'économie, nous sommes amené, en toute logique, à la classification suivante, qui est celle de l'artériosclérose. Il existe trois grandes maladies du cœur :

La « cardiosclérose », maladie de la tunique moyenne, caractérisée par l'hypertension, l'imperméabilité rénale.

Les « cardiartérites », maladie de la tunique externe et interne, due aux infections.

Le « cardiathérome », tunique interne, intoxication.

De même il y aura pour l'aorte : la « sclérose aortique », les « aortites », l' « athérome aortique ».

Chacun de ces trois groupes comprendra des subdivisions :

La « *cardiosclérose* » comprendra les affections limitées au myocarde, celles du péricarde, du poumon, de la plèvre, du médiastin, du rein, de la peau, du cerveau, etc. Dirons-nous péricardites, pleurésies, néphrites ? Évidemment non, et nous avons bien vu combien sont parfois déplacés au point de vue pathogénique ces sortes de qualificatifs. Dirons-nous complications de la cardiosclérose ? Encore moins, car il est bien difficile, dans la pratique, de dire où finit le symptôme et où commence la complication. Il serait aisé de prouver que la crise d'angine de poitrine n'est que l'amplification pathologique du galop cardiaque, tous deux relevant d'une même cause : la déficience myocardique. On pourrait établir, de même, que l'œdème aigu pulmonaire n'est que l'exagération symptomatique en cas de cardiosclérose de la dyspnée toxique simple, relevant, comme elle, d'un même processus intoxicant.

Laissant dans l'oubli bien mérité ces expressions : péricardites, complications, nous dénommerons plus simplement sous le nom « d'incidents » les divers événements se ralliant à la cardiosclérose et nous dirons : il existe des incidents péricardiques, pleurétiques, pulmonaires, rénaux ; et, en agissant de la sorte, nous croirons être d'accord avec la pathogénie et les réactions anatomiques qu'évoque le premier grand groupe syndromique des maladies du cœur.

Venons maintenant au deuxième groupe : les *cardiartérites*. Celui-ci comprendra les péricardites, les endocardites aiguës et chroniques, dont le caractère primitif essentiel est, cette fois, bien justifié ; puis, pour une part, et sous toutes réserves, les myocardites que nous avons vues être le plus souvent ou nulles ou secondaires. C'est dans ce groupe que viendront encore se ranger, selon nous, les affections congénitales, que l'on a de plus en plus tendance, avec LANCERAUX, GAUCHER, LETULLE, de rejeter sur le compte des maladies infectieuses (syphilis surtout) des ascendants.

Ce deuxième groupe se complétera, de même que pour le premier, des aortites, anévrismes de l'aorte, où la syphilis revendique la plus grande part. Ces affections peuvent être accompagnées d'hypertrophie cardiaque, d'hypertension, et reproduire le tableau de la cardiosclérose primitive, mais, en serrant de plus près la question, il sera aisé de voir que ces complications, à vrai dire, fort fréquentes, diffèrent à l'origine, et que, le plus souvent, elles sont consécutives à une artérite spécifique frappant l'aorte ou les artères rénales (néphrite syphilitique) et quel que soit, du reste, l'âge du sujet qui en est affecté.

Arrivons enfin au troisième groupe : le *cardiathérome*. Ce syndrome comprendra d'abord l'athérome cardiaque, aortique, et, au surplus, toutes les affections qui, par leur caractère étiologique, leurs réactions anatomiques, échappent aux deux premiers groupes. De ce nombre sont la thrombose cardiaque, aortique, les états du cœur goutteux, diabétique, obèse, sénile, qui trouveront dans l'athérome la place au foyer qui leur serait refusée dans la cardiosclérose et les cardiartérites.

Telle est la classification, laquelle, nous allons le prouver, est fertile en enseignements et déductions pratiques. Grâce à ces trois syndromes, il sera permis de ranger en trois groupes bien définis les maladies qui leur appartiennent en propre. Chaque groupe présente un air commun de famille et comporte également un pronostic et une thérapeutique similaires. S'agit-il de cardiosclérose, le traitement sera le même dans tous les cas : traitement éliminateur, diurétique, rénal, et, par-dessus tout, désintoxicant. S'agit-il de cardiartérites : traitement microbicide, et, la plupart du temps, antisyphilitique. S'agit-il de cardiathérome, malheureusement les ressources thérapeutiques se bornent, le plus souvent, à l'application des règles de l'hygiène alimentaire.

Il y a plus : nombre d'affections, à part les types bien distincts de péricardites, endocardites, ne peuvent être spéciales à tel ou tel de ces groupements. Il en est ainsi au point de vue artériel de l'hémiplégie, laquelle peut relever de l'artériosclérose et être due à un coup de tension provocatrice d'une rupture artérielle, d'une artérite (le plus souvent spécifique), d'un athérome des artères cérébrales. Dans l'ordre cardiaque, il en est ainsi de la maladie de Stokes-Adams, qui peut dépendre d'une artériosclérose ou d'une artérite, de l'athérome des coronaires desservant le territoire du faisceau de His. Même raisonnement pour la lésion myocardique en général, laquelle peut être une lésion dystrophique (Hippolyte MARTIN) par sclérose des coronaires ou envahissement scléreux primitif du myocarde, mais qui peut être une myocardite par artérite des coronaires ou un athérome myocardique, variété de dystrophie due à l'athérome vasculaire. Voici une angine de poitrine : cette affection n'est pas, non plus, univoque au point de vue pathogénique ; elle peut exister encore dans les trois groupes de syndromes. Elle peut se rattacher ou à l'artériosclérose des coronaires ou de l'aorte, à une artérite (spécifique) des mêmes vaisseaux, ou à un athérome aorto-coronarien. Grande est l'importance de la séparation clinique de ces trois cas, puisque dans l'un (l'artériosclérose) nous sommes fixés quant à la cause, quant à la réaction vasculaire, quant aux symptômes généraux, quant au pronostic, quant au traitement qui est celui de la cardiosclérose en général. Dans le deuxième cas, nous dépisterons, le plus souvent, une aorto-coronarite spécifique, et l'angine de poitrine ne peut être que cela en face d'un sujet jeune ayant des crises aiguës, ne présentant, le plus souvent, aucune réaction cardiaque, aucun phénomène rénal. Le traitement, encore ici, fera merveille. Dans le troisième cas, le pronostic, la thérapeutique s'adapteront à la cause intoxicante qui a déterminé l'angor pectoris. Il y a plus encore : avec l'un des facteurs constituant chaque syndrome, il sera permis de reconstituer le syndrome lui-même. Ainsi, l'hypertension seule donnera l'éveil de la cardiosclérose vraie, essentielle.

Le diagnostic même pourra se faire par exclusion. Toute angine de poitrine qui n'est pas liée à l'hypertension, qui n'est pas due à une aorto-coronarite aiguë, ne peut être qu'athéromateuse. Tout cœur obèse qui n'est pas accompagné d'élévation de pression artérielle, qui n'a pas droit à la coronarite, est encore et ne peut être qu'un cœur en marche pour l'athérome. Toute arythmie, tout Stokes-Adams qui n'existe pas chez un sujet âgé, intoxiqué, qui n'est pas liée à la cardiosclérose, a toutes chances pour être d'origine cardiartérique et, dans l'espèce, spécifique.

Nous croyons, par ces exemples réunis, avoir suffisamment démontré combien l'étude de la cardiologie sera simplifiée le jour où, au lieu de s'acharner à suivre la voie stérile des classifications anciennes, on s'attachera à une méthode plus physio-pathologique, comprenant, pour chaque syndrome, un groupe de faits qui lui appartiennent en propre.

Ce qui revient à dire que si, au point de vue philosophique, on peut n'admettre que deux maladies de cœur, celles que l'homme se crée, et celles dont il est victime, au point de vue clinique il en existe trois :

I. La Cardiosclérose,

II. Les Cardiartérites,

III. Le Cardiathérome.

Et pour l'aorte :

I. La Sclérose aortique,

II. Les Aortites,

III. L'Athérome de l'aorte.

Telle est la classification que nous allons maintenant suivre dans la clinique des affections du cœur et de l'aorte.

DEUXIÈME PARTIE

CHAPITRE I

LA CARDIOSCLÉROSE

Pathogénie. — La cardiosclérose est une maladie de la cinquantaine. Par ce terme, nous entendons la cardiosclérose vraie, typique, d'origine endogène, laissant à dessein de côté pour les ranger dans la classe des cardiartérites, toutes les artérioscléroses secondaires, atypiques, consécutives aux artérites le plus souvent spécifiques. Celles-ci, les plus fréquentes à vrai dire, peuvent bien reproduire sur le cœur, surtout en cas de complicité rénale, tous les symptômes de l'artériosclérose (galop, hypertension). Mais elles se séparent entièrement, quant à l'origine, et la note thérapeutique est essentiellement différente dans les deux cas.

La cardiosclérose constitue une entité morbide créée par l'homme, résultant toujours de fautes antérieures dans le régime alimentaire tant au point de vue quantitatif que qualitatif, comme aussi de l'usage intempéré de boissons alcooliques. Elle débute souvent par la goutte qui est le premier avertissement et qui indique une première réprobation du foie pour les aliments puriques. Puis vient l'obésité qui est la deuxième étape, où les aliments sont déviés de leur sens nutritif et où la graisse est formée aux dépens des aliments puriques ou azotés non transformés. En troisième lieu, apparaît le diabète qui est moins une maladie qu'une étape évolutive utile à l'arthritique et destinée à réemployer à l'état de glycogène, puis de sucre ou assimilable ou hétérogène, les divers résidus qui n'ont pu arriver au dernier stade de transformation. Aussi, avons-nous dit ailleurs (*Le Diabète*), cette maladie ne peut pas être considérée ainsi qu'on l'enseigne généralement, comme un facteur étiologique de l'artériosclérose, mais plutôt comme une étape évolutive empêchant les divers déchets non assimilés de faire invasion dans les organes de la vie pour constituer la viscéro, l'artério, la cardiosclérose.

Dans la pratique, en effet, nous n'avons jamais vu de diabétique pendant la période évolutive, « *dysfonctionnelle* » de leur affection, présenter les signes caractéristiques de l'artériosclérose. Bien au contraire, c'est à la fin de l'évolution du diabète, lorsque le malade est arrivé à la période « *dystrophique* », que le foie glycogénique est à son tour atteint dans son pouvoir essentiel de transformation en glycogène des divers dérivés alimentaires, que l'imperméabilité rénale s'établit avec le galop, la dyspnée caractéristiques de l'artériosclérose vraie.

C'est donc le facteur hépatique, l'hépatisme, et aussi, avons-nous dit, l'hépatéisme, c'est-à-dire la fragilité hépatique native, qui dominent la pathogénie de la cardiosclérose.

Telles ne sont pas cependant les idées admises par la généralité des auteurs. HUCHARD, dépouillant 2.680 observations d'artériosclérose, trouve que la goutte est représentée par 693 cas, le rhumatisme par 355, la syphilis par 336, le régime alimentaire par 315, les maladies infectieuses par 77, le diabète 76, l'alcool 52, la malaria 42, la ménopause 24, les causes morales 21.

Or, nous pensons avoir établi que le diabète est une maladie empêchante de l'artériosclérose, du moins dans sa période évolutive, que la syphilis ne peut créer que des artérioscléroses secondaires ou des cardiartérites ; que le rhumatisme, la malaria, ne peuvent que provoquer des cardiartérites ; que la ménopause, les causes morales, l'alcool, sont des facteurs athéromatigènes. Seuls le surmenage alimentaire aidé par l'abus de l'alcool, la goutte, le diabète dans la période dystrophique, sont les agents responsables de l'artériosclérose primitive, ou, relativement au sujet qui nous occupe, de la cardiosclérose qui n'est que la propagation au viscère, au cœur, du processus sclérogène des artères.

Par suite de l'inondation lente des viscères, des organes d'élimination surtout, ces organes se sclérosent et la viscérosclérose est le plus souvent l'étape primitive de l'artériosclérose, puis de la cardiosclérose. Les lésions des viscères se transmettent de proche en proche, par voie de propagation ou de solidarité fonctionnelle du viscère au capillaire, aux artères de fin, de moyen calibre, à l'aorte, au cœur enfin, considéré comme la plus grosse artère de l'économie.

Or, de même que dans l'artériosclérose nous avons vu que c'était la tunique moyenne, celle de la conduction du liquide sanguin du cœur aux viscères, celle de l'hypertension qui était particulièrement intéressée; de même, et pour les mêmes raisons, la cardiosclérose a pour équivalent anatomique et histologique la tunique moyenne du cœur représentée par le myocarde.

La cardiosclérose et la sclérose aortique ainsi comprises se séparent donc entièrement, quant à leurs causes, quant à leurs réactions anatomiques, quant à leur pronostic et leur traitement, des cardiartérites, des péri-endocardites, des aortites qui reconnaissent une cause infectieuse, se localisent de préférence dans le périartère et l'endartère du cœur, ainsi que de l'athérome cardiaque et aortique qui sont dus à toutes les intoxications endo ou exogènes qui envahissent l'endocarde et la tunique interne de l'aorte. Au surplus, tandis que les cardiartérites et l'athérome sont des maladies essentiellement locales, semées çà et là au hasard des localisations, la cardiosclérose au contraire ne peut exister sans la complicité anatomique et fonctionnelle des autres viscères. Parmi eux, ce sont surtout les organes d'élimination qui ont le plus à souffrir de l'imposition du travail qui leur est faite par les toxiques de l'économie qui cherchent en eux leur voie d'effraction. Le poumon ne tarde pas à présenter un défaut d'élasticité, de l'emphysème pulmonaire, la peau se dessèche, le foie se sclérose et devient dur, le rein surtout subit une atteinte glomérulaire dont le contre-coup ne tarde pas, à son tour, à se faire sentir sur le cœur.

Ainsi la cardiosclérose n'est pas une, et tous les viscères deviennent les complices du processus général et identique dans tous les cas. La cardiosclérose est pour ainsi dire une maladie polyviscérale qui a des branchements dans tous les organes. Les troubles fonctionnels qui surviennent dans ces derniers font partie liée avec ceux de la cardiosclérose proprement dite, mais tout en conservant néanmoins la personnalité qui leur est propre.

De même, nous pensons qu'il nous est impossible dans l'étude qui va suivre d'établir une distinction entre le symptôme et les complications, car, dans la pratique, il est bien difficile de savoir quand l'un finit et quand l'autre commence. Bien des complications ne sont qu'une forme amplifiée du symptôme, et dans l'une il est souvent aisé de reconnaître l'étroite parenté qui l'unit à l'autre.

Voilà les raisons pour lesquelles, au lieu de suivre l'évolution de cette forme de cardiopathies sous les dénominations de symptômes et complications qui sont rituellement consacrées par l'usage, nous préférons, d'accord avec notre classification, et sous le seul vocable « d'incidents » cardiaques, pulmonaires, etc., réunir symptômes et complications sous cette seule et même appellation pathogénique.

Nous étudierons donc avec la cardiosclérose et conformément à ce qui a été dit :

I. Les incidents cardiaques. — II. Les incidents aortiques. — III. Les incidents péricardiques. — IV. Les incidents médiastiniques. — V. Les incidents pulmonaires. — VI. Les incidents pleurétiques. — VII. Les incidents rénaux. — VIII. Les incidents gastro-intestinaux. — IX. Les incidents cutanés. — X. Les incidents cérébraux. — XI. Les incidents sensoriels.

I. — Les incidents cardiaques de la cardiosclérose.

Signes cliniques. — Les premiers signes révélateurs de la cardiosclérose sont ceux qui nous sont fournis par nos sens.

La *vue* nous permet de voir les battements très impulsifs du cœur contre la paroi thoracique coïncidant avec les battements artériels de la région du cou. Si, le malade étant assis, on lui fait croiser une jambe sur l'autre, on peut être témoin de véritables sautes rythmées du pied supérieur, rythme que nous avons qualifié de « mesure en deux temps ». Il faut bien savoir cependant que si ce rythme ne manque jamais dans la cardiosclérose, il n'est pas pathognomonique de cette affection, car il peut aussi se rencontrer dans tous les états névropathiques ou autres où il existe une exagération de l'impulsivité cardiaque.

Le *palper* nous permet de percevoir, la paume de

la main appliquée sur la région apexienne, une sensation de choc, de galop, qui se traduit mieux par la sensation tactile que par l'impression auditive. La palpation nous permet encore de rechercher la pointe du cœur qui, au lieu de se rencontrer dans le 4e espace intercostal, est descendue verticalement jusqu'au 5e, 6e, 7e espace intercostal gauche. S'il y a débord de la pointe à gauche, et en dehors de la ligne mamelonnaire, il faut penser à une dilatation avancée des cavités droites.

La *percussion* nous permet de confirmer l'hypertrophie cardiaque qui nous a été déjà signalée par l'inspection, la palpation. La première notion révélée est celle de l'hypertrophie en longueur, mais dans une période avancée, l'hypertrophie gauche fait place à la dilatation des cavités droites et la percussion révèle dès lors une aire de matité transversale plus étendue que la normale.

L'*auscultation*, outre les signes aortiques que nous étudierons plus loin, révèle un bruit de galop qui soulève l'oreille. Ce bruit peut être masqué par l'arythmie quand elle existe, il peut être faible, atténué et n'exister qu'à l'état d'ébauche, à tel point qu'il est parfois nécessaire de faire marcher, ou mouvoir le malade, pour le faire apparaître. En outre, il peut, dans une période avancée, être remplacé par un souffle d'insuffisance mitrale fonctionnelle. Nous nous sommes étendu longuement sur les caractères du bruit de galop et de l'insuffisance mitrale fonctionnelle, quand nous avons étudié l'auscultation en général. Nous n'y reviendrons plus.

L'*orthodiagraphie*, enfin, est une méthode qui s'ajoute aux méthodes précédentes pour nous permettre de déceler sous forme de cœur de Traube, globuleux, la forme ordinaire du cœur cardioscléreux (fig. xx), ainsi que les diverses étapes qui marquent l'acheminement du cœur hypertrophié vers la dilatation de l'aire cardiaque.

La *tachycardie* est fréquente dans le cours de la cardiosclérose. Elle constitue une manifestation de l'élévation de tension artérielle et de l'effort que le ventricule gauche est obligé de déployer pour vaincre la résistance périphérique. Cette tachycardie « forte » contraste avec la tachycardie « vite », de l'hypotension artérielle, autant que le pouls vibrant, serré, petit de la cardiosclérose contraste souvent avec la force et l'étendue de l'impulsion cardiaque.

L'*extrasystole*, la tachyarythmie, les palpitations surtout, s'associent souvent avec la tachycardie. Cela indique que la sclérose myocardique a intéressé le faisceau primitif ou que le cœur a subi une dilatation favorable à la production de ce rythme ou, enfin, qu'une lésion myoendocardique a pris le caractère de lésion orificielle.

L'*hypertension* est la règle dans la cardiosclérose, mais il faut savoir qu'elle peut exister en dehors de cette affection. Souvent elle est précédée d'une période de vaso-constriction artérielle ou d'angiospasme augmontant la tension vasculaire et coïncidant avec la « présclérose » d'HUCHARD.

Il importe de faire la distinction entre l'hypertension vraie d'ordre rénal et les élévations ou les sautes de pression qui existent en dehors de toute participation du rein. De ce nombre sont les hypertensions toxiques (tabac) ; émotives (froid, nervosisme) ; digestives, telles que celles qui sont la règle à la suite de l'augmentation de la masse sanguine chez les grands mangeurs ou buveurs ; celles liées à l'hyperviscosité sanguine, au sédentarisme. De ce nombre sont encore les hypertensions dues aux diathèses intoxicantes (obésité, diabète). Enfin, il faut citer pour une grande part celles de la cinquantaine quand il existe une insuffisance endocrinienne des glandes génitales. Par suite de cette hypofonction glandulaire ou d'un début d'insuffisance rénale survient une hypertrophie vicariante des autres glandes endocrines, des surrénales surtout, ayant pour résultat une élévation de pression artérielle et parallèlement une élévation du taux de la cholestérine du sang laquelle de 1 gr. 60 (CHAUFFARD et LAROCHE) peut s'élever dans les affections rénales bien compensées à 6, 7 grammes, chiffres qui correspondent à une diminution parallèle de l'urée sanguine.

Tant que le rein demeure perméable, sa perméabilité, toute relative du reste, s'appréciera par le peu ou le défaut d'albumine urinaire, l'absence de rétention uréique, chlorurée, par une pression minima normale, une maxima forte. C'est la « *forme hypertensive* » de Widal où l'on rencontre l'hypertrophie cardiaque, le galop, mais où l'élévation de la tension maxima répond de la bonne élimination de l'eau et des autres éléments de l'organisme au niveau du filtre rénal. Dans cette forme, par contre, sont toujours à redouter les accidents hypertensifs qui vont des petits signes du brightisme décrits par Dieulafoy jusqu'à la céphalée, les hémorragies cérébrales, méningées, nasales, rétiniennes, le délire même. Lorsque l'hypertendu ne succombe pas à l'un de ces accidents, il évolue facilement vers la forme hydrémique, angiospasmodique, enfin rénale de la néphrosclérose constituée, si surtout, dans cette période encore curable, il n'a tenu aucun compte des premiers avertissements.

Si le rein est devenu imperméable, son imperméabilité se traduira par l'existence d'albumine urinaire, de rétention hydrique, chlorurée ou uréique selon les cas, exposant les malades à tous les accidents. Ces accidents peuvent être ou spéciaux à l'hydrémie, tels : l'hypertension, les hémorragies, le décollement de la rétine ; à la chlorurémie : œdèmes, troubles intestinaux, convulsions, œil chlorurémique ; ou communs à la rétention des chlorures et de l'urée : troubles intestinaux, dyspnéiques, convulsions ; ou enfin spéciaux à l'azotémie, tels que la somnolence, la torpeur, la stomatite, les troubles digestifs, la rétinite azotémique.

Or, grâce encore à la méthode oscillométrique, il sera facile de faire la différence de l'hypertension fonctionnelle ou lésionnelle. L'une, la première, se traduit par une maxima forte, une minima relativement peu élevée, un écart différentiel notable entre les deux tensions ; l'autre possède une tension maxima le plus souvent élevée, mais avec une minima également forte, un écart faible de pression différentielle, une irrégularité manifeste des premières oscillations supramaximales et de la période décroissante de ces oscillations.

Il convient donc, après ces considérations, de se rappeler que, s'il est utile de connaître la valeur de la tension maxima pour pouvoir noter la somme de travail que le cœur est capable de fournir pour vaincre un obstacle, il est plus indispensable de rechercher la pression minima qui donne la mesure de cette résistance et celle de la pression différentielle laquelle est l'équivalent numérique du travail du cœur. Nous avons, à propos de l'oscillométrie, indiqué tout le parti que l'on peut tirer du jeu des combinaisons de la maxima avec la minima.

Enfin, l'hypertension constitue un phénomène de défense qu'il serait parfois dangereux de combattre directement, vu que l'élévation de tension artérielle est nécessaire pour lutter contre l'obstacle glomérulaire et chasser par le filtre rénal l'eau et les principes toxiques qui, à la faveur de l'hydrémie, ont tendance à s'accumuler dans le milieu sanguin.

La cardiosclérose du myocarde. — Pour bien suivre les lésions anatomiques de la cardiosclérose, il faut se rappeler que le cœur possède une dualité fonctionnelle à laquelle correspond une double évolution histologique des lésions. Comme artère, le myocarde subit les vicissitudes pathologiques réservées à la tunique moyenne, celle particulièrement intéressée dans l'artériosclérose. Comme viscère, le cœur est abondamment pourvu d'un large réseau circulatoire qui, à son tour, subira, dans la tunique moyenne des coronaires, la sclérose équivalente à celle du myocarde. L'une et l'autre lésions posséderont donc ce caractère commun qui les différencie de suite des lésions artéritiques, c'est-à-dire d'être des lésions non prolifératives, mais dégénératives ou « dystrophiques ».

Le premier, le myocarde lutte contre la résistance périphérique par l'hypertrophie de ses fibres musculaires. Le poids total du cœur s'élève à 400-800 grammes. En même temps que l'hypertrophie, on observe la dilatation due au défaut de tonicité des fibres musculaires épuisées surtout dans leur élasticité.

Au point de vue *macroscopique*, si l'on fait une section passant au niveau des cavités, on observe des altérations scléreuses sous ou périendocardiques dont les sièges d'élection sont particulièrement les piliers de la mitrale, la paroi interne du ventricule gauche, même du ventricule droit et des oreillettes auxquelles Merklen a fait jouer un rôle considérable dans la parésie auriculaire du stade ultime des affections du cœur. Ces plaques ont un aspect grisâtre ou nacré qui tranche avec la couleur du myocarde. Si maintenant on pratique des coupes du myocarde lui-même, on retrouve également des plaques qui varient selon l'âge de la sclérose : molles ou jeunes (Nicolle et Huchard) si elles sont récentes, dures ou adultes si l'organisation fibro-scléreuse est plus avancée.

Au point de vue *microscopique*, il faut distinguer : *a*) Les lésions conjonctives ; *b*) Les lésions musculaires ; *c*) Les lésions artérielles.

a) Les *lésions conjonctives* du myocarde sont celles que nous avons étudiées à l'œil nu. Au microscope, il est permis d'étendre l'examen et d'apercevoir ou des bandes conjonctives suivant le trajet des vaisseaux, ou des plaques de sclérose de la nature de celles que nous venons d'indiquer.

b) Les *lésions musculaires* sont caractérisées par une dégénération granulo-fragmentaire (Nicolle) qui met en liberté le contenu de la fibre. A une période avancée, on peut voir une augmentation des stries, une dissolution des traits de cément constituant ce que Renaut et Mollard ont appelé les myocardites segmentaires. Les fibres musculaires peuvent aussi prendre l'aspect fendillé (Cornil et Brault), vacuolaire, le tout aboutissant à l'atrophie pigmentaire, la cellule musculaire étant entièrement déformée et réduite à l'état de bloc de pigment anhiste situé au milieu du protoplasma périnucléaire. Enfin, on peut assister à la dégénérescence hyaline, vitreuse, cireuse, amyloïde, rarement graisseuse, des fibres musculaires.

c) Les *lésions artérielles* sont les lésions ordinaires de l'artériosclérose intéressant surtout la tunique moyenne, la lame élastique interne et se différenciant de la sorte des périendartérites et de l'athérome. Les artères coronaires, conséquemment, deviennent dures, hypertoniques, et il peut se produire une diminution, une obstruction même du calibre artériel sur l'origine de laquelle il ne faut pas se méprendre et qu'il ne faut pas rejeter sur le compte des plaques adventices d'athérome. Consécutivement à la sclérose des coronaires, il se produit une dystrophie du myocarde, siégeant surtout dans la région de la pointe (HUCHARD).

Nous avons voulu dans cette description mettre surtout en relief le fait que la sclérose myocardique, qu'il ne faut pas confondre avec la myocardite, ne relève ni des infections avec leurs processus prolifératifs et artéritiques, ni des intoxications athéromatigènes. Elle relève au point de vue lésionnel, de lésions dystrophiques primitives, à type dégénératif, procédant, soit de l'envahissement primitif du myocarde qui après une lutte hypertrophique et hyperfonctionnelle s'atrophie, se réduit à l'état de « caput mortuum » et s'entoure d'une gangue de tissu conjonctif le préservant contre les à-coups extérieurs, soit de la mauvaise nutrition du myocarde par des artères nourricières adultérées dans leur tunique moyenne. Il y a donc lieu d'écarter de ce chapitre la dénomination de myocardite, terme impropre qui ne peut qu'entretenir la confusion et ne répond à aucun sens pathogénique de la cardiosclérose.

Théories de la cardiosclérose. — C'est dire aussi que

nous serons bref sur les théories nombreuses qui ont diversifié à l'infini les lésions myocardiques de la cardiosclérose et qui, pour la plupart, ne voient dans les réactions tissulaires que des « myocardites » chroniques primitives ou consécutives aux lésions vasculaires.

Hippolyte MARTIN admet toutefois que la sclérose du myocarde serait d'origine dystrophique.

HUCHARD, WEBER, LANDOUZY et SIREDEY partagent la même opinion, mais ces auteurs paraissent, contrairement à notre sens, faire jouer le plus grand rôle à l'artérite oblitérante, cause première de la dystrophie myocardique.

GULL et SUTTON ont invoqué l'artério-capillaro-fibrosis, indiquant de la sorte que la sclérose va de l'artère au capillaire, puis au viscère.

BRAULT et NICOLLE n'admettent aucune systématisation du processus scléreux, et la sclérose frapperait à la fois l'artériole et le viscère.

Cette théorie contient une source précieuse d'enseignements, car elle admet la réalité du processus de la propagation sclérogène, et nous aurons souvent l'occasion d'en faire l'application, soit qu'il s'agisse de l'envahissement du péricarde, ou du médiastin par la sclérose myocardique, soit même qu'il s'agisse de l'interprétation de la douleur dans l'angor pectoris à la suite de l'envahissement du plexus nerveux coronarien par le myocarde sclérosé.

THOMA explique l'artériosclérose par l'adaptation du contenant avec le contenu, la tunique interne proliférant pour remplacer le vide produit par la rétraction du tissu musculaire.

Bard et Krell admettent la myocardite interstitielle faisant la plus grande part de la prolifération conjonctive dans la sclérose myocardique.

Rigal a décrit la myocardite scléreuse.

Telles sont les théories mises en avant sur le mode de lésion myocardique dans la cardiosclérose qui nous occupe.

Théorie de l'auteur. — Nous aimons mieux admettre comme base de notre étude, comme aussi plus conforme aux faits cliniques, la théorie dystrophique pure et simple dénuée de toute réaction inflammatoire du vaisseau artériel et caractérisée par une adultération, une sclérose essentielle propre à la tunique moyenne des artères ou au myocarde. Cette théorie, du reste défendue par Russel, est celle qui nous paraît rallier le mieux, avec celle de Brault, tous les cas cliniques de la cardiosclérose type, telle que nous la comprenons.

Il est un point sur lequel nous aimons à revenir, c'est sur la contemporanéité des lésions rénales et viscérales dans la cardiosclérose. Il n'existe pas plus de rapport de cause à effet entre le rein et la sclérose cardiaque qu'entre cette dernière et les lésions pulmonaires, hépatiques, etc., qui accompagnent l'évolution de la cardiosclérose. A dire vrai, l'imperméabilité rénale joue bien un rôle dans l'hypertension artérielle, et les efforts du myocarde pour vaincre la résistance rénale et éliminer l'eau et les toxiques retenus dans le milieu sanguin, peuvent bien intervenir dans la production de la sclérose cardiaque, mais ce rôle n'est que secondaire et ne doit pas dénaturer le sens primitif de la pathogénie de la sclérose cardiaque, laquelle n'est qu'un des éléments de la polyviscérose qui relève d'un seul et même processus pathogénique.

Nous admettons donc volontiers les théories de Bright voyant dans l'hypertrophie cardiaque un résultat de l'insuffisance de dépuration urinaire, de Traube qui la faisait résulter de l'oblitération des artères rénales dans le rein atrophié, de Potain et Charcot qui se sont faits les champions des mêmes théories : le premier trouvant une tonicité exagérée des petits vaisseaux du rein, le deuxième un simple trouble fonctionnel de la glande rénale, de Johnson admettant pour cause primitive la dégénérescence du rein, de Dieulafoy et Buhl qui adoptent la théorie émonctoriale, mais sont d'avis, le deuxième surtout, que les lésions du cœur et du rein sont contemporaines. Nous adoptons volontiers toutes ces théories, mais nous ne voulons pas perdre de vue, pour notre étude, la simultanéité des lésions des différents viscères.

Types cliniques de la cardiosclérose.

Il en existe trois principaux : Les affections myocardiques, myo-valvulaires et myo-coronariennes.

Les *affections myocardiques*, la *maladie de Stockes-*

Adams, le *pouls alternant*, l'*arythmie perpétuelle*, viennent se ranger à la suite de la cardiosclérose du myocarde. Ces trois affections, que nous avons décrites avec les arythmies, appartiennent en réalité à trois syndromes différents, et nous sommes obligé d'en répéter la mention chaque fois que nous faisons l'étude clinique ou thérapeutique de ces affections.

Ici nous n'avons en vue que la forme cardiosclé-reuse de ces maladies, c'est-à-dire celle qui ressortit à une lésion de la tunique moyenne des coronaires ou du myocarde considéré comme tunique moyenne artérielle et qui, cliniquement, s'accompagne d'hypertension, d'imperméabilité rénale, en un mot des attributs de la cardiosclérose.

Au reste, si nous nous reportons à la classification que nous avons donnée, il nous sera aisé, quant à la simplicité même et la portée pratique de cette classification, de placer de suite ces affections à la place nosologique qui leur convient. Tout Stockes-Adams, tout pouls alternant, toute arythmie permanente, qui ne ressortit ni à un trouble fonctionnel, ni à une cause infectieuse (ce qui est le cas le plus fréquent), ni à une intoxication rapide ou lente, est, de ce fait, d'origine cardiosclèreuse.

Les affections myo-valvulaires. — À la sclérose du myocarde, appartient la sclérose myo-valvulaire qui intéresse surtout, ainsi que nous l'avons dit, les piliers de la mitrale. Le *rétrécissement mitral* et l'*insuffisance* adopteront des caractères tout différents des mêmes maladies d'origine valvulaire. C'est ainsi que le rétrécissement mitral artériel manquera souvent du dédoublement du deuxième bruit par suite de l'égalité des tensions pulmonaire et aortique. La tachycardie masquera souvent le galop et atténuera jusqu'à le rendre imperceptible le souffle présystolique ou diastolique propre à l'affection. De plus, le rétrécissement mitral artériel, loin d'atrophier le ventricule gauche, offrira une hypertrophie considérable variant avec le degré d'hypertension artérielle et celui de l'imperméabilité rénale.

L'insuffisance peut compliquer le rétrécissement mitral pour constituer la maladie mitrale d'origine artérielle avec les caractères distinctifs que nous venons de passer en revue.

Les affections myo-coronariennes. — Ce type est personnifié par l'angine de poitrine.

L'angine de poitrine A. — De même qu'il y a lieu de distinguer dans le domaine des maladies du cœur en général les maladies propres à l'individu (cardiosclérose et sclérose aortique), les maladies adventices dues à des infections variées (cardiartérites, aortites) et les maladies dues aux toxiques lents, expérimentaux (athérome cardiaque ou aortique) ; de même, pensons-nous que l'angine de poitrine varie quant à la cause, la forme, le pronostic, le traitement, selon qu'il s'agit d'accès survenant dans ces trois cas particuliers. Il est, en effet, de la plus grande importance de savoir qu'à côté des manifestations cardiaortiques de la sclérose pure, il y a place pour les aorto-coronarites où la syphilis joue un si grand rôle, pour l'athérome sénile où les réactions sont moins aiguës et moins douloureuses. Telles sont les raisons pour lesquelles nous sommes obligé, en conformité de notre classification des maladies du cœur, de décrire non une angine de poitrine, mais trois angines de poitrine que nous désignerons, pour la clarté du texte, par les angines A, B et C et qui, en raison de leur pathogénie variée, décideront d'une symptomatologie, d'un pronostic et d'un traitement tout différents dans les trois cas. L'angine A représente celle de la cardiosclérose. L'angine B (cardiartérites) et l'angine C (cardiathérome) trouveront leur place dans le chapitre réservé à ces deux syndromes.

L'angine de poitrine A est la maladie de la cinquantaine par excellence. C'est celle de la cardiosclérose. Nous avons dit que cette affection n'était pas, à proprement parler, une complication de la cardiosclérose, mais l'extension pure d'un défaut de tonicité du myocarde dont l'expression la plus simple est le bruit de galop. La tendance actuelle est, en effet, d'attribuer à la distension aiguë du ventricule la cause première de l'angine de poitrine.

Merklen, P. Tessier et Mackensie ne voient dans l'accès douloureux que la distension brusque des parois du ventricule gauche qui n'est plus adapté à l'effort demandé. On conçoit aisément *a priori* que le myocarde, dont la tonicité est amoindrie dans ses attributs essentiels : la contractilité et l'élasticité, proteste par la douleur contre la distension « d'effort » qu'il ne peut plus accomplir normalement. Il est une règle générale qui commande la pathogénie de la douleur : c'est que tout organe soumis à une distension brusque réagit au prix d'une douleur laquelle disparaît lorsque la résistance musculo-élastique est vaincue, que l'organe de la distension est arrivé à la période de dilatation et qu'il renonce à la lutte. Aussi les réactions douloureuses causées par la colique hépatique, vésiculaire, la distension de la vessie par une rétention aiguë d'urine sont-elles moins vives lorsque ces viscères ont subi, de par le temps, une parésie de leurs parois. Aussi encore, voit-on disparaître aisément l'accès angoreux lorsque le cœur se dilate et que l'hypertension ventriculaire a fait place à l'insuffisance mitrale fonctionnelle. C'est ce qui arrive enfin lorsque le scléreux parvient à la période d'asystolie. En ce cas, s'il a pu franchir l'étape combative, où il était guetté par l'angor pectoris, il a bien des chances d'en éviter les accès, lorsque avec la dilatation cardiaque est advenue la baisse de la tension artérielle.

C'est qu'en effet, dans cette forme d'angine de poitrine liée à la cardiosclérose, il faut toujours compter avec l'hypertension et le facteur rénal. Nous verrons plus tard qu'il en sera tout autrement lorsque nous étudierons les angines B et C où la tension peut jouer un rôle moins considérable et même se tenir à la normale.

Autour de sa théorie, MERKLEN a rallié un certain nombre de faits cliniques capables d'en faire une éclatante démonstration. Ici il rapporte l'histoire suggestive d'un malade de FRAENKEL, un débardeur de la Sprée, qui, voulant un jour par pure fanfaronnade augmenter la charge qu'il portait habituellement sur ses épaules, fut pris subitement d'angine de poitrine et succomba. Là, il rapporte un exemple qui lui est personnel, d'un bûcheron qui, sans être atteint d'une forme d'angine mortelle, présentait un accès angoreux lorsqu'il était obligé de redoubler d'effort et au moment où il allait terminer son travail.

Les exemples du « cœur forcé douloureux » abondent dans la clinique de la cardiosclérose et l'on peut dire que toute distension brusque d'un cœur entaché de sclérose myocardique, toute hypertrophie ventriculaire de cet ordre peut donner lieu à l'accès brusque d'angine de poitrine, sous l'influence du travail demandé.

Bien que très rationnelle, généralement admise aujourd'hui, basée sur les propriétés mêmes du myocarde et les caractères lésionnels que le muscle présente à l'état pathologique, cette théorie de MERKLEN n'a pas rallié tous les auteurs.

Laissant à dessein de côté, pour y revenir plus tard, les théories basées sur les réactions de l'aorto-coronarite et de l'athérome, nous nous contenterons de signaler les trois théories névritique, coronarienne et rénale, lesquelles, nous allons le voir, loin d'être dissidentes, ne font que corroborer la première en ajoutant ce qui manque à la théorie de l'insuffisance ventriculaire gauche.

Lanceraux rattachait l'accès douloureux à une névrite du plexus cardiaque. L'auteur a rapporté deux cas de propagation non douteuse du processus sclérogène du cœur, de l'aorte, de la plèvre au plexus cardiaque. Cette théorie de Lanceraux, adoptée par Peter et Potain, mérite d'être prise en sérieuse considération. Il est en effet une loi générale, laquelle n'est jamais en défaut, et qui consiste en ce fait que, lorsqu'un organe est atteint de sclérose, il y a toujours plus ou moins accusée une propagation du processus scléreux aux nerfs du voisinage. Anatomiquement, il paraît difficile d'admettre une sclérose myocardique sans lésion, superficielle ou profonde, périphérique ou centrale, des filets du plexus cardiaque imbriqués dans la gangue de sclérose. Qu'il y ait névralgie ou névrite, que le périnèvre soit atteint profondément ou léché seulement par le processus scléreux ou dégénératif, il y a toujours, peu ou prou, participation pathologique du nerf au tissu musculaire dont, physiologiquement du reste, il suit toutes les vicissitudes. Lanceraux et Peter pensaient donc bien lorsqu'ils attribuaient, le premier surtout, la crise d'angor pectoris à une névrite du plexus cardiaque, et leur théorie, loin de se mettre en opposition avec la théorie myocardique de Merklen, la complète. Si l'une explique bien le pourquoi de la douleur, il était surtout réservé à l'autre de nous en donner le comment.

Telle est aussi la manière de voir de Brault, qui pense avec nous que, dans un foyer de sclérose, il faut compter non seulement avec le tissu musculaire, mais simultanément avec les artères et le tissu conjonctif. Au reste, notre classification de la cardiosclérose repose aussi sur le principe de l'extension du processus scléreux du cœur au péricarde, à la plèvre, au médiastin, et nous verrons que s'il est possible de décrire des péricardites chez les brightiques, des pleurésies chez les cardiaques, il est plus rationnel de comprendre dans un même processus pathogénique, et dans l'espèce, dans la propagation du processus sclérogène, les états péricardiques, pleurétiques, médiastiniques qui accompagnent la sclérose myocardique.

Bonne note doit être également prise de la théorie coronarienne :

Potain, Huchard ont défendu la théorie vasculaire ou coronarienne. D'après eux, toute atteinte coronarienne a pour effet une sténose du vaisseau suivie d'une ischémie du myocarde. Il se produit de la sorte une diminution de la fonction du myocarde, une « miopragie » caractérisée par une sorte de crampe douloureuse semblable à celle qui se produit dans la claudication intermittente.

Cette théorie est inattaquable dans son principe, et il est indéniable que dans l'angine de poitrine il existe le plus souvent une lésion des coronaires qui peut, suivant la nature de la lésion (sclérose, artérite, athérome), sclérose dans notre cas particulier, marcher de pair avec une oblitération parallèle de la lumière du vaisseau. C'est le fait surtout de l'angine que nous étudions, où le myocarde est privé de sa nutrition par suite de la sclérose des coronaires. Mais l'élasticité myocardique peut se trouver en défaut sans que pour cela il y ait atrésie complète des coronaires. Tels sont les cas rapportés par Déjerine, Auscher, etc., dans lesquels, à l'autopsie des malades ayant succombé à l'angine de poitrine, les coronaires étaient absolument saines. D'autre part, on a rapporté des cas de lésions coronariennes sans crises angoreuses pendant la vie. Tels sont les faits signalés par Auscher et Pilliet parmi les vieillards de l'hospice d'Ivry chez lesquels on a rencontré, à titre de pure trouvaille nécropsique, de belles plaques d'athérome obstruant les coronaires.

Il résulte de ces considérations que, quelle que soit du reste la forme d'angine de poitrine que nous envisagions, la lésion coronarienne ou aorto-coronarienne existe généralement, et plus ou moins dissimulée suivant la prédominance des lésions du myocarde ou des coronaires. Il peut y avoir en effet une dissociation des lésions suivant que le myocarde subit la sclérose primitive en tant que tunique artérielle moyenne, ou suivant que, considéré comme viscère, il subit la dystrophie consécutive à la lésion coronarienne. Dans le premier cas, la lésion coronarienne passe au second plan; dans le deuxième, elle devient un facteur de premier ordre. Mais il n'en est pas moins établi que, quelle que soit l'origine visible de la dystrophie du myocarde, toutes les angines de cet ordre se ramènent, en dernier lieu, à l'impuissance myocardique. Il en résulte aussi que dans toutes les angines de poitrine, si l'on veut être fixé sur la nature de l'accès, sur son caractère scléreux, spécifique, athéromateux, il faut avant tout établir les causes de la crise, la réaction artérielle qui varie selon chaque cas particulier. Autant varient ces facteurs, autant variera le pronostic, et autant variera le traitement. Et nous croyons être en droit de dire que ce qui a entretenu la confusion pathogénique de l'angine de poitrine, c'est que l'on a toujours unifié dans la même théorie éclectique une maladie qui reconnaît en réalité des causes différentes et se comporte différemment selon les cas.

Or, en lisant la description de POTAIN et de HUCHARD, nous sommes surpris de voir que le qualificatif de coronarite est appliqué communément à la sclérose des coronaires, à l'athérome coronarien, alors qu'un abîme les sépare.

D'autres auteurs, dans l'impossibilité où ils étaient d'expliquer tous les cas de mort par obstruction des coronaires, ont invoqué le spasme de ces vaisseaux artériels dans l'angine de poitrine :

NOTNAGEL a créé le type d'angine vaso-constrictive. GIOVANNI, GALLI, PAL et HUCHARD même ont invoqué la nutrition brusquement supprimée dans le myocarde comme facteur étiologique des accès de ce genre. Mais de tels faits sont loin d'être établis et l'on est toujours en droit de se demander pourquoi le cœur dans ces cas continuerait à battre avec un rythme aussi régulier que si son irrigation était normale. Malgré tout, il est au moins intéressant de rapprocher cette vaso-constriction coronarienne du mode d'angiospasme que l'on adopte généralement dans la période préscléreuse des artères du glomérule rénal.

Rondot, Gilbert, Garnier enfin, ont invoqué, pour expliquer la crise angineuse, l'imperméabilité rénale des néphrites urémigènes. Ce n'est qu'un cas particulier de la polysclérose viscérale, et toujours en effet il y a, par rapport au cas que nous étudions, moins un rapport de cause à effet, que pure contemporanéité entre les lésions du cœur et celles du rein.

Au résumé, l'angine de poitrine que nous venons d'étudier résulte d'une impuissance myocardique du ventricule gauche soit primitive, soit consécutive aux lésions de la tunique moyenne des coronaires. La crise éclate à l'occasion de la distension brusque du myocarde dystrophié, sous l'effort demandé et avec la participation le plus souvent lésionnelle des filets du plexus cardiaque. Sa caractéristique est d'être liée à l'hypertension, à l'imperméabilité rénale, à la cardiosclérose.

Description de l'accès. — La symptomatologie de l'accès d'angine de poitrine se trouve en tout point d'accord avec la pathogénie de l'insuffisance myocardique à laquelle nous nous sommes franchement rallié. C'est brusquement, à l'occasion d'un effort, d'une marche contre le vent, que débute l'accès. Le malade est pris tout à coup d'une douleur rétrosternale poignante, atroce, enserrant la poitrine dans un étau, une griffe de fer. La douleur ne reste que rarement limitée dans la région sternale, elle irradie dans la sphère du plexus brachial, le plus souvent vers le bras gauche, sur le bord cubital des deux derniers doigts de la main gauche, parfois de la main droite. Elle possède aussi des radiations dans le domaine du plexus cervical, le cou, le lobule de l'oreille, la mâchoire inférieure, dans le domaine du spinal (trapèze, masséter) et dans celui du glosso-pharyngien (gorge, larynx). Parfois l'angine peut être « renversée » et débuter par le bras (Potain). Plus rarement existent des irradiations vers l'épigastre, le canal déférent, cas qu'il conviendrait de reporter plutôt aux lésions de l'aorte thoracique. Nous avons donné de l'accès l'interprétation anatomique qu'il convient en rappelant que le nerf cardiaque inférieur gauche se jette dans le ganglion cervical inférieur, lequel a des connexions très étroites avec les deux dernières paires cervicales et la première dorsale. D'autre part, le plexus brachial est formé par la conjonction des quatre dernières cervicales et de la première dorsale et le ganglion cervical communique avec les divers étages de la moelle par un cordon du sympathique et le nerf vertébral de Fr. Franck. On comprend ainsi que l'excitation douloureuse puisse se transmettre à la corne postérieure du côté opposé à travers la commissure grise pour créer l'irradiation douloureuse droite. Enfin, les radiations spinales et glosso-pharyngiennes de la douleur trouvent leur explication dans les filets anastomotiques que le pneumogastrique reçoit du spinal et du glosso-pharyngien. Rien d'étonnant après cela que la sommation des excitations survenues dans la région du plexus cardiaque ne soit suivie d'excitations centripètes vers la région bulbaire qui, à son tour, les renvoie sous forme centrifuge dans la région précordiale superficielle, non sans les avoir transmises au cerveau qui en a la perception mentale. Si le cœur constitue le récepteur le plus sensible, enregistrant avec la plus extrême sensibilité les impressions périphériques, le cerveau d'autre part est l'organe le mieux placé pour en contrôler les diverses modifications pathologiques. Aussi l'accès physique se double-t-il d'un accès moral, d'une angoisse indéfinissable. A la sensation de la douleur s'ajoute le sentiment de la vie qui s'éteint. Aucun raisonnement, aucune parole, aucune consolation ne peut empêcher le malade en mal de crise de rester seul avec sa douleur. L'activité cérébrale reste un instant suspendue, il y a pause de toute la vie intellectuelle, et toutes les facultés sont résumées en une seule : la concentration de tout le cerveau pensant sur le drame intense qui se déroule et dont il attend anxieusement le résultat.

Pronostic. — Si l'accès doit se terminer favorablement, le retour à la santé est amené par une miction abondante, des éructations répétées, un érythème thoracique (Gilbert et Descomps), une détente critique en un mot de tous les phénomènes sympathiques. C'est le calme après l'orage. Parfois il reste après l'accès une hyperesthésie de la région antérieure du thorax et de la région mammaire. Dans la forme particulière que nous étudions, on voit des cas heureux où l'angine de poitrine, après le retour agressif de quelques accès, disparaît avec le calme, le repos, l'immobilisation prolongée et les toniques du cœur. C'est le fait de tous les malades au « cœur forcé » chez qui le repos « forcé » amende facilement les phénomènes douloureux. C'est encore le cas de tous ceux qui, après avoir subi plusieurs crises d'angor, tombent un jour dans la période d'insuffisance fonctionnelle, d'asthénie cardiaque, d'asystolie, et voient, à la faveur de la dilatation passive du cœur, leurs crises disparaître.

Mais souvent le pronostic de cette forme d'angor est des plus sombres. Les accès se répètent plus souvent et deviennent subintrants. La moindre cause les provoque : le fait d'un repas plus copieux, de se coucher dans des draps froids (angor du décubitus), de se laver (angor de toilette) ; la moindre émotion physique ou morale, tout est prétexte à déclanchement de la crise chez un sujet envahi par l'habitude morbide signalée par Merklen, devenu « anginophobe » et ne vivant plus que de la crainte perpétuelle d'un retour agressif de la crise. Enfin, le malade peut succomber un jour, soit à la suite d'une crise, soit subitement, et joue de la sorte le dernier drame de cette douloureuse et poignante affection.

Diagnostic différentiel avec les angines de poitrine atypiques. — Nous ne confondrons pas l'angine de poitrine A, d'origine scléreuse, avec les angines similaires B et C, que nous étudierons au chapitre des cardiartérites et de l'athérome cardio-aortique.

Nous saurons aussi faire la distinction qui existe entre l'angine de poitrine vraie et les angines de poitrine atypiques, nous voulons dire non lésionnelles. Nous n'avons pas à décrire *in extenso* ces pseudo-angines de poitrine qui nous entraîneraient hors de notre sujet, mais il importe de savoir qu'il en existe trois grandes classes que, pour la commodité de la description et eu égard aux angines major, l'on peut subdiviser en : *a*) angines nerveuses ; *b*) toxi-infectieuses ; *c*) mécaniques ou réflexes.

Les angines atypiques. — 1° L'*angine* a *d'origine nerveuse* va depuis l'angine qui repose sur une base anatomique jusqu'à celle où la névrose s'étale dans toute sa symptomatologie.

Il y a donc les angines des tabétiques, des paralytiques généraux, lesquelles sont souvent liées à l'aortite si fréquente chez les syphilitiques ; celles des basedowiens, des hystériques, des angiospasmodiques chez lesquels les crises se produisent particulièrement la nuit, et sont souvent précédées d'aura épileptiforme.

2° *L'angine* b, *toxi-infectieuse.* — C'est le cas des infections n'ayant pas adultéré le système artériel (grippe) ou des intoxications multiples (tabac, alcool, café, thé), ou des affections diathésiques intoxicantes (goutte, obésité, diabète). L'accès d'angor tabagique résulte ou d'une vaso-constriction des coronaires (Huchard) ou plutôt d'une distension cardiaque (Gibson, Merklen, Letulle). Souvent il est accompagné de tachycardie, d'arythmie, de vertiges, de bourdonnements d'oreilles. Il ne faut pas cependant, en présence d'un accès supposé dû au tabac, trop se laisser influencer par cette considération causale, car il a été donné à des observateurs tels que Merklen de voir dans des cas semblables survenir la mort due en réalité à une lésion des coronaires. Quant à l'angor produit par l'obésité, — et les cas en sont fréquents à la cinquantaine, — il faut les attribuer à la dilatation du cœur, facile à cet âge.

3° *L'angine c, mécanique ou réflexe.* — C'est le cas de la dilatation de l'estomac, du côlon, des troubles gastro-hépatiques, de la colite membraneuse, des ptoses viscérales qui aboutissent par suite du refoulement du dôme diaphragmatique, à la distension aiguë du cœur. Une mention spéciale doit être accordée à l'aérophagie, à la présence d'une grosse poche à air stomacale ou d'une dilatation intestinale pour le déterminisme des accès d'angine de poitrine fausse. « Un de nos malades se croyait atteint d'une angine de poitrine d'origine aortique. De fait l'accès en épousait la plupart des caractères : douleur dans l'avant-bras gauche, douleur se produisant pendant la marche, et cessant, au dire du malade, dix minutes environ après le repos. Mais l'examen clinique, que confirma la preuve orthodiagraphique, révélait l'intégrité absolue du cœur et de l'aorte. Par contre une grosse poche à air stomacale, une dilatation importante du côlon avaient déterminé un refoulement de la coupole diaphragmatique et du cœur, dont la pointe était relevée vers le troisième espace intercostal gauche, pour déterminer cette crise angoreuse d'ordre gastro-intestinal.»

Parfois, il est peut-être malaisé d'établir un diagnostic différentiel. C'est quand chez un aortique, comme nous en avons vu des cas, existe en même temps une poche à air stomacale fort développée. Cette coexistence n'est pas rare en réalité chez les aortiques, car ce sont des malades qui, soit par le fait de leur nervosisme, soit par le fait des compressions du vague au niveau de l'aorte ectasiée, sont particulièrement aptes à faire de la dilatation gazeuse. Or, on ne peut dans ces cas que départager les causes de la responsabilité et faire, dans une juste mesure inspirée par la clinique, la part de ce qui revient à l'aorte et celle qui échoit à la poche à air.

Enfin, l'angine de poitrine atypique posséderait des caractères spéciaux : elle s'observerait à tout âge et ne serait pas augmentée par les émotions morales, elle aurait une durée plus longue que celle de l'angine vraie (deux à trois heures au lieu de quelques minutes). Elle offrirait une douleur précordiale plutôt que rétro-sternale, aurait peu d'irradiations, existerait aussi bien à l'état de repos que pendant la marche. Elle s'accompagnerait d'étouffements, et en cas de point de départ intestinal ou toxique présenterait soit un pouls petit, soit un pouls arythmique sur la signification duquel on se tromperait peu. Le pouls de l'angine vraie, au contraire, à part l'extrasystole et parfois des accès alternatifs de tachycardie paroxystique, de bradycardie, ou de pouls alternant, présente le plus souvent une régularité constante. Encore y a-t-il lieu de discuter la valeur absolue de ces signes différenciels et nous avons vu que l'un ou l'autre pouvait se trouver en défaut ou manquer de base sérieuse d'interprétation diagnostique.

Causes de l'angine de poitrine A. — Nous ne pouvons que revenir sur ce qui a été dit : que cette forme est, comme la cardiosclérose dont elle émane, la rançon des fautes alimentaires, de l'usage immodéré de l'alcool aliment, se séparant par là même des angines infectieuses B, celles-ci les plus fréquentes à vrai dire, puisqu'elles comportent à elles seules la grande majorité des cas, et des angines toxiques C qui feront l'objet d'une étude particulière.

Parmi celles de la dernière classe, une seule pourrait réclamer droit de cité dans le chapitre de la cardiosclérose, c'est l'angine de poitrine saturnine. A cela, il y a une raison : c'est que le poison saturnin se comporte dans l'organisme ainsi que le ferait l'abus alimentaire. Il est d'observation courante de voir des saturnins présenter en effet de la néphrosclérose suivant l'évolution, et sujette aux complications de la cardiosclérose typique.

Nous aurions, pour terminer la liste de la sclérose cardiaque, à décrire les dégénérescences graisseuses du cœur, les thromboses cardiaques, les infarctus du cœur, l'anévrisme, la rupture du cœur, puis, par la suite, les thromboses et ruptures de l'aorte, mais ces maladies se rangeront à côté d'autres (cœur obèse, goutteux, diabétique, sénile) pour prendre place dans le syndrome « cardiathérome», car c'est bien là qu'elles se rencontrent dans la grande généralité des cas.

II. — Les incidents aortiques de la cardiosclérose.

La sclérose aortique. — Cette affection est en tous points identique à la cardiosclérose. Elle possède la même pathogénie et résulte comme elle de l'abus quantitatif et qualitatif des aliments, de l'adjuvance de l'alcool pris en quantité immodérée, de la goutte, du diabète, des maladies d'hépatisme ou d'hépatéisme. Il convient de joindre à cette liste et pour les mêmes raisons que dans la cardiosclérose, l'intoxication saturnine.

A l'*examen anatomique,* l'aorte peut être considérée comme un prolongement anatomique du cœur. Elle subit, de même que cet organe, dans une première période, l'hypertrophie de ses parois ; il existe un premier degré d'hypertrophie aortique caractérisée par une augmentation des fibres musculaires élastiques de la tunique moyenne, et dans une deuxième période, un stade régressif et dégénératif constitué par une atrophie de ces fibres musculo-élastiques, à laquelle se joint la sclérose conjonctive. On peut toujours discuter sur la question de savoir si la lésion vasculaire débute par la tunique moyenne ou la tunique interne, car il existe des lésions de l'une et de l'autre de ces tuniques. La tunique interne présente en effet le plus souvent des lésions analogues à celles de l'athérome aortique : plaques jaunâtres d'abord, puis dures, cassantes, puis ulcérations plus ou moins étendues. Mais cette lésion n'est apparemment qu'une lésion dystrophique secondaire consécutive à l'artériosclérose contemporaine des vasa-vasorum qui alimentent l'aorte.

Bien des raisons plaident encore en faveur de l'adultération primitive de la tunique moyenne de l'aorte. Cette tunique, de même que celle du cœur, est la tunique de l'hypertension artérielle et on s'expliquerait mal que dans l'affection hypertensive que nous décrivons, elle ne soit pas la première intéressée. La conséquence de la force exagérée qu'est obligée de déployer l'aorte pour vaincre les résistances périphériques, est que le vaisseau aortique offre toujours la consistance d'un tube rigide, dur, parcheminé et, à la coupe, rigide et cassant. Or, ces attributs ne peuvent pas s'expliquer sans la sclérose primitive de la tunique moyenne de l'aorte. Enfin, il ne faut pas s'attendre dans la cardiosclérose aortique à rencontrer des dilatations considérables, des anévrismes qui sont le propre des aortites, et il importe d'ores et déjà de signaler la différence qui sépare ces deux modes de réaction vasculaire.

Ce n'est pas cependant que la tunique interne et externe ne puissent pas participer au processus scléreux et nous verrons même ce processus envahir de proche en proche le péricarde, la plèvre, le médiastin, les nerfs même du plexus cardiaque.

Symptômes de la sclérose aortique. — Il faut encore s'attendre dans cette description sommaire à retrouver les symptômes de la cardiosclérose : l'hypertrophie de l'aorte est caractérisée par une exagération de son diamètre transversal ou de la corde.

A la *percussion*, la matité en cimier de casque de Potain peut aller jusque 6,8 centimètres, débordant le sternum à droite, mais n'acquiert jamais la dimension des grandes ectasies aortiques. Le sinus aortique est surélevé, les battements de la clavière droite facilement perçus.

A l'*auscultation*, on entend un retentissement diastolique en coup de marteau qui diffère ainsi du timbre clangoreux de l'athérome aortique et qui est particulièrement significatif de l'exagération de tension artérielle. L'auscultation peut même révéler un dédoublement du premier bruit aortique, sorte de galop systolique révélé par Potain, identique à celui du ventricule. Par contre, lorsque décroît la pression artérielle, il peut, de même encore que pour la cardiosclérose, se développer un souffle d'insuffisance aortique fonctionnelle.

A l'*examen radiographique*, on trouve à gauche et en arrière de la ligne médiane une saillie à contours cerclés, sinueux, animée de battements et due à la dilatation de l'aorte. En même temps, on peut relever sur le cliché une augmentation du diamètre transversal de la crosse qui peut aller jusque 8 centimètres, de l'aorte ascendante et de la corde qui peuvent s'inscrire à 4,5 centimètres et plus, mais qui ne sauraient non plus atteindre les diamètres de la grande ectasie des aortites (fig. XX).

Ces signes, sur lesquels nous nous sommes suffisamment étendu au chapitre de l'auscultation, se complètent par les signes objectifs qui sont de tout point identiques à ceux de l'artériosclérose :

La *douleur* de la sclérose aortique est surtout une douleur en barre, rétro-sternale, transversale, parfois angoissante et due pour une grande part à la participation des nerfs du plexus cardiaque au processus scléreux.

L'*angine de poitrine* de la sclérose aortique est à l'angine A de la cardiosclérose ce qu'anatomiquement l'aorte est par rapport au cœur. Or, l'aorte est lésionnellement incorporée au cœur et l'on serait autorisé de dénommer cardio-aorto-sclérose le même processus scléreux qui unit les deux organes.

La *dyspnée* relève de l'existence ou du réflexe périaortique ou d'une complication rénale, et l'on peut voir, à l'occasion de l'imperméabilité du rein, éclater dans le même champ pulmonaire, tour à tour la dyspnée simple, la dyspnée asthmatiforme, le Cheyne-Stockes et l'œdème aigu du poumon. Or, ce phénomène de dyspnée peut fort bien ne pas exister dans les aortites, dans l'athérome aortique, où les lésions peuvent être parcellées et ne pas être accompagnées d'hypertension, d'imperméabilité rénale, laquelle est le plus souvent à la base de la dyspnée scléro-aortique que nous étudions ici.

La maladie d'Hogdson. — Si la dilatation aortique se complique de lésions valvulaires, on a dès lors la maladie d'Hogdson. Bien que cette affection ne soit pas spéciale à la sclérose cardio-aortique et qu'elle puisse se rencontrer également et le plus souvent dans l'aortite et même l'athérome chronique, elle présente eu égard à ces affections des caractères qui différencient totalement l'insuffisance aortique artérielle de l'insuffisance aortique valvulaire. Il pourra, dans la maladie d'Hogdson, se produire un souffle systolique, même diastolique, possédant le siège et la direction du souffle endocardique ; on pourra même avoir un roulement de Flint, mais généralement le souffle artériel est plus dur, moins aspiratif que le souffle endocardique. De plus, on reconnaîtra facilement l'insuffisance aortique artérielle par la coexistence des signes révélateurs qui nous ont été fournis par la percussion (élévation du sinus, de la sous-clavière), l'auscultation, l'examen radiographique, l'hypertension, les signes subjectifs (douleurs angineuses, dyspnée, œdème aigu du poumon) sur lesquels nous n'avons plus à revenir.

De la thrombose aortique, des embolies, de la rupture même de l'aorte, nous n'avons rien à dire, car ces complications nous paraissent relever plus facilement des aortites et surtout de l'athérome aortique que nous verrons en leur temps.

III. — Les incidents péricardiques de la cardiosclérose.

Par cette dénomination, nous avons en vue, non les péricardites des toxi-infections, non les états péricardiques de l'athérome cardiaque que nous étudierons dans le chapitre suivant, mais les états péricardiques que l'on dénomme improprement « péricardites brightiques ».

A l'*examen anatomique*, la séreuse du péricarde contient le plus souvent une couche de fibrine avec amas embryonnaires, en même temps que l'on remarque des bandes de sclérose du tissu conjonctif.

Deux théories ont vu le jour au sujet de la pathogénie de cette affection:

La *théorie infectieuse*, défendue par Talamon, Lécorché, s'appuie sur cette considération que l'intoxication urémique offre une tendance favorable au développement des germes infectieux, le pneumocoque surtout, fait souvent contrôlé du reste par l'examen anatomo-pathologique.

Il existe bien, en effet, des péricardites chez les brightiques, mais ces états aigus d'origine infectieuse sont accidentels, se développant de même que les infections diabétiques sur un terrain préparé à l'ensemencement des germes pathogènes. En aucune façon on ne peut induire de ces cas particuliers à la généralité des cas.

La *théorie dyscrasique*, défendue par Merklen, Chatin, Widal, veut que la péricardite soit imputable aux déchets uréiques retenus dans le milieu sanguin grâce à l'imperméabilité rénale. Cette théorie, aidée par celle que nous soutenons de la propagation de la sclérose du cœur au péricarde, paraît la plus acceptable, et nombre de faits plaident en sa faveur. Ce sont : le caractère sanguinolent du liquide, sa latence fréquente, le peu de phénomènes réactionnels, la coexistence de cette affection avec le cœur de Traube, le caractère adhérentiel des feuillets du péricarde au myocarde, la généralisation possible de ce processus à la plèvre, au médiastin.

Il existe donc dans la cardiosclérose, non une péricardite brightique, mais une sclérose du péricarde, dont l'inondation est facilitée par l'accumulation dans la séreuse, de l'eau et des principes azotés ou chlorurés en excès dans l'économie. C'est en ce sens que parlent encore les derniers travaux cliniques de Massary et Chatelin qui ont rapporté un cas où il existait dans le sang 4 gr. 20 d'urée et 6 gr. 40 dans le liquide péricardique. Barié a rapporté un cas analogue. Or, c'est précisément là ce qui fait la gravité de ces sortes d'épanchements péricardiques, lesquels le plus souvent se terminent par un désastre, survenant à brève échéance.

IV. — Les incidents médiastiniques de la cardiosclérose.

Les adhérences péricardiques peuvent se généraliser aux organes voisins, à la plèvre, au médiastin. Elles peuvent même s'exercer d'un viscère à l'autre, le foie, le péritoine, légitimant ainsi le nom de périviscérites donné par HUCHARD à cette sorte de généralisation.

Généralement les médiastinites ainsi dénommées sont des médiastinites infectieuses, tuberculeuses ou syphilitiques, et nous aurons l'occasion d'y revenir à la suite de l'étude des cardiartérites.

Nous ne visons ici que les adhérences par propagation qui, chez un cardioscléreux de 50 ans, peuvent compliquer, comme nous l'avons vu pour les adhérences pleurales, la sclérose cardio-rénale. La compression de la veine cave supérieure ou inférieure, l'asystolie rapide peuvent être des éventualités redoutables de cette complication. Or, ces adhérences médiastino-pleuro-cardiaques d'origine fibro-scléreuse ne sont pas nécessairement dues à des infections anciennes et il faut compter aussi avec la cardiosclérose originelle, en dehors de toute toxi-infection étrangère.

V. — Les incidents pulmonaires de la cardiosclérose.

Si la dyspnée est le facteur essentiel de ces incidents, et si simple qu'en paraisse la signification, il n'est pas moins vrai qu'elle relève de facteurs multiples. La tendance actuelle est de rapporter tous les cas de cette nature à une insuffisance du ventricule gauche ; nous allons voir combien nous paraît insuffisante cette manière de voir. Nous savons que la viscérosclérose n'est pas une, qu'elle n'est qu'un des anneaux d'une chaîne de la polysclérose qui a envahi tous les viscères de l'économie. Le poumon, un des premiers, reçoit le contre-coup du processus scléreux.

Or, le rôle physiologique du poumon est double : il possède le rôle d'hématose et le rôle d'élimination. On comprend aisément que l'hématose se fasse difficilement dans un champ pulmonaire modifié de la sorte, et où la pression atmosphérique n'a plus la force nécessaire pour faire pénétrer, par voie d'endosmose, l'oxygène dans les alvéoles pulmonaires. Quant à la deuxième fonction, le poumon n'élimine pas seulement l'acide carbonique et l'eau, mais nombre de substances pour lesquelles il possède un pouvoir de sélection. Il élimine normalement encore les principes azotés, et si l'on n'est pas encore bien fixé sur la nature des substances éliminées, on sait néanmoins que l'air expiré contient des substances toxiques qui entrent pour une grande part dans l'air confiné, ainsi que l'ont prouvé les expériences de Gavarret, Brown-Séquard, d'Arsonval, Armand Gauthier, Cadiot, Roger et récemment Courtade. C'est ainsi que Gavarret établit que l'animal placé dans une cloche de verre meurt avec 10 p. 100 d'acide carbonique dans un air expiré, tandis qu'il faut 30 p. 100 de ce gaz pour produire normalement la mort. Plus concluantes les expériences de Brown-Séquard et d'Arsonval qui, avec 15 cc. du liquide produit par la condensation de l'air expiré, tuent un animal. Si l'on fait respirer un sujet en face d'un papier buvard imprégné d'acide chlorhydrique, il se produit vite des cristaux de chlorure d'ammonium. D'autre part, si l'on fait traverser l'air expiré à travers le réactif de Nessler, celui-ci se trouble au bout de 100 expirations, et l'on trouve à l'analyse l'urée, l'urate de soude et l'ammoniaque. Il est probable même que le poumon supplée au rein dans une notable mesure. De même que cette glande, il possède la structure anatomique des glandes sécrétoires et excrétoires: épithélium pavimenteux dans les alvéoles et les bronches acineuses, cylindrique dans les bronches lobulaires; de même aussi il sécrète, puis excrète nombre de produits, même d'essence azotée, qu'il transforme pour mieux les éliminer et les rejeter finalement dans l'air atmosphérique.

On conçoit encore facilement combien cette fonction se trouve en défaut dans une affection telle que la cardiosclérose, où, grâce à l'imperméabilité rénale, nombre de principes uréigènes se trouvent retenus dans le milieu sanguin. Ces déchets dès lors cherchent leur voie d'élimination par le poumon. Or, ici encore, la pression exercée par les bronches acineuses et le lac sanguin aréolaire se trouve en état d'infériorité par rapport à la pression atmosphérique et n'a plus la puissance nécessaire à l'exosmose régulière des produits éliminables. L'équilibre osmotique respiratoire se trouve en défaut et ce facteur, venant s'ajouter à celui du manque d'hématose, contribue à favoriser la dyspnée. Pour suppléer au défaut d'hématose et à l'insuffisance de l'élimination pulmonaire, le malade dès lors se voit obligé de multiplier le nombre de ses respirations et la polypnée se trouve ainsi à la base de toutes les dyspnées. Or, si nous étudions ces dyspnées du simple au composé, nous verrons que la même nature pathogénique domine dans toute la hiérarchie depuis l'emphysème pulmonaire jusqu'à l'accès le plus aigu d'œdème pulmonaire.

L'emphysème pulmonaire. — L'emphysème pulmonaire constitue l'étape la plus rudimentaire, mais la plus constante des dyspnées toxiques. Il est de notion courante que tout malade qui entre dans le cabinet du médecin et qui est atteint d'artériosclérose est toujours un emphysémateux et souvent un emphysémateux porteur de râles bronchitiques dus à la rétention contemporaine soit de l'urée, soit des chlorures. Si l'on ausculte la poitrine, on entend, à la base pulmonaire surtout, des râles fins qui, avec la respiration humée qui les accompagne, donnent déjà la révélation première de la cardiosclérose. On peut à 50 ans être emphysémateux pour d'autres raisons, on peut avoir en particulier de l'emphysème constitutionnel; l'emphysème peut même se compliquer de bronchite alvéolaire, voire même quand le cœur fléchit, de congestion des deux bases pulmonaires, mais on peut admettre, en thèse générale, que tout malade qui n'a pas de raison d'être un emphysémateux est plus qu'un poussif ou du moins est un poussif dont le cœur est touché par la cardiosclérose.

Ce sont ces malades qui ont pour habitude de demander au médecin qu'ils doivent consulter et avant la consultation à quel étage il habite, s'il y a un ascenseur dans l'immeuble. Ils montent assez facilement le premier étage, mais s'ils sont obligés de franchir le deuxième, ils étouffent en même temps qu'ils ont le plus souvent une sensation de constriction et barre thoraciques. Ce sont en même temps des dyspnéiques blancs qui présentent les réflexes sympathiques bien décrits par François FRANCK.

La dyspnée aiguë. — La dyspnée aiguë constitue la deuxième étape dans la hiérarchie des dyspnéisants. Subitement, la nuit, le malade se réveille, se lève en proie à un étouffement, une soif d'air, en même temps qu'il éprouve une sensation d'angoisse précordiale. La respiration est costale, diaphragmatique, le pouls fréquent. Cette étape est souvent précurseur de crises plus aiguës.

La *dyspnée asthmatiforme aiguë* est le troisième degré des dyspnées toxiques. A la suite d'un effort, d'une fatigue, d'une maladie infectieuse (grippe) et surtout d'un écart de régime, le malade est en proie, nuitamment surtout, à une oppression vive. Il est pâle, couvert de sueurs, angoissé, ne peut ni prononcer une parole ni avaler une gorgée de liquide. S'il est couché, il se lève brusquement et attend anxieux, dans l'orthopnée, la fin de la crise. A l'auscultation, on entend une pluie de râles sous-crépitants à la base, le cœur bat précipitamment, le pouls est fréquent, petit, parfois arythmique, et les signes réunis de la dilatation des cavités droites du cœur donnent l'impression d'un état d'asystolie aiguë. Souvent le malade expectore des crachats spumeux, séro-albumineux, de coloration blanchâtre, mais qui peuvent être teintés de sang, de même que dans l'œdème aigu pulmonaire dont l'asthme n'est qu'une atténuation. Néanmoins, cette forme de dyspnée est souvent mortelle et le malade peut être emporté en quelques heures par les progrès de la dyspnée, l'asphyxie croissante et le défaut de résistance du myocarde. On ne confondra pas cet asthme symptomatique de la cardiosclérose avec l'asthme essentiel. L'âge du malade, l'absence d'accès antérieurs, d'antécédents familiaux, les signes de cardiosclérose, l'éclat tympanique du deuxième bruit qui s'entend à l'aorte chez les scléreux, à l'artère pulmonaire chez les asthmatiques vrais, l'imperméabilité rénale, la polyurie, l'albuminurie, les signes de rétention chlorurée (œdème), la tachypnée, la dyspnée à type inspiratoire avec spasme des muscles inspirateurs, l'expectoration spumeuse, saumonée, les râles de la base, les troubles circulatoires, l'arythmie, la tachycardie, les signes d'asystolie aiguë, de dilatation cardiaque pendant la crise, la chute de l'hypertension, l'hypotension maxima faisant contraste avec une élévation constante de la minima, l'existence de phénomènes sympathiques, sueur, refroidissement : tels sont en général les signes révélateurs de la grande crise asthmatique, celle qui peut emporter rapidement le malade.

La dyspnée toxi-alimentaire ou ptomaïnique. — Décrite par HUCHARD, niée par d'autres auteurs (VAQUEZ), elle possède les caractères précédents : spasme des muscles inspirateurs, polypnée, paroxysme nocturne. Elle relève des mêmes causes : l'imperméabilité rénale ; elle éclate dans les mêmes circonstances : l'abus alimentaire et surtout l'abus de viandes toxinifères ou des mets épicés. Elle est la rançon habituelle des dîners en ville, de l'usage même modéré des écrevisses, homards, langoustes, caviar, roquefort. Si le malade au cœur scléreux n'est pas pris à son retour d'un accès de dyspnée ptomaïnique ou asthmatiforme, c'est qu'un dieu le protège.

Le rythme de Cheyne-Stockes. — Ce rythme est une variante des autres dyspnées. Il est caractérisé par une série d'inspirations de plus en plus fortes (polypnée) jusqu'à un maximum d'intensité après lequel elles diminuent et finissent par une suspension en apparence complète de la respiration (apnée). Puis après une inspiration faible recommence une série de mouvements respiratoires de plus en plus forts. Le malade pendant le cours de la polypnée ramène la tête en arrière, relève les épaules, contracte les muscles inspirateurs. Il profite de la période apnéique pour se laisser aller au besoin irrésistible de dormir, puis se réveille brusquement, l'air hébété, angoissé au moment de la reprise respiratoire. Pendant la polypnée, on peut observer de la dilatation pupillaire qui ferait place au myosis dans la période apnéique.

Ce rythme a pour cause essentielle une inhibition du nerf vague sous l'influence de causes toxiques, ainsi qu'il se produit dans l'œdème aigu pulmonaire, mais, dans le rythme de Cheyne-Stockes, cette inhibition n'est que passagère et, après un arrêt momentané, la respiration reprend et rattrape en quelque sorte le temps perdu. Bien que cette affection relève surtout de l'hypertension et de l'intoxication urémique, il est admis qu'on peut la rencontrer dans les scléroses bulbaires, les états méningitiques, dans tous les cas où il y a participation lésionnelle ou fonctionnelle du pneumogastrique.

Ce rythme comporte toujours avec lui un pronostic sévère dont la gravité, de même que la durée, est proportionnée à l'étendue de la lésion et, dans l'espèce, au degré de l'imperméabilité rénale.

L'œdème aigu du poumon. — Avec cette affection, nous arrivons au dernier échelon des dyspnées toxiques. Subitement encore et à l'occasion des mêmes causes que pour l'asthme aigu pulmonaire, le malade est pris d'une oppression, d'une anxiété vive. Il met en jeu toutes les forces de sa poitrine, a de la tachypnée, une respiration qui peut aller jusqu'à 50 par minute, est assis sur le lit sans oser faire le moindre mouvement. Ses lèvres sont cyanotiques, les jugulaires sont turgescentes. L'oppression est parfois entrecoupée d'une toux quinteuse, déchirante, le malade rejette des flots de sérosité mousseuse rosée et chargée d'albumine. A l'auscultation, on entend une marée montante de râles fins (RENAUT) s'accompagnant d'un affaiblissement de murmure vésiculaire, et, à la percussion, d'une sonorité exagérée de la poitrine. En même temps, le pouls est fréquent, souvent arythmique, et l'on constate parfois de la stase hépatique, rénale, parfois de l'œdème instantané des membres inférieurs coïncidant avec une dilatation des cavités cardiaques, une asystolie aiguë.

Pathogénie de l'œdème aigu du poumon. — Nous mentionnerons brièvement sans nous y arrêter les théories qui ont été défendues relativement à la pathogénie de cette affection pour arriver vite à la mise au point qu'elle nécessite.

BRIGHT constate la diminution de l'albumine du sang.

GROSSMANN attribue l'accès à une crampe du ventricule gauche.

TONNEL, J. TEISSIER et GUINARD envisagent deux facteurs étiologiques principaux : l'intoxication sanguine et la réaction vaso-dilatatrice du vague.

CHÉMERY ajoute à ces principes l'hypertension et la rétention chlorurée.

HUCHARD table sur l'intoxication urémigène et admet

en même temps la périaortite produisant par voie réflexe une dilatation des artères pulmonaires.

Bouveret admet les troubles d'innervation vasomotrice dans la distribution pulmonaire du pneumogastrique.

Josué, Claude, Bouchard pensent que l'affection est due à une suractivité des surrénales.

Widal, Lemierre invoquent la rétention chlorurée et l'œdème purement mécanique qui en résulte.

Théorie de l'auteur. — La tendance actuelle est, avec Welsch, Frœntzel, Merklen, Vaquez, Lian, de rejeter la cause principale de cette affection, de même que pour l'angine de poitrine, sur le compte de l'insuffisance du ventricule gauche. Or nous pensons qu'il convient d'élargir la question au delà des limites de ce facteur étiologique. Il est deux arguments qu'il nous faut de suite invoquer en faveur de notre façon de voir : c'est d'abord que nombre d'insuffisances du cœur gauche, nombre d'asystolies ou de défaillances même aiguës de cette cavité ventriculaire, existent dans le cours de cardiopathies soit valvulaires, soit artérielles, sans qu'il s'ensuive nécessairement un œdème aigu du poumon. La deuxième raison est que nombre d'accès bien qualifiés d'œdème pulmonaire aigu existent avec un ventricule gauche absolument sain. Pour plus de clarté, et à l'appui de cette dernière assertion, nous allons essayer un classement du simple au composé des cas où se rencontre cette complication. Nous répartirons ces cas en trois groupes :

l'œdème pulmonaire aigu de cause mécanique, de cause infectieuse, de cause toxique.

Au premier groupe (mécanique) se rapportent l'évacuation rapide de la plèvre après l'opération de la thoracentèse, le tabès, la myélite ascendante, les périaortites, les rétrostases du rétrécissement mitral, et en particulier dans l'intoxication gravidique.

Au deuxième groupe reviennent les infections variées : rougeole, grippe, pleuro-pneumonie ; MERKLEN et CAUSSADE ont décrit les œdèmes aigus pneumococciques ; JOLTRAIN les a signalés dans la septicémie de même nature, GUILLAIN et LAROCHE ont observé un cas où la crise était l'unique manifestation d'une pneumopathie pneumococcique.

Au troisième groupe appartiennent les intoxications, l'alcoolisme aigu, les injections de sérum, les inhalations de nitrite d'amyle, la pilocarpine, la strophantine, l'adrénaline, l'iodure, les préparations arsénicales, et par-dessus tout la néphrosclérose avec ses poisons urémigènes. Tels sont au résumé les trois grands groupements dans lesquels se rangent toutes les causes d'œdème aigu pulmonaire et où il est facile d'établir *a priori* que le myocarde n'est pas toujours en défaut.

Or, quelle que soit la variabilité des facteurs étiologiques, tout accès se comporte toujours de façon identique, et si nous envisageons la crise dans son aspect général, toujours nous retrouvons la succession des phénomènes suivants : 1° une pneumoplégie aiguë ; 2° une inhibition paralytique du vague ; 3° une asystolie aiguë du cœur droit. Le poumon reste sidéré, et frappé dans ses deux propriétés essentielles, c'est-à-dire l'*hématose* et l'*élimination pulmonaire*. On comprend aisément, avons-nous dit, que l'hématose se fasse difficilement dans un champ pulmonaire où la pression atmosphérique n'a plus la force nécessaire pour faire pénétrer par voie d'endosmose l'oxygène dans les alvéoles pulmonaires : en ce cas, le poumon réagit par la polypnée et se trouve contraint de mettre à l'état de tension tous les muscles inspirateurs. Quant à la deuxième fonction, le poumon n'élimine pas seulement l'eau et l'acide carbonique, mais toutes les substances : toxines ou toxiques introduites ou retenues dans l'économie et qui cherchent par le poumon leur voie d'effraction. Dans un cas d'œdème aigu pulmonaire, Lesieur et Fromont ont pu trouver dans l'expectoration jusqu'à 0 gr. 87 0/00 d'urée.

Pour mieux établir l'importance de ces deux attributs pulmonaires dans la pathogénie de la crise, reprenons à la hâte chacun des cas précités. Il nous sera facile de nous convaincre par cette revue, que l'hématose et l'élimination pulmonaire se trouvent en défaut, et que leur importance, l'élimination surtout, s'accroît au fur et à mesure que, des causes mécaniques, on s'élève vers les causes infectieuses puis toxiques.

Dans le groupe des causes mécaniques : la thoracentèse produit l'immobilisation passive du poumon qui a perdu son pouvoir élastique. Le tabès, la myélite ascendante, les périaortites provoquent ou l'enclave ou l'inhibition du pneumogastrique. La rétrostase des affections mitrales ectasie le poumon. Dans tous ces cas, c'est surtout l'hématose qui apparemment se trouve en défaut.

Dans les infections, outre le défaut d'hématose, c'est le rôle d'élimination pulmonaire qui apparaît le plus clairement déficitaire, et l'on conçoit sans peine que les toxines de la rougeole, de la grippe, de la pneumonie provoquent à l'état de crise, et surtout si le rein est surmené ou surpris dans son pouvoir d'élimination, une inhibition du vague suivie d'inertie pulmonaire et d'une accumulation dans le poumon de toxines qui cherchent leur issue par cette voie.

Dans le groupe des intoxications, l'insuffisance de l'hématose et de l'élimination pulmonaire est encore plus évidente. On comprend d'une façon générale que l'alcool, le sérum, le nitrite d'amyle, la pilocarpine, la strophantine, l'adrénaline, l'iodure, l'arsenic puissent, dans certaines conditions d'insuffisance rénale ou pulmonaire, reproduire encore la note clinique que nous venons d'indiquer pour les infections, c'est-à-dire l'inondation pulmonaire suivie d'inhibition du pneumogastrique, du défaut d'hématose et d'élimination.

Mais, où l'insuffisance pulmonaire acquiert toute son acuité, c'est dans l'urémie. Encore dans ce cas interviennent des facteurs pathogéniques multiples. Il faut compter par-dessus tout avec l'inondation pulmonaire par la pléthore hydrique du milieu sanguin, par les substances urémigènes ou chloruriques retenues dans l'organisme et cherchant leur voie d'effraction dans le vaste champ d'épandage pulmonaire. Il faut compter aussi avec la diminution de l'aptitude fonctionnelle du poumon qui, en cas de néphrosclérose, présente toujours des lésions contemporaines d'emphysème. Dans ces cas, en effet, le poumon est plus ou moins sclérosé, les alvéoles pulmonaires sont distendues, leurs cloisons s'étirent, les éperons disparaissent, l'épithélium est altéré, les fibres élastiques perdent leur élasticité, les vaisseaux subissent le processus général de sclérose et le stroma conjonctif interlobaire subit la même transformation sclérogène. Des râles fins que l'on ne confondra pas avec ceux de la rétention chlorurée existent à l'état permanent.

Enfin, il faut faire la juste part dans la production de l'accès, de l'insuffisance, surtout si elle survient à l'état aigu, du ventricule gauche. Mais on le conçoit, la sclérose du myocarde n'est qu'un anneau de la chaîne de la sclérose générale. Dans ce cas, en effet, l'organisme craque de toutes parts; la sclérose se propage au rein, au poumon, au cœur pour constituer la cardiosclérose : en un mot, il y a « polyviscérosclérose ».

On comprend néanmoins que l'insuffisance ventriculaire gauche soit un facteur non négligeable de la crise d'œdème pulmonaire aigu, et que l'inertie ventriculaire dûment constatée à l'écran radiographique et ses signes : l'hypotension artérielle, la petitesse du pouls, l'oligurie, finissent « par stabiliser » le poumon par suite de phénomènes mécaniques de rétrostase subite. Mais il n'en est pas moins vrai que la cause qui déclanche l'accès, réside principalement dans la toxémie de l'organisme aidée par l'insuffisance d'élimination aérienne. Au reste, il est facile d'identifier dans un seul et même processus toxique les diverses modalités de dyspnée depuis la dyspnée simple, la dyspnée asthmatiforme, la dyspnée ptomaïnique d'Huchard, le rythme de Cheyne-Stockes jusqu'à la crise aiguë d'œdème aigu du poumon.

Dans tous ces cas, la crise a pour corollaire l'asystolie droite. Cette asystolie n'offre pas, à vrai dire, les caractères classiques de l'asystolie lente ou à répétition, elle n'en a ni les phénomènes jugulaires ni la grande dilatation du cœur, ni l'hépatomégalie, ni l'œdème périphérique. En réalité, ces phénomènes n'ont pas le temps de se produire et, d'autre part, les faits ne sont pas rares dans la clinique d'accès asystoliques aigus éclatant dans les circonstances les plus variables, et où l'asystolie demeure un phénomène essentiellement cardiaque.

Nous pensons donc qu'il ne convient pas de se borner, dans l'interprétation pathogénique de l'œdème pulmonaire, à l'insuffisance du cœur gauche. Que l'angine de poitrine résulte d'une propriété inhérente au myocarde, soit, la chose est jugée, et la maladie reste au cœur, mais admettre que le cœur soit seul en jeu en cas d'œdème aigu du poumon nous semble exagéré. Il faut laisser au cœur ce qui appartient au cœur, mais aussi rendre au poumon ce qui lui revient en propre. En cas de crise d'œdème aigu, le drame, contrairement à la crise d'angor pectoris, est essentiellement pulmonaire et tout le tableau est celui de l'asystolie droite. Si même la démonstration clinique ne suffisait pas à confirmer cette pathogénie, la thérapeutique viendrait encore nous prêter son appui incontesté, car la saignée, par la succion directe qu'elle opère sur le cœur droit autant que par la soustraction des toxines qu'elle produit, est, dans son efficacité, la meilleure réponse à la notion de l'insuffisance pulmonaire.

Au résumé, nous croyons pouvoir réunir toutes les causes d'œdème aigu pulmonaire dans la définition suivante qui comporte tous les cas : « Tout œdème aigu pulmonaire quelle qu'en soit la provenance, mécanique, infectieuse ou toxique, urémique le plus souvent, constitue un drame pulmonaire et consiste essentiellement en une pneumoplégie frappant le poumon dans ses deux attributs essentiels qui sont l'hématose et l'élimination. »

Quant à la crise la plus fréquente, celle liée à l'urémie, elle doit son déclanchement à trois circonstances favorisantes qui sont : l'imperméabilité rénale, l'insuffisance pulmonaire, causes auxquelles il importe d'ajouter l'action de la vis « a tergo » due à l'insuffisance contemporaine, et souvent aiguë, du ventricule gauche.

VI. — Les incidents pleurétiques de la cardiosclérose.

Ces accidents sont caractérisés par la présence surtout à droite d'un épanchement pleural dont l'importance est grande, puisque à lui seul il peut entretenir une asystolie irréductible tant que le liquide n'a pas été évacué. Ce liquide est de quantité moyenne, parfois enkysté, circonscrit, comme dans un cas de Rendu où il était collecté entre le poumon et le diaphragme. Dans un cas de Renon, le liquide, du reste purulent, était logé exclusivement en bas et en avant de la paroi thoracique. Le liquide est à répétition et il est souvent plus abondant que la quantité évaluée ; il déprime le foie, et en impose d'autant plus pour une hépatomégalie d'ordre asystolique que, comprimant le poumon inférieurement, les signes d'auscultation restent souvent muets.

A l'*auscultation*, en effet, on n'entend habituellement ni soufle, ni égophonie, ni pectoriloquie aphone. Seule la surélévation de la matité dans la région antéro-latérale droite, matité remontant au-dessus de la 5e côte, augmentant avec la station assise et refoulant au bas la masse hépatique, peut faire dévisager l'existence d'un épanchement pleurétique.

La question qui divise les auteurs est de savoir si cet état pleurétique résulte d'une inflammation de la plèvre ou d'un liquide non inflammatoire. Ecartant l'idée de l'hydrothorax qui est le plus souvent bilatéral et n'existe que dans la période troublée des maladies du cœur, il reste en présence deux théories : celle de Barié pour qui la pleurésie est 10 fois sur 100 consécutive à des lésions pleuro-pulmonaires, celle de Renon, Beaufumé, pour qui le liquide serait dû le plus souvent à des infarctus emboligènes du poumon. Dans le premier cas, il y aurait dans le liquide de la fibrine, des polynucléaires, des lymphocytes, des placards épithéliaux, des pneumocoques ; dans le deuxième cas, des cellules épithéliales seules. Il existe un moyen pratique de trancher la question, c'est de soumettre le liquide à l'épreuve de Rivalta. Une goutte de liquide pleurétique est versée dans un verre contenant 50 centimètres cubes d'eau et une goutte d'acide acétique anhydre. En cas d'inflammation pleurétique, il se forme des stries opalines, albumineuses, lactescentes, qui ne se produisent pas en cas de processus non phlogosique.

Nous ne nions pas que le liquide puisse être inflammatoire, qu'il ne puisse se produire sur une plèvre prédisposée, de même que nous avons vu pour le péricarde, des infections surajoutées. En cas même de dilatation cardiaque, il peut se produire des infarctus emboligènes sur lesquels il faut toujours compter pour le développement des épanchements de voisinage. Mais selon nous, le principe général de la propagation du processus sclérogène de la cardiosclérose et celui de la rétention azotémique de Widal, ne sont pas en défaut.

En principe, nous nous obstinons, de même que nous l'avons fait pour les pseudo-myocardites, péricardites, médiastinites, à refuser à ces complications pleurales le qualificatif de « pleurésies » inflammatoires, du moins primitives. La localisation de l'épanchement à la base et du côté droit, où il participe à la sclérose ou à la stase hépatique, le caractère de l'épanchement qui peut être cloisonné, médiastinique, diaphragmatique, sont des arguments suffisants pour admettre qu'il ne s'agit là que de l'extension à la plèvre de la polysclérose envahissante.

Dès lors la plèvre, à la façon du péricarde et surtout dans la période de stase hépatique et rénale consécutive à l'insuffisance cardiaque, offre un point d'appel, non seulement pour l'épanchement bilatéral et mécanique de l'hydrothorax, non seulement pour les infections adventives, mais surtout pour l'inondation dérivative dans cette séreuse, comme dans le péricarde, d'un liquide contenant outre les lymphocytes, l'albumine ou les placards épithéliaux, une certaine quantité d'urée et de chlorures.

Ainsi l'épanchement pleurétique serait, en matière de cardiosclérose, en tous points superposable à l'épanchement péricardique. Dans les deux cas, l'extravasation de liquide constituerait un véritable acte de défense ayant pour but, grâce à la moindre résistance des séreuses, de dériver du milieu sanguin ou tissulaire une partie des principes urémiques ou chloruriques qui y sont retenus à la période rénale de la cardiosclérose pour le plus grand danger de l'organisme.

VII. — **Les incidents rénaux de la cardiosclérose.**

Le grand coupable de ces accidents est, dit-on, l'urée qui est au fond de toute la description de la cardiosclérose telle que nous venons de la faire. L'urée est en effet, sinon le facteur propre de l'intoxication dite urémique, du moins un représentant témoin de cette intoxication. Or, l'urée n'est pas toxique en elle-même, étant le dernier terme de la désassimilation des substances azotées. L'urée, en dépit même de l'avis de Christison, est au contraire, à une certaine dose, inoffensive à l'organisme et diurétique même en raison de son action excitative sur le rein où elle cherche son élimination. Ce qui est toxique, ce sont en réalité les homologues supérieurs de l'urée, le carbonate d'ammoniaque pour Frerichs, l'acide oxalique pour Bence Jones, les sels de potasse pour Feltz et Ritter, la créatine pour Jaccoud, l'indoxyle (Obermayer), l'alloxine (Strauss). Chaque auteur, on le voit, invoque, au gré de ses recherches ou préférences personnelles, tel ou tel autre facteur d'intoxication. En réalité, il faut concevoir le terme d'urémie comme représentant un syndrome complexe lié à la présence dans le milieu sanguin de nombre des oxyprotéiques mal transformés par l'organe hépatique ou mal éliminés par le rein, et que nous continuerons à dénommer, faute de mieux du vocable générique, « urémie ». Il est vraisemblable que l'intoxication urémique se rapproche par certains points de l'acidose et du coma diabétique où il paraît établi actuellement que ce sont les homologues supérieurs de l'alimentation azotée qui sont les facteurs qualifiés de l'acidose.

Les recherches de Widal, Javal, Achard et Castaigne ont serré de plus près le problème de l'urémie et ces auteurs ont recherché l'urée contenue dans le milieu sanguin. De l'urémie se dégage la notion d'azotémie et c'est en réalité l'Az contenu en excès dans le sang qui établit le rapport de toxicité sanguine. Chauffard et Brodin ont recherché, pour mesurer le degré de l'insuffisance hépatique, dont il y a lieu de tenir un juste compte, non plus l'Az total contenu dans le sang, mais l'Az résiduel, c'est-à-dire ce qui reste après défalcation de l'azote de l'urée et de l'ammoniaque avec l'Az total. Or, cet azote normalement ne doit pas dépasser 0 gr. 50 par litre de sérum, mais, en cas d'insuffisance du foie, il subit une augmentation notable. Ambard, d'autre part, ainsi que nous l'avons déjà vu, a recherché le degré de rétention uréique d'après le coefficient uréo-sécrétoire. Nous avons dit le moyen de rechercher l'urée dans le sang. D'une façon générale et en cas de néphrosclérose, on peut dire que lorsque l'urée oscille de 0 gr. 50 à 1 gramme, le pronostic doit être réservé ; de 1 à 2 grammes la survie ne dépasse pas un an ; de 2 à 3 grammes, la terminaison est fatale en quelques semaines ou quelques mois, au plus tard ; au-dessus de 3 grammes la mort a lieu dans un délai très rapproché (Widal et Javal).

Les signes qui caractérisent l'urémie de la cardiosclérose sont souvent, à part les formes azotémiques dissociées, cas où la tension reste normale ou indifférente, en relation directe avec le phénomène de l'hypertension. Les chiffres de 22, 25 maxima, avec 11, 12 minima à l'oscillomètre Pachon, ne sont pas rares tant que le malade lutte pour assurer à travers le filtre rénal l'élimination des déchets azotés. Parler de ces signes, c'est résumer l'étude de la cardiosclérose en général à commencer par les petits signes de brightisme décrits par Dieulafoy : céphalées, insomnies, vertiges, troubles de la vue, mouches, tintements d'oreille, crampes musculaires, soubresauts tendineux au moment du sommeil, cryesthésie, doigt mort, fourmillements, polyurie, pollakiurie. Tels sont en général les signes avant-coureurs de la néphrosclérose. Or, l'analyse minutieuse de ces signes fait voir qu'ils relèvent à la fois de la note hypertensive et de la note urémique.

Parler d'urémie, c'est encore rappeler les complications de cette entité pathologique : angine de poitrine, hypertrophie aortique, états péricardiques, pleurétiques, médiastiniques, dyspnée, asthme aigu, œdème pulmonaire aigu, complications que nous venons de passer en revue et où le facteur rénal manque rarement. C'est enfin, par anticipation, parler des incidents d'ordre gastro-intestinal et cérébral, oculaire, dont nous allons avoir à faire la revue.

Pour nous limiter dans le domaine des incidents rénaux, nous nous bornerons à mentionner ici les méfaits d'ordre strictement rénal qui accompagnent ou terminent la carrière du néphroscléreux. Pendant une longue période d'état le malade lutte contre la vasoconstriction périphérique et le défaut de dépuration urinaire par l'hypertrophie cardiaque. A ce moment, si on examine le sang par la méthode que nous avons indiquée précédemment, on remarque une diminution notable de la viscosité sanguine et parallèlement une hydrémie considérable du milieu sanguin accompagnée d'hypoalbuminose. Parallèlement à ces modifications, l'urination change de caractère. Le néphroscléreux n'élimine plus l'eau par ses poumons ou par la peau dont l'insuffisance d'excrétion est notoire. Cette eau trouvant fermées ces deux voies d'élimination et se trouvant encore accrue du fait de la soif du malade, se masse dans le milieu sanguin, produisant au niveau du rein atrésié un effort d'élimination qui se traduit par une sorte de bégaiement urinaire (pollakiurie) accompagné souvent de polyurie nocturne. Le résultat en est encore l'augmentation de la tension artérielle, phénomène indispensable, respectable s'il en est, qu'il faut se garder de combattre dans son effet utile et qui a pour but de forcer la barrière rénale, de lutter contre l'exagération de la tension minima et d'éliminer, en solution aqueuse, les principes urémigènes qui assaillent l'organisme.

Mais quand la tension maxima fléchit, on peut assister à une de ces tensions dissociées dans laquelle la tension maxima baissant, la tension minima reste élevée. Ce fait caractérise l'asystolie rénale.

Or, cette asystolie rénale peut hâter la fin du malade. Le cœur finit, après une longue période d'hypertension, par succomber dans la lutte, le cœur gauche puis le cœur droit se dilatent, l'insuffisance mitro-tricuspidienne s'installe, le foie devient douloureux, le taux de l'albumine, jusque-là faible dans les urines, subit une augmentation notable, le poumon se congestionne, la dyspnée toxique se complète par la dyspnée congestive ; l'œdème, l'ascite, l'hydrothorax, les désordres cérébraux font leur apparition avec leurs phénomènes propres.

En même temps apparaissent souvent l'azotémie avec les signes révélateurs que nous avons décrits et la chlorurémie, indices d'un trouble plus profond survenu dans le rein.

Si le malade ne succombe pas rapidement, il peut virer vers la cachexie rénale. Il tombe dans l'apathie, la stupeur, la confusion mentale, il reste en extase sur son lit, ou murmure des paroles incohérentes. Le pouls est petit, l'algidité, l'hyposthénie sont la règle, et s'il n'est pas emporté par une complication intercurrente, il se produit une détente, un bien-être relatif qui le conduisent doucement au coma, pendant que de son côté, la nature jusqu'à la fin essaie encore de lutter par des efforts d'élimination : vomissements, diarrhée, sueurs d'urée, hémorragies variées, contre la mort imminente.

VIII. — Les incidents abdominaux de la cardiosclérose.

Il nous faut signaler dans cet ordre d'idées les incidents hépatiques et les incidents gastro-intestinaux.

Les incidents hépatiques. — Toujours le foie fait partie liée avec les lésions rénales, cardiaques et pulmonaires, et s'il ne rejette pas, comme le poumon, dans le réservoir atmosphérique les substances diverses nocives pour l'organisme, par contre, il détruit sur place nombre de poisons et en particulier les poisons digestifs, qui sont sans profit pour la nutrition des tissus ou qui ne pourraient être éliminés utilement par les émonctoires rénal, pulmonaire et cutané. Les belles expériences de Roger sur l'action toxilitique du foie ne sont plus à rappeler. Si donc le foie est constamment adultéré dans la cardiosclérose et si dans la clinique on constate toujours ou une induration de l'organe, ou un déficit de la fonction, il faut bien admettre que les aliments ne pouvant plus arriver jusqu'au stade ultime de transformation et ne pouvant plus être éliminés par les émonctoires naturels, seront une nouvelle et puissante source d'intoxication urémigène. Dès lors, il faudra compter, non seulement avec l'urée qui ne sera plus éliminée, mais avec une inondation des homologues supérieurs de l'élimination azotée qui, faute d'une voie d'effraction, seront, de par le foie, une source nouvelle de complications de la cardiosclérose. Au reste, les analyses les plus récentes ont établi que chez les hépatiques le coefficient azotémique du sérum est diminué.

Les *incidents gastro-intestinaux* comptent aussi pour une grande part dans les complications urémigènes de la cardiosclérose. Par suite tant de l'insuffisance hépatique que de l'intoxication urémigène, les malades sont pris d'inappétence, de vomissements, de stomatite urémique, de diarrhée, d'hémorragies intestinales qu'il faut savoir respecter jusqu'à un certain point, car ces phénomènes, le plus souvent salutaires, représentent l'effort que fait l'organisme pour éliminer le poison.

IX. — Les incidents cutanés de la cardiosclérose.

Les incidents cutanés valent la peine qu'on s'y arrête, car la peau constitue, tant par son adaptation texturale que par l'immensité de son étendue, un vaste champ d'élimination des substances devenues nuisibles pour l'organisme. L'élimination du chlorure de sodium, de l'urée, est suffisamment connue. Or, chez les cardioscléreux, il existe aussi un état particulier de sécheresse prurigineuse de la peau qui s'oppose, pour son compte personnel, à l'effraction des substances nocives à l'économie. La fonction sudorale est réduite chez le cardioscléreux, non seulement par suite de la sclérose générale qui a envahi les couches dermo-épidermiques, mais surtout parce que le malade est de par sa sclérose cardiaque, de par sa sclérose pulmonaire, privé de tout exercice actif qui puisse provoquer la sudation, tant il est vrai que dans la viscérosclérose généralisée, tous les organes sont devenus co-participants et solidaires du processus scléreux général.

X. — Les incidents cérébraux de la cardiosclérose.

Nous avons signalé déjà les premiers accidents qui sont d'ordre hypertensif : céphalée, vertige, absence de mémoire, amnésie, insomnie, pensée douloureuse, amblyopie, ictus cérébraux plus ou moins marqués. Ces signes, qui sont l'exagération pour le cerveau des signes de brightisme, sont l'effet des coups de tension qui sont fréquents dans le cours de la cardiosclérose. Dans une période plus avancée, il existe un signe qui a été signalé par Widal et qui possède une valeur significative de premier ordre comme index de l'intoxication azotémique, c'est la torpeur cérébrale, la somnolence qui atteint le malade et qui est généralement le signal d'un état comateux avancé.

Mais dans la cardiosclérose, les artères cérébrales

sont sclérosées pour leur compte personnel, et il faut compter encore avec les hémorragies cérébrales, méningées, nasales, rétiniennes, qui plongent souvent le malade dans l'hémiplégie ou le gâtisme final.

XI. — Les incidents sensoriels de la cardiosclérose.

L'œil azotémique. — Enfin, il faut compter avec les troubles de la vision.

A côté de l'amblyopie passagère produite par l'hypertension du liquide céphalo-rachidien, des hémorragies et décollements rétiniens occasionnés par l'hypertension artérielle ; à côté de l'amaurose hydropigène (œil chlorurémique de Widal) avec sa stase papillaire et ses suffusions œdémateuses liées à l'hydropisie intra-cranienne et relevant de la rétention chlorurée, il faut placer « l'œil azotémique ». L'œil des azotémiques, avec ses plaques blanches rétiniennes, est d'après Widal, Morax et Weill, Rochon-Duvigneaud, atteint de rétinite, complication sévère qui entraîne toujours avec elle un pronostic redoutable.

D'après Chauffard, qui a remarqué que l'hypercholestérinémie est la règle dans la néphrosclérose et qui a constaté la présence de lipoïdes biréfringents dans l'œil des azotémiques, les plaques blanches seraient principalement constituées par des dépôts de cholestérine.

*
* *

Évolution de la cardiosclérose.— Ainsi donc, sous le couvert de la cardiosclérose, nous avons enregistré nombre d'incidents appartenant en réalité à des organes divers, mais qui, s'ils se confondent, quant à leur origine, dans un processus commun de polysclérose, n'en gardent pas moins, relativement aux organes dont ils émanent, une individualité propre.

C'est ainsi que le cœur, touché dans sa propriété fondamentale de tonicité, nous a donné les angines de poitrine.

Les péricardites et les pleurésies sont nées du même processus scléreux auquel s'adjoint le facteur rénal.

Le poumon, atteint dans ses propriétés fondamentales d'hématose et d'élimination, nous a donné, avec l'aide de l'imperméabilité rénale, toutes les complications dyspnéiques allant depuis l'emphysème pulmonaire jusqu'à l'accès d'œdème aigu du poumon.

Au rein, atteint dans son même pouvoir d'élimination, reviennent tous les accidents hypertensifs, urémiques qui, à vrai dire, sont à la base de toutes les complications que nous avons étudiées.

Le foie, l'intestin, la peau envahis à leur tour par la sclérose, ont livré à la circulation nombre de substances toxinifères que ces organes sont incapables ou de transformer, ou de détruire, ou d'éliminer.

Le cerveau, par suite des coups de l'hypertension, des lésions scléreuses de son système artériel, ou des lésions rénales contemporaines, nous a livré à son tour des accidents propres allant de la simple céphalée jusqu'à la somnolence, la torpeur, l'hémorragie cérébrale, les épistaxis méningées.

Les complications rétiniennes elles-mêmes résultent de ce syndrome multiple d'hypertension, d'urémie, de chlorurémie qui est la note dominante de tous les incidents qui se solidarisent avec la cardiosclérose. Au fond, toutes les complications portent en elles l'estampille de la néphrosclérose et c'est le rein qui lui sert d'intermédiaire obligatoire.

Si le malade ne succombe pas en cours de route à l'un de ces incidents, s'il ne termine pas ses jours dans la cachexie urémique, il peut changer sa destinée, devenir un cérébral. Nous avons vu des malades qui, après avoir lutté pendant de longues années contre l'artériosclérose et après avoir été finalement frappés d'hémorragie cérébrale, mènent une existence béate qu'ils ne connaissaient point auparavant. Les fonctions digestives se sont régularisées, la tension artérielle s'est rééquilibrée, la dyspnée a disparu, un sommeil réparateur s'est établi et le malade, revenu à une existence purement végétative, se laisse aller à cette passivité de l'existence, l'« otium cum dignitate » qui termine la série des luttes qu'il a eues à soutenir contre les réactions toujours vives de la cardiosclérose.

Si le malade enfin a pu échapper à toutes les complications viscérales, à la cachexie urémique, à l'hémorragie cérébrale, il termine ses jours avec la complication qui est la fin naturelle du cardiocléreux. Et l'on verra le sujet de rénal devenir un cardiaque, un hyposystolique, un asystolique, à la façon des cardiopathes valvulaires que nous allons voir échouer vers la cinquantaine dans la même complication d'insuffisance cardiaque.

C'est le cas de dire avec un semblant de raison, qu'en cas de cardiosclérose, si une complication ne surgit pas dans un appareil autre que le cœur, la maladie retourne au cœur et finit par le cœur.

CHAPITRE II

LES CARDIARTÉRITES

Ce chapitre sera entièrement consacré à l'étude des infections qui lèsent l'endocarde et le péricarde, le myocarde et l'aorte. Toutes les infections peuvent atteindre ces organes et le domaine de celles-ci s'étend de plus en plus. Cependant il en existe deux qui dominent l'histoire des cardiartérites, c'est, d'une part, le rhumatisme articulaire qui porte ses coups de préférence sur l'endocarde pour créer les lésions chroniques dites « maladies de cœur » ; c'est en deuxième lieu la syphilis dont l'agent microbien possède une affinité toute spéciale pour le périartère.

Dans ce chapitre, il ne saurait donc s'agir ni de la cardiosclérose qui est une affection propre au myocarde et constitue une maladie endogène, qui se révèle au clinicien par des signes qui ne manquent presque jamais, tels que l'imperméabilité rénale et l'hypertension artérielle. Il ne saurait s'agir non plus de l'athérome cardiaque qui est le résultat des intoxications variées, frappe de préférence l'endocarde ou l'endartère et ne s'accompagne ni de réactions vives de la cardiosclérose, ni de l'hypertension, ni de l'imperméabilité rénale. Les maladies que nous voulons étudier ne sont plus comme la cardiosclérose, des affections généralisées aux viscères et au système artériel, mais circonscrites dans certains points du système cardio-aortique et obéissant à des lois d'un déterminisme plus spécial.

Nous décrirons : l'endocardite aiguë et les endocardites chroniques, les médiastinites, puis les péricardites aiguës et chroniques, les myocardites, les aortites.

Si le myocarde paraît hors cadre avec les affections microbiennes que nous avons vu siéger de préférence dans les tuniques interne et externe du cœur (considéré comme la plus grande artère de l'économie), nous aurons à donner justification de ce fait en établissant que nombre d'infections dites « myocardites », sont en réalité inexistantes ou que leurs lésions ne sont que les conséquences des lésions artéritiques ou de voisinage, ou même d'une insuffisance glandulaire.

Nous serons aussi bref que possible sur le chapitre II, nous bornant le plus souvent à rappeler les notions classiques les plus usuelles et les plus indispensables à connaître. Notre but est surtout de reconstituer dans ses éléments essentiels la « maladie du cœur » pour laquelle le malade réclame nos soins lorsque l'équilibre circulatoire longtemps compensé est venu à fléchir.

L'endocardite aiguë.

C'est à BOUILLAUD (1824) que revient l'honneur d'avoir posé les premières assises des maladies du cœur en indiquant les lois qui régissent ces affections Il existe :

a) Une endocardite aiguë simple ;

b) Une endocardite aiguë maligne.

a) *L'endocardite aiguë simple.* — Cette affection frappe surtout l'adulte de 15 à 50 ans. Passé cet âge, la maladie adopte souvent le caractère artériel et se confond à 50 ans avec la sclérose des artères et du cœur. Rare chez le fœtus, où cependant Bard a pu en faire le diagnostic pendant la vie intra-utérine, diagnostic vérifié du reste par l'autopsie, cette affection ne se produit guère chez l'enfant avant 5 ans. D'après Weill, la fréquence de cette complication serait chez l'enfant de 60 à 80 0/0 des cas, et d'après Church de 80 0/0 de 1 à 10 ans pour tomber à 21 0/0 de 40 à 50 ans.

Cette maladie se localise de préférence dans le cœur gauche. Sibson l'a décelée sur la mitrale 40 fois sur 51, sur l'aorte 8 fois, et sur les deux régions combinées 3 fois.

Le sexe a une grande influence sur sa localisation : c'est ainsi que les affections aortiques sont plus fréquentes chez l'homme que chez la femme (51 cas contre 38) chez laquelle domine surtout le rétrécissement mitral.

Quant à la date de son apparition, elle aurait lieu dans le premier septénaire de l'infection pour Sibson et avant le 10e jour (Potain), mais le souffle dénonciateur de la maladie ne se produirait que vers le 15e, 20e,

40e jour pour Potain, bien que pour Barié il puisse naître déjà vers le 7e et 11e jour. Mais, d'autre part, l'endocardite peut ne se révéler qu'à une deuxième et troisième attaque de rhumatisme articulaire.

Causes de l'endocardite. — Le surmenage, les mauvaises conditions d'hygiène, les traumatismes, l'existence d'une endocardite ancienne sont des causes occasionnelles puissantes, des points d'appel de premier ordre pour le développement d'une endocardite aiguë. Mais il faut voir avant tout dans cette maladie le résultat de causes infectieuses. Citons par ordre : le rhumatisme articulaire aigu. La loi de Bouillaud est toujours vraie : « Dans le rhumatisme articulaire aigu généralisé, la coïncidence d'une endocardite est la règle, la non-coïncidence l'exception. » « Dans le rhumatisme articulaire aigu partiel, la non-coïncidence est la règle et la coïncidence l'exception. » Néanmoins, ce serait une erreur de croire que cette complication ne peut naître dans certains cas subaigus et il est d'observation courante de la voir prendre droit de domicile à la suite d'un érythème, d'une douleur musculaire vague, d'un torticolis, d'une prétendue douleur de croissance, de la talalgie, de la chorée infantile (Germain Sée), ce qui explique le maximum de fréquence de cette maladie chez l'enfant. C'est ici que les plus petites causes peuvent avoir les plus grands retentissements sur l'organisme. Les douleurs peuvent lécher les jointures et mordre le cœur.

Citons encore après ces affections rhumatismales ou

pararhumatismales, la scarlatine (HUCHARD), la rougeole, la grippe, la variole (DESNOS, HUCHARD, BROUARDEL), les oreillons, la fièvre typhoïde qui se propage vite au myocarde, la diphtérie, la blennorrhagie qui a surtout une prédilection marquée pour l'aorte, la grossesse, la puerpéralité. La tuberculose réclame nombre d'endocardites, soit qu'il s'agisse d'une endocardite à forme suraiguë, soit qu'on trouve des bacilles de Koch et des follicules tuberculeux, soit même qu'il s'agisse, en l'absence de foyers, de la tuberculose inflammatoire décrite par PONCET et LERICHE. La pneumonie (NETTER) peut agir localement par action directe du microbe infectant, soit par suite d'une pneumococcie généralisée.

Symptômes. — De toutes les affections, c'est l'endocardite qui est la plus sournoise et qui livre le moins facilement son secret. En effet, le premier symptôme, la fièvre, à part certains cas où l'endocardite est primitive, appartient moins à l'endocardite qu'aux infections primitives ou secondaires qui l'ont occasionnée. La douleur, autre signe subjectif, n'existe pas. La dyspnée, autre symptôme puissamment dénonciateur de la péricardite et de la myocardite, est nulle dans l'endocardite. Les souffles que l'on entend ont une origine extra-cardiaque et doivent être rejetés la plupart du temps sur le compte de l'éréthisme vasculaire, de l'impulsion thoracique, de l'anémie globulaire ou de la vitesse du sang dans cette affection.

Aussi est-il nécessaire, dans le cours surtout d'une

affection aiguë, d'ausculter chaque jour le cœur du malade, et de se tenir en quelque sorte à l'affût des signes révélateurs que seuls l'auscultation peut donner. C'est le grand mérite de POTAIN d'avoir établi que c'est l'assourdissement des bruits du cœur qui est le signe pathognomonique de l'endocardite aiguë. Cette altération des bruits passe par trois périodes : dans une première période qui correspond à l'infiltration œdémateuse des valvules, le bruit est assourdi, voilé, éteint. Dans une deuxième période, le bruit reste éteint, mais devient dur, comparé à celui d'un tambour que l'on aurait recouvert d'un crêpe. Dans une troisième période, le bruit est franchement dur, sec, parcheminé et correspond à l'organisation fibreuse. Ce bruit, du reste, peut siéger tantôt à la pointe, tantôt à la base, mais le plus souvent, c'est le premier bruit du cœur qui est modifié.

Evolution clinique. — Cette affection que l'on ne confondra pas avec la péricardite, avec la myocardite, avec l'asthénie cardiaque et dont on précisera le diagnostic par l'étude comparative des signes qui accompagnent ces maladies, possède une gravité toute spéciale puisque la mort peut survenir dans le 1/5e des cas. Dans les complications, il faut noter la péricardite dans le 1/3 des cas (SIBSON) pour constituer les périendocardites, la myocardite qui peut intervenir secondairement (STOCKES) et se compliquer de dilatation du cœur, de thrombose cardiaque et même d'embolies pulmonaires ou autres. Enfin, il faut compter avec la propagation de l'endocardite à l'aorte (PETER), au poumon, pour créer des aortites aiguës, des pleuro-pneumonies dans lesquelles il faut voir, sous l'influence des infections propagées, des lésions de bon voisinage.

La mort peut survenir à la suite de ces complications, mais particulièrement, au milieu des symptômes de lipothimie, de tachycardie, de syncope, tels que peuvent en produire les infarctus cardiaques.

b) *L'endocardite maligne.* — Tandis que l'endocardite simple était caractérisée au point de vue anatomique par un gonflement œdémateux des valvules, suivi plus tard de granulations, de végétations finissant le plus souvent par l'organisation fibreuse, dans l'endocardite maligne, au contraire, la note dominante est constituée par l'existence de végétations suivies d'ulcérations ou de perforations possédant une tendance spéciale à l'embolie, à la septicité.

Causes de l'endocardite maligne. — Cette affection se rencontre le plus souvent chez les sujets affaiblis par suite de maladies antérieures, de convalescence et particulièrement chez les malades atteints d'une lésion valvulaire ancienne qu'OSLER a trouvée dans les 3/4 des cas. On la trouve dans toutes les infections : typhoïde, érysipèle, grippe, rhumatisme infectieux, scarlatine, infection biliaire, amygdalites phlegmoneuses, blennorrhagie, mais les deux causes qui favorisent le plus le développement de la maladie sont la grossesse et la pneumonie. Le germe pathogène se glisse dans la place, soit par voie muqueuse (plaies utérines, angiocholite), soit par voie cutanée, soit par voie profonde (carie osseuse), etc., pour déterminer l'endocardite infectieuse. L'opinion la plus accréditée est celle de Klebs et Orth qui admettent que la lésion s'opère d'une couche à l'autre de l'endocarde par voie exogène. Au reste, il a été possible de créer expérimentalement les lésions végétatives de l'endocarde, et l'on doit à Netter et à Orth d'avoir pu reproduire de belles lésions infectieuses de la muqueuse en pratiquant l'inoculation intraveineuse de produits microbiens après avoir traumatisé préalablement les valvules mitrales.

Symptômes. — Les symptômes sont d'ordre général, d'ordre cardiaque et d'ordre emboligène.

Les *symptômes généraux* sont caractérisés par le frisson, la fièvre, la pâleur spéciale des malades infectés, les phénomènes gastro-hépatiques, intestinaux, y compris l'albuminurie que l'on rencontre dans tous les états de ce genre.

Les *symptômes cardiaques* consistent en l'apparition de souffles qui peuvent être tour à tour doux ou durs, mais qui sont caractérisés par une mutabilité excessive. Le travail prolifératif se poursuivant avec la plus grande activité, il en résulte qu'un souffle entendu la veille peut disparaître le lendemain ou reparaître à un orifice différent de celui où il était perçu.

Les *symptômes dus aux embolies* sont caractérisés par les signes qui sont communs aux embolies en général, mais surtout par le caractère pyohémique des infarctus. On peut rencontrer des embolies, soit dans les membres inférieurs, dans l'aorte, les artères cérébrales, l'artère ophtalmique, mésentérique, etc., et les symptômes varient selon la région ischémiée.

Evolution clinique. — L'endocardite maligne prend des allures différentes suivant la nature de l'agent infectieux et la réceptivité de l'organisme. La forme qu'adopte habituellement la maladie est la forme typhoïdique, que l'on ne confondra pas avec la dothiénentérie classique, et qui est due le plus souvent au pneumocoque ; puis vient la forme pyohémique, que l'on reconnaîtra facilement par l'existence de frissons répétés, le caractère purulent de l'affection qui est due au streptocoque ; la forme méningitique (Netter, Osler) due au pneumocoque ; la forme cardiaque où le malade peut succomber à un cortège de symptômes tels que la dyspnée, le collapsus ; et enfin les formes lentes et prolongées (Jaccoud) qui peuvent procéder par des alternatives de fièvre et d'apyrexie.

Les complications de cette affection sont à peu près les mêmes, avec leur caractère de gravité en plus, que celles de l'endocardite simple : péricardites diffuses, dégénérescence graisseuse du myocarde, rupture du cœur, endocardites pariétales, aortites ulcéreuses (Leudet), broncho-pneumonies, pleurésies purulentes, parotidites : toutes ces complications résultant encore du voisinage du foyer septique ou de la jetée d'embolies septiques dans le champ de la circulation.

Le malade peut succomber à l'une ou l'autre de ces complications, l'affection peut varier de durée suivant la forme, plus longue dans la forme typhoïdique, plus courte dans la forme pyohémique, mais, d'une façon générale, elle entraîne presque fatalement la mort à brève échéance.

L'endocardite chronique.

Lésions anatomiques. — Si après l'envahissement endocardique par les germes pathogènes, la maladie ne guérit pas sans laisser de séquelles, il se produit une organisation scléreuse des valvules et des régions adjacentes. Le travail phlegmasique, commencé dans la couche à cellules aplaties, gagne la couche sous-jacente riche en tissu conjonctif et aboutit à la sclérose. On trouve sur les valvules des incrustations ou des foyers de dégénérescence produits par l'artérite des vaisseaux valvulaires. Les valvules sont ou hypertrophiées ou atrophiées, contractent des adhérences, leurs bords sont couverts de bourgeons et de végétations souvent plus nombreuses sur la face auriculaire des mitrales et sur la face ventriculaire des sigmoïdes. Les cordages tendineux sont raccourcis et indurés, la zone fibreuse est hypertrophiée et indurée, les piliers musculaires épaissis et raccourcis. A son tour, la fibre musculaire du cœur et des oreillettes s'hypertrophie jusqu'à ce que cet effort compensateur s'épuise lui-même et fasse place à un tissu de sclérose d'origine artéritique.

Cette organisation, qui est le résultat plus ou moins éloigné des réactions endocardiques eu égard aux germes infectieux, n'a rien de commun avec les modifications du myocarde que nous avons décrites dans l'artériosclérose, moins encore avec les lésions athéromateuses que nous verrons être l'œuvre des intoxications.

Evolution. — En même temps se produisent des souffles tardifs qui par leur caractère de rudesse, d'organicité, seront désormais les hôtes habituels de la maladie et du malade. Avec eux se produiront les rétrécissements et insuffisances valvulaires affectant de préférence l'orifice mitral, et ces maladies seront, selon le mot de Peter, l'œuvre du temps. Dès lors, l'affection ainsi constituée évoluera, emportant avec elle les empreintes lésionnelles, passera par la période d'adaptation pendant laquelle la maladie restera silencieuse, de compensation où l'organisme fera encore tous les frais, jusqu'à ce que, la compensation troublée, la maladie du cœur apparaisse sujette à tous les aléas, escomptant pour son profit toutes les ressources de l'intervention thérapeutique.

Nous étudierons brièvement les lésions valvulaires ainsi constituées : le rétrécissement mitral, l'insuffisance mitrale, la maladie mitrale, le rétrécissement tricuspidien, l'insuffisance tricuspidienne, le rétrécissement aortique endocardique et l'insuffisance aortique.

Le rétrécissement mitral.

Laissant de côté la forme fonctionnelle de la maladie qui n'est qu'un événement de l'insuffisance aortique, la forme spasmodique (Cuffer) qui n'est qu'une forme créée pour expliquer ce que le défaut de lésion matérielle ne peut expliquer, la forme scléreuse que nous avons étudiée dans la cardiosclérose, il reste deux rétrécissements mitraux : la maladie de Duroziez et le rétrécissement endocardique.

La maladie de Duroziez.

Pathogénie. — La maladie congénitale de Duroziez frappe souvent le jeune âge, tandis que le rétrécissement mitral infectieux existe à tout âge. C'est surtout la femme qui paie le tribut le plus important à la maladie, et, d'après les statistiques, elle existerait chez la femme dans les 2/3 des cas. On a discuté longtemps pour savoir si la maladie de Duroziez est due à une endocardite, ou à la congénitalité. La première hypothèse, laquelle est la plus vraisemblable, a été admise par Duroziez lui-même, par P. Teissier et Potain qui rattachent l'affection à la tuberculose, par Huchard qui y trouve souvent la marque de la syphilis héréditaire. D'autres rattachent cette affection à l'hérédité. Or, cette hérédité peut être dystrophique (type de l'infantilisme de Lorain), (nanisme mitral de Gilbert et Rathery), et n'être que la conséquence éloignée des diathèses ancestrales. C'est ainsi que Hirtz a cité l'exemple de deux familles dont l'une, la mère et la fille, étaient atteintes de la maladie, dont l'autre possédait trois enfants également sténosés.

Lésions anatomiques. — Si l'on reporte ces notions à l'étude des lésions anatomiques, on verra que la maladie de Duroziez se distingue par des caractères différentiels précis du rétrécissement mitral endocardique. Dans le premier cas, les lésions sont purement marginales, intéressent le bord libre des valvules qui peuvent s'accoler à la façon des paupières, et donner lieu à un rétrécissement en forme d'entonnoir. Mais il n'existe pas de lésions des anneaux, les parois sont lisses sans lésion des facettes de Tirket. Peu ou pas de lésions des piliers. Dans le deuxième cas, valves encombrées de végétations. Lésions siégeant sur le sommet du triangle de la valve antérieure. Rétractions cicatricielles formant des plis, d'où encoche, hiatus qui rétrécit l'orifice et permet le reflux sanguin de l'insuffisance. En même temps, l'anneau valvulaire est lésé, les piliers et les cordages tendineux sont raccourcis. Telle est la séparation anatomique des deux affections.

Symptômes. — A la *palpation*, on perçoit à la pointe un frémissement cataire marqué qui peut être présystolique ou diastolique. En même temps, on peut percevoir une vibration de la mitrale (vibration de Bard) coïncidant avec le claquement d'ouverture de la valvule.

A l'*auscultation*, on entend dans la région située non au-dessous, mais en dehors et au-dessus de la pointe, un roulement diastolique à renforcement présystolique équivalant au frémissement cataire, puis un souffle présystolique qui va crescendo (MACKENSIE) et dont la disparition serait un signe précoce de la paralysie de l'oreillette gauche. A la base, on entend un dédoublement du deuxième bruit, bruit de rappel. Ces signes réunis constituent le rythme de DUROZIEZ et sont assez bien représentés par l'onomatopée *ffout-tata-rrou*. Nous n'insisterons pas sur l'importance et la cause de ce dédoublement, selon qu'il s'agit de précession aortique ou pulmonaire, ces questions ayant été étudiées longuement au sujet des troubles du rythme du cœur. En même temps il existe un éclat du premier bruit du cœur qui, à lui seul, suffit parfois, en l'absence d'autres signes, à affirmer l'existence du rétrécissement mitral. Ce signe existe dans la première et la deuxième période de l'affection. Enfin, il peut se produire un claquement d'ouverture de la mitrale qui existe à la pointe et que l'on entend dans la période diastolique. Il est dû au bruit spécial que font entendre les valvules rugueuses pendant la période d'ouverture de la mitrale.

Un signe certain du rétrécissement mitral est fourni par la *percussion*, dans le dos, de l'oreillette gauche. Cette percussion pratiquée entre la 5ᵉ et 8ᵉ dorsale, près du rachis, révèle deux éléments principaux : l'hypertrophie et la douleur de l'oreillette gauche.

Nous ne faisons que signaler ce signe que nous avons décrit au sujet de la percussion du cœur.

Nous nous sommes étendu aussi sur la modification radiologique [rétrocardiagraphique du cœur atteint de rétrécissement mitral. Dans le premier cas (fig. XIII), en position frontale, contour plat et rectiligne du cœur; hernie de l'oreillette gauche dans l'espace clair rétrocardiaque en position oblique (fig. XIV). Dans les deux cas, amplification du soulèvement présystolique.

Pour compléter cette symptomatologie, ajoutons que l'on a signalé deux signes : la paralysie du récurrent (ORTNER) et l'inégalité du pouls qui relèveraient principalement du volume de l'oreillette gauche comprimant les organes sous-jacents.

Evolution clinique. — Aucune maladie n'offre une évolution si protéiforme que la maladie de DUROZIEZ. Il faut tout d'abord en distinguer les formes principales dont l'évolution variera avec elles. On a relevé une forme chlorotique où semblent dominer les symptômes de la chloro-anémie, une forme pseudo-tuberculeuse caractérisée surtout par les crachats hémoptoïques dus en réalité à la congestion des bases, une forme tuberculeuse même où la tuberculose paraît à l'origine du rétrécissement mitral. Toutefois, cette donnée est réversible sur elle-même et on a remarqué que si la] tuberculose pouvait être à l'origine du rétrécissement mitral, par contre, le rétrécissement constitué était une cause empêchante du développement de cette affection. Est-ce à cause de la respiration active du sommet du poumon après la congestion de la base, comme le voulait PETER? Est-ce par suite de la stase sanguine empêchant la ventilation pulmonaire, comme le pensait POTAIN? résultat que l'on pourrait superposer à celui que l'on obtient en immobilisant le poumon par suite de la création d'un pneumothorax artificiel? Les avis à ce sujet sont partagés. Il existe encore une forme dyspnéique, laquelle est en rapport avec l'évolution des endocardites valvulaires.

Le rétrécissement mitral est surtout une maladie dyspnéisante, la dyspnée est un des premiers signes révélateurs de l'affection. On s'aperçoit s'il s'agit d'une maladie de DUROZIEZ que l'enfant ne peut pas sauter à la corde avec la même facilité que les jeunes filles de son âge; plus tard cet état dyspnéique correspond, dans une première partie de la puberté, avec l'aménorrhée ou la dysménorrhée, enfin avec les progrès de l'âge, avec des métrorrhagies plus ou moins abondantes. Cette maladie n'est pas seulement dyspnéisante, hémoptoïsante, elle n'a pas seulement un retentissement sur l'équilibre menstruel de la femme, c'est aussi une maladie dyspeptisante. Les gens atteints de rétrécissement mitral, la femme surtout, éprouvent en même temps des troubles digestifs qui se traduisent au cœur par des extrasystoles, des palpitations, lesquelles sont le plus souvent en rapport avec le réflexe gastro-hépatique suivi d'une dilatation transitoire des cavités droites du cœur. Aussi les malades sont-ils le plus souvent des dyspeptiques, des irritables, des instables, des timorés qui légitiment le type tout particulier qui en a été créé de forme « hystérique » de la maladie.

Le rétrécissement mitral est surtout dans la période d'ectasie auriculaire une maladie embolisante. L'embolie, voilà la complication la plus sérieuse de l'évolution clinique de la cardiopathie mitrale qui s'annonce souvent, ainsi que nous avons pu l'observer, par une période d'emballement cardiaque, de tachycardie, de tachyarythmie, persistant jusqu'à l'émigration du caillot. L'épine n'existant plus, le cœur rentre dans l'ordre. Nous avons signalé à ce sujet l'action de la digitale, arme à double tranchant pouvant par son action sur le prolongement de la diastole régulariser le rythme cardiaque, mais, d'autre part, facilitant, en raison même de la plus grande tonicité du myocarde, l'émigration des embolies. Enfin, il existe une forme arythmique de la maladie. Cette irrégularité tire son origine, soit d'un réflexe gastrique, soit d'une dilatation auriculo-ventriculaire favorable à ce rythme, soit d'une lésion myocardique propagée dans le faisceau de His, soit même d'une cardiosclérose du myocarde différencié.

Mais il s'en faut que l'évolution de la maladie soit toujours stéréotypée sur le même type. L'affection est parfois à ce point déformée dans ses allures que l'on peut voir le rétrécissement mitral quand il n'existe pas et ne pas le reconnaître quand il existe.

On a pu, dans certains cas, dits rétrécissements

« anémo-spasmodiques », voir un à un tous les signes de la sténose mitrale sans que l'autopsie, parfois pratiquée, n'ait révélé aucune lésion anatomique. Il peut exister à la pointe un souffle diastolique en imposant pour le roulement diastolique de la sténose mitrale et qui n'est autre que le roulement de Flint de l'insuffisance aortique fonctionnelle. En ce cas, on se basera pour faire le diagnostic sur le caractère du frémissement cataire tout spécial au rétrécissement. (Voir *Généralités.*)

Le dédoublement du deuxième bruit peut ne pas exister ou signifier toute autre chose que la sténose mitrale : Ce peut être un dédoublement physiologique, mobile dans ses allures et perceptible à la fin de l'inspiration ; ce peut être une extrasystole anticipée. Il peut être remplacé par une accentuation du bruit pulmonaire.

Le claquement de la mitrale peut imiter un galop ; en ce cas, on s'inspirera des circonstances qui accompagnent les deux affections. De plus, le rythme de galop est un anapeste (deux brèves et une longue) et celui du dédoublement est un dactyle (une longue et deux brèves).

Les souffles eux-mêmes peuvent ne plus exister pendant le mouvement où ils sont masqués le plus souvent par la tachycardie et reparaître avec le repos et l'administration de la digitale.

Le roulement diastolique peut disparaître avec la précipitation du cœur et ne laisser en place qu'un souffle présystolique. L'inverse peut se produire quand le cœur est au repos.

Un rétrécissement trop étroit ou trop large est le plus souvent muet et ne se traduit par aucun souffle. Un souffle peut être fort, faible ou nul selon le degré de l'impulsion du myocarde.

Enfin, pour terminer l'évolution clinique de cette affection, il faut se rappeler que dans la première période de la maladie c'est le ventricule gauche qui est atrophié et l'oreillette gauche qui est hypertrophiée. Dans une deuxième période et par suite de la stase pulmonaire, on arrive à l'hypertrophie du ventricule droit suivie ensuite de la dilatation auriculo-ventriculaire droite, puis de l'insuffisance tricuspidienne (fig. XIII et XVII).

Complications. — D'après ce qui a été dit, il est facile de prévoir les complications qui sont propres à cette affection : bronchite facile, pleuro-pneumonie, apoplexie pulmonaire, et, en fin de compte et le plus souvent, asystolie précoce. Mais le malade peut être emporté par des complications emboligènes. L'hémiplégie droite est à ce point fréquente que DUROZIEZ, sur 43 femmes, a pu la relever 15 fois dont 11 avec aphasie et paralysie droite et 4 avec hémiplégie gauche. Enfin, il faut compter avec les embolies des artères périphériques, fémorale, poplitée, de l'aorte abdominale, de la carotide, et la thrombose jugulo-sous-clavière.

Tel est le rétrécissement mitral congénital, maladie qui constitue la plus fréquente et la plus asystolisante des maladies du cœur.

Le rétrécissement mitral endocardique.

Cette affection est le plus souvent, chez l'adulte, associée à l'insuffisance pour créer la maladie mitrale et, comme cette dernière, elle est le résultat des processus infectieux, le rhumatisme en tête, qui viennent traumatiser l'orifice mitral.

Les *lésions* de cette affection ont été mises en évidence en étudiant l'anatomie pathologique de la maladie de Duroziez, et nous avons bien vu que dans la maladie endocardique, les valves sont encombrées de végétations ; les lésions siègent sur le sommet du triangle de la valve antérieure ; il existe des rétractions cicatricielles formant des plis, des encoches, des hiatus permettant le reflux sanguin ; en même temps l'anneau valvulaire est lésé, les piliers et les cordages raccourcis.

Évolution clinique. — Les symptômes de cette affection sont ceux de la maladie de Duroziez, mais doublés le plus souvent de ceux de l'insuffisance mitrale contemporaine. C'est ainsi que l'on entendra souvent un souffle systolique mitral à la pointe. Assez souvent, en cas de battements du cœur tumultueux, on pourra ne plus entendre de souffle à l'auscultation, mais ceux-ci réapparaîtront sous l'influence du repos ou de la digitale. D'autres fois et dans les mêmes circonstances, le premier bruit sera couvert entièrement par un souffle prolongé de la pointe ; ce qui constitue un signe précieux en faveur de l'affection. Le pouls est dans cette maladie petit, dur, serré (fig. xxvii).

Quant à l'évolution ultérieure de la maladie, elle suit celle de l'insuffisance mitrale endocardique avec laquelle elle se confond le plus souvent.

L'insuffisance mitrale endocardique.

Lésions. — Cette affection n'est au point de vue anatomique que l'amplification du rétrécissement mitral avec lequel elle coexiste fréquemment. Les lésions que nous avons déjà signalées se complètent dans ce dernier cas d'une rétraction cicatricielle formée aux dépens de la valve antérieure et d'une béance de l'orifice favorable au reflux sanguin.

Nous avons décrit une insuffisance mitrale dans la cardiosclérose. Dans ce dernier cas, nous avons signalé également l'insuffisance mitrale fonctionnelle qui résulte de la dilatation des cavités gauches du cœur et qui, dans la période asthénique du myocarde, se substitue fréquemment au galop cardiaque. Cette insuffisance existe aussi, au plus haut degré, dans la symphyse péricardique où il existe toujours une dilatation des cavités cardiaques. Dans la généralité des cas de symphyse, nous avons trouvé un souffle mitral à la pointe et nous croyons pouvoir affirmer que malgré le caractère de rudesse qu'il présente parfois, ce souffle est uniquement fonctionnel. A ces deux variétés, on a ajouté l'insuffisance mitrale spasmodique qui se produirait chez les névropathes et serait le résultat de la contracture des muscles papillaires. Rare est l'influence du traumatisme, de l'effort pour le déterminisme de l'insuffisance mitrale. Cependant des cas ont été rapportés et, personnellement, il nous reste le souvenir d'un jeune homme de 18 ans qui, sans qu'on pût relever sur lui aucune infection antérieure, fut pris subitement, à la suite d'un sport immodéré, d'une vive douleur rétrosternale qui persista pendant 8 jours et fut suivie d'un souffle net d'insuffisance mitrale. Nous nous bornerons à rappeler les caractères généraux de l'insuffisance endocardique, c'est-à-dire celle consécutive aux infections multiples, et en particulier le rhumatisme articulaire :

Symptômes. — Contrairement au rétrécissement mitral, les signes de l'insuffisance conservent une fixité plus absolue.

A la *palpation*, on perçoit dans la région de la pointe un frémissement cataire systolique, plus faible néanmoins que dans le rétrécissement mitral.

A l'*auscultation*, on perçoit un souffle tantôt grave, tantôt aigu et sibilant, musical, tantôt adoptant un timbre de bruit de piaulement ou de guimbarde, et en ce cas, il est dû soit à une rupture brusque des piliers, soit à un cordage aberrant. Enfin, il prend la forme d'un bruit ou d'un souffle prolongé lorsqu'il y a coïncidence de rétrécissement mitral. Ce souffle siège au niveau de la pointe du cœur (POTAIN). On pourrait croire que son lieu de naissance étant vers la base du cœur, il doive se produire dans cette région, mais il faut tenir compte pour son interprétation apexienne des rapports plus étroits dans la région de la pointe du ventricule gauche avec la poitrine, de la conductibilité des piliers, et surtout de la disposition de l'entonnoir où les vibrations ont tendance à se produire en sens inverse du courant sanguin.

Ce souffle est holososystolique. Il couvre toute la systole, en s'atténuant graduellement, se propage dans la région axillaire gauche et dans la région dorsale du même côté, caractère précieux qui à lui seul le différencie des souffles inorganiques, spasmodiques ou fonctionnels qui s'observent souvent dans la région de la pointe.

Le pouls de cette affection est, dans sa période constituée, petit, inégal, irrégulier. On se rend compte par la figuration mentale qu'il doit en être ainsi dans une affection où une partie de l'ondée sanguine, variable en quantité, reflue dans un ventricule et une oreillette dilatés, ainsi qu'en témoigne le tracé (fig. XXVIII).

Evolution clinique. — Cette affection dont la tendance est nettement asystolique, suit à peu près l'évolution du rétrécissement mitral : hypertrophie de l'oreillette gauche, dilatation consécutive du ventricule droit (fig. XV). Par suite de la rétrostase pulmonaire, il se produit rapidement une dyspnée mécanique, dyspnée d'effort de Corvisart, laquelle se répète lorsque le malade veut faire un effort, ou doubler le pas, dyspnée qui, avec les progrès et affection devient une dyspnée de décubitus, et finit par exister à l'état de repos. Les veines de la face sont souvent turgescentes, le pouls jugulaire s'accentue quand apparaît l'insuffisance tricuspidienne ; le foie se congestionne, les œdèmes s'installent, et si le malade n'est pas emporté par une complication pleuro-pulmonaire intercurrente, ou par une thrombose intra-cardiaque, il succombe lentement à l'asystolie finale.

Souvent, pour toutes ces raisons anatomiques et fonctionnelles, l'insuffisance est compliquée de rétrécissement et les deux maladies s'associent pour former un tout complexe qui réunit à la fois la symptomatologie, et l'évolution clinique de ces affections. C'est cette réunion de deux maladies similaires qui constitue « la maladie mitrale ».

Le rétrécissement aortique endocardique.

Cette affection, qu'il ne faut pas confondre avec le rétrécissement aortique artériel de la cardiosclérose, ni avec l'athérome aortique, est, de même que le rétrécissement mitral et pour les mêmes raisons anatomiques, le plus souvent associée à l'insuffisance. Ici encore ce sont les infections multiples qui sont à la base de l'affection : rhumatisme, etc., et l'on peut déduire tant de la nature que du siège du rétrécissement, les symptômes et l'évolution clinique de la maladie.

Symptômes. — A la *palpation*, on perçoit dans le deuxième espace intercostal droit un frémissement cataire.

A l'*auscultation*, on entend un souffle systolique de même siège, tantôt rude, strident, tantôt piaulant et se propageant vers la clavicule droite et les carotides. Le ton aortique au lieu d'être frappé comme dans la cardiosclérose, est souvent voilé et masqué par le souffle du rétrécissement. Au cœur, on constate une hypertrophie variant avec l'intensité ou la forme du rétrécissement et il n'est pas rare de voir la pointe abaissée et battre dans le 6e espace intercostal gauche. Le pouls dans cette affection est petit, dur, serré (fig. XXIX). Sur la ligne d'ascension du graphique, on remarque parfois un anacrotisme, crochet qui, quelle que soit sa signification, n'a rien à voir avec la forme endocardique de la maladie.

Evolution clinique. — On comprend que par elle seule cette affection longtemps compensée par l'hypertrophie ventriculaire, puisse être anodine et ne donner lieu, à part la pâleur des traits et la tendance aux vertiges, à aucun symptôme net de dyspnée. Il en est tout autrement lorsque, ce qui est le cas le plus fréquent, il existe en même temps de l'insuffisance valvulaire, cas dans lequel le rétrécissement passe au deuxième plan, et reste subordonné, quant à sa durée, quant à sa gravité, à la forme, aux complications de l'insuffisance aortique endocardique.

L'insuffisance aortique endocardique.

Dénommée sous le nom de maladie de VIEUSSENS, du nom de l'auteur qui l'a décrite le premier (1715) ou maladie de CORRIGAN, cette affection se localise dans l'endocarde (forme endocarditique de PETER). Elle revêt d'autres modalités cliniques, elle peut être artérielle (maladie d'HODGSON) (Voir *Cardiosclérose*) et associée à l'hypertension, elle peut être fonctionnelle et produite par la dilatation simple de l'anneau aortique sans lésion nécessaire du vaisseau. Nous ne nous occuperons ici que de la forme endocardique pure, c'est-à-dire due, comme les affections similaires, à une infection : rhumatisme, etc. Rare est le traumatisme dans la production de cette affection.

La maladie de Vieussens-Corrigan est assez fréquente, puisqu'on la rencontre dans 37 0/0 des cas d'endocardite valvulaire. Elle a, contrairement au rétrécissement mitral, son maximum de fréquence chez l'homme adulte.

A l'*examen anatomique*, elle est le résultat du processus commun de sclérose, à forme végétante, que nous avons décrit dans le rétrécissement mitral.

On rencontre des valvules sigmoïdes ou criblées, ou épaissies, recouvertes de plaques crétacées, de végétations, de nodosités, des replis valvulaires qui, par leur adhérence, peuvent créer le rétrécissement ou l'insuffisance. Ces courtes données anatomiques suffisent pour entrer dans la symptomatologie de l'affection.

Symptomatologie. — Nous ne nous arrêterons pas aux troubles généraux : dyspepsie, pâleur des traits produits par le réflexe de François Franck, hippus circulatoire, c'est-à-dire mouvement rythmique de rétrécissement ou de dilatation pupillaire, synchrone aux mouvements du cœur et nous envisagerons les signes cardiaques et artériels de la maladie.

Signes cardiaques. — La *palpation* dénote une impulsion énergique du ventricule gauche qui se dilate et s'hypertrophie pour lutter contre le barrage sigmoïdien. On sent un choc majestueux systolique qui ne se retrouve que dans cette affection, le « choc en dôme » de Bard. En même temps, la pointe du cœur est descendue vers le cinquième, sixième espace intercostal. Hâtons-nous de dire que le choc n'est pas pathognomonique de l'insuffisance aortique puisqu'on le retrouve dans divers cas de dilatation cardiaque.

Le *tracé radiographique* de l'affection est tout à fait caractéristique et dénote une hypertrophie ventriculaire gauche coïncidant avec une dilatation des cavités droites; pointe globuleuse, abaissement des lignes DC et D'C' (fig. xix).

L'*auscultation* révèle un bruit de souffle à la base du cœur dans le deuxième espace intercostal droit ou plus exactement au niveau du troisième cartilage costal droit et le long du bord droit du sternum. Mais, par suite sans doute de la vitesse et du trajet décrit par l'onde au retour, ce souffle s'entend le plus souvent le long du bord gauche du sternum (Sibson), parfois à la pointe, quelquefois même dans le deuxième espace intercostal gauche (Syers). Ce souffle possède des caractères particuliers, il est doux, humé, aspiratif (Potain) rarement dur. Mais il peut présenter des anomalies; d'abord, il peut ne pas ou ne plus exister, c'est le cas des grandes dilatations de l'aorte ou des larges délabrements valvulaires; en ce cas, l'oscillomètre trahit avec une pression maxima forte une minima faible qui, à elle seule, nous a permis souvent de faire le diagnostic. Il peut exiter sous forme d'insuffisance aortique fonctionnelle. Enfin, il peut être accompagné d'un souffle systolique; à la base, ce peut être un souffle de rétrécissement aortique ou d'une dilatation sus-orificielle de l'aorte; à la pointe, c'est ou le souffle d'insuffisance mitrale vraie ou fonctionnelle, ou le souffle d'un rétrécissement mitral contemporain, ou enfin ce peut être un roulement diastolique de Flint dû au refoulement de la grande valve de la mitrale par l'ondée sanguine rétrograde.

Signes artériels. — Sous l'influence de l'impulsion énergique du cœur, on peut remarquer : la danse des artères, la pulsation exagérée des carotides, les secousses rythmées de la tête (signe de Musset). Le pouls artériel présente au sphygmographe des modifications anormales : il est brusque, bondissant, dépressible (pouls de Corrigan). Le tracé fait voir une ligne d'ascension très élevée, un sommet très aigu, une ligne de descente brusque, rapide, avec dichrotisme accentué (fig. xxx).

Au *sphygmomanomètre*, on note une tension maxima élevée due, soit à l'impulsion forte du cœur, soit à la production d'une vaso-constriction périphérique ; et en même temps une minima faible et une tension différentielle à grand écart. A signaler aussi le retard du pouls carotidien, l'existence d'un double souffle au niveau des mêmes carotides (Alvarenga). Dans le domaine des grosses artères, on a relevé encore le double ton artériel (Traube) et surtout le double souffle intermittent crural (souffle de Duroziez) :

Si l'on comprime une artère, la fémorale, avec le bord inférieur d'un stéthoscope, c'est-à-dire le bord le plus éloigné du cœur, dans la région du pli de l'aine, on perçoit deux souffles : l'un coïncidant avec la diastole artérielle, c'est-à-dire la systole cardiaque, l'autre coïncidant avec la systole artérielle, c'est-à-dire la diastole du cœur. Ces deux bruits sont occasionnés par la pression du stéthoscope (Potain) et sont dus, le premier au renforcement de la vitesse centrifuge du sang, le deuxième au reflux de l'ondée sanguine résultant des différences de tension en amont et en aval du stéthoscope.

L'examen des petites artères n'est pas moins fertile

en enseignements. On peut y découvrir le phénomène du pouls capillaire. Si l'on exerce une friction de quelques secondes sur la peau du front, on observe une coloration rouge foncé qui vire rapidement au rose pâle. La première coïncide avec la diastole artérielle, la deuxième avec la systole. Le même phénomène s'observe sur les ongles, si on les comprime légèrement au centre (pouls unguéal), sur une plaque d'urticaire (E. HIRTZ). Il existe encore sur la rétine (pouls rétinien), dans l'isthme du gosier (MULLER), sur la luette (MERKLEN) ; on a de même le pouls amygdalo-carotidien (HUCHARD). Quelle que soit l'interprétation donnée de ce pouls, qu'il soit le résultat d'une onde rétrograde, d'une hypotension diastolique (GALLAVARDIN), d'un spasme des capillaires, il n'en a pas moins une valeur de premier ordre quand il s'agit de dépister une insuffisance aortique que les signes macroscopiques ne peuvent suffisamment révéler.

Evolution clinique. — Nous ne dénommerons pas complications les accidents qui surviennent à titre d'épiphénomène nécessaire, tels que la céphalée, les troubles dyspeptiques, les palpitations, l'angoisse du décubitus gauche, la pâleur des traits, le nervosisme du malade, parfois les insomnies. Toutes ces modalités cliniques font en réalité partie des symptômes de la maladie. D'autre part, la mort subite fréquente dans la maladie d'HODGSON, est inexistante dans le type endocardique. Ce dernier type représente la « bonne » insuffisance aortique, si l'on peut dire.

Il existe néanmoins d'autres éléments qui peuvent modifier, en l'atténuant ou l'aggravant, la marche de la maladie de VIEUSSENS. C'est, d'une part, la coexistence d'un rétrécissement aortique avec l'insuffisance, phénomène salutaire à vrai dire, puisque l'onde rétrograde est réduite en volume. C'est, d'autre part, l'existence simultanée d'une insuffisance aortique et d'un rétrécissement mitral. Or, dans ce cas particulier, l'hypertrophie ventriculaire aortique se trouve neutralisée par l'atrophie ventriculaire mitrale, et l'équilibre circulatoire est rétabli, ce qui voudrait dire en poussant la comparaison jusqu'à l'extrême limite : Deux maladies de cœur équivalent à nulle maladie de cœur.

L'union d'une insuffisance aortique et d'une insuffisance mitrale est une mésalliance, car l'onde rétrograde aortique, loin d'être arrêtée par la barrière mitrale, se donne libre cours à travers l'orifice béant de la mitrale. Le résultat en est un trouble dans le rythme du cœur, un désarroi auriculo-ventriculaire aboutissant rapidement à la dilatation cardiaque.

Enfin, une maladie qui est largement compensée par une exagération de la puissance du ventricule gauche peut, à moins d'écarts de régime, de surmenage, de coups brusques de pression, rester fort longtemps en bon état d'équilibre circulatoire. Mais outre que cette affection peut s'artérialiser à la cinquantaine, et d'endocardique évoluer vers la sclérose ou l'athérome aortique; outre que des affections aiguës peuvent se greffer sur l'aorte si propice aux colonisations microbiennes, il arrive une époque où l'impuissance ventriculaire se fait jour. La dilatation passive (anévrisme passif) du ventricule gauche, l'insuffisance mitrale fonctionnelle, traduisent cette impuissance. Puis la maladie du cœur gauche passe au cœur droit, la rétrostase pulmonaire s'établit, la dyspnée s'installe, et le malade succombe à l'asystolie, étape commune à toutes les cardiopathies valvulaires.

Le rétrécissement et l'insuffisance de l'artère pulmonaire.

Rares sont les cas d'endocardite infectieuse frappant l'artère pulmonaire à l'âge adulte. L'affection est plutôt d'ordre congénital. Elle peut siéger, soit au niveau de l'infundibulum pulmonaire, soit au niveau des valvules. Le rétrécissement se caractérise par un frémissement systolique, un souffle dont le maximum existe au niveau du deuxième espace intercostal gauche, une hypertrophie ventriculaire droite (fig. XVI).

En même temps, on observe parfois un souffle diastolique lié à l'insuffisance de l'artère, et cela pour les mêmes raisons que le rétrécissement aortique. Il existe dans le rétrécissement pulmonaire de la dyspnée d'effort, du refroidissement des orteils, une lenteur des mouvements, de l'hyperglobulie (POTAIN, VAQUEZ), des troubles trophiques (doigts hippocratiques); en un mot, tous les signes d'infantilisme. Le rétrécissement congénital domine toute la pathologie des maladies congénitales. Notons dans cet ordre :

La maladie de Roger. — Souffle systolique transversal situé au niveau du troisième espace intercostal, frémissement cataire pouvant se prolonger dans le dos. Parfois le frémissement est tellement prononcé qu'à l'impression tactile peut se joindre l'impression auditive et la vibration être entendue, ainsi que nous avons pu en observer un cas, à 50 centimètres de distance.

La *maladie bleue* est encore une conséquence du rétrécissement de l'artère pulmonaire et a pour corollaire, ou la communication interventriculaire, ou la persistance du trou de Botal, ou celle du canal artériel.

Nous n'avons pas à entrer dans le détail de ces maladies, prendre parti dans les discussions intéressantes qui se sont élevées, les uns (Lancereaux, Gaucher) les faisant résulter d'infections antérieures, d'autres (Rokitanski) attribuant ces maladies à un arrêt de développement du bulbe aortique, d'autres encore (Moussous et Weil) admettant plutôt, en raison du cloisonnement du bulbe vers la huitième semaine et de l'impossibilité d'admettre une infection qui frapperait l'artère pulmonaire en respectant l'aorte, l'origine tératologique de la maladie. Néanmoins, en faveur de la théorie infectieuse nous avons pu observer sur la table d'autopsie du service du Dr Letulle un cas de rétrécissement de l'infundibulum pulmonaire avec communication interventriculaire et abouchement commun de l'aorte et l'artère pulmonaire dans le ventricule gauche. En même temps existaient des plaques d'endocardite établissant l'origine infectieuse de la lésion. Enfin, des discussions se sont élevées au sujet de la cyanose et l'on a distingué les maladies sans cyanose, telles que celle de Roger, la persistance du canal artériel, des maladies cyanotiques, telles que la maladie bleue, la persistance du trou de Botal où la cyanose est précoce ou tardive. Quant à l'origine de la cyanose, il faut toujours la rechercher dans la stase veineuse consécutive à la dilatation du ventricule droit, à la rupture d'équilibre des deux cœurs favorisant le mélange des deux sangs artériel et veineux, puis au défaut d'hématose.

S'il nous a été permis de citer ces affections en tant que reliées aux causes infectieuses, acquises ou héréditaires, et si nous nous sommes plus volontiers rangé comme à propos du rétrécissement mitral, à l'hérédo-infection, nous n'avons pas le droit d'insister davantage sur les détails pathologiques de ces maladies. En effet, le plus souvent, ces sortes de malades ne parviennent pas à la cinquantaine. Ils dépassent rarement l'âge de 20 à 25 ans et sont emportés par une affection intercurrente, pneumonie, tuberculose pulmonaire, ou par l'asystolie précoce.

L'insuffisance tricuspidienne.

Cette affection est rare à l'état endocardique et à la suite des infections que nous avons signalées pour les autres affections endocardiques. Néanmoins, on en a relevé quelques cas (CHAUFFARD, BESANÇON). Le plus souvent, cette insuffisance est toute fonctionnelle et résulte des affections endocardiques, péri et myocardiques aiguës ou chroniques qui ont fini par épuiser le myocarde. C'est ainsi que les affections mitrales, le rétrécissement et l'insuffisance de l'artère pulmonaire, la péricardite, la symphyse cardiaque, les affections scléreuses (cardiosclérose) ou athéromateuses du myocarde finissent dans l'insuffisance tricuspidienne. On peut étendre le domaine étiologique de cette affection à toutes les causes qui peuvent, en augmentant la gêne de la circulation, dilater le ventricule droit. De ce nombre sont les affections pulmonaires : asthme, dilatation des bronches, emphysème, sclérose pulmonaire, tuberculose fibreuse. De ce nombre font encore partie, bien que dans une bien faible mesure, les affections gastro-hépatiques en vertu du même réflexe signalé précédemment.

Considérée de la sorte, l'insuffisance tricuspidienne ne constitue pas une maladie à proprement parler, mais un état transitoire ou permanent d'ectasie ventriculaire droite témoignant de la diminution de résistance du cœur et souvent précédant de près l'asystolie finale.

Symptomatologie. — Cette affection se caractérise par la présence d'un souffle systolique (dur, s'il s'agit d'insuffisance organique), le plus souvent doux, filé, transitoire, disparaissant avec les grandes dilatations et avec les troubles arythmiques fréquents dans cet état. Il est situé à la partie inférieure du bord gauche du sternum, vers l'appendice xiphoïde, au niveau des quatrième, cinquième cartilages costaux gauches. L'oreillette droite est dilatée, à parois amincies avec épaississements partiels et le ventricule droit, ainsi qu'en témoignent les tracés radiographiques (fig. XVII), est dilaté, globuleux, la pointe est déjetée en bas à gauche et en dehors du mamelon. Le pouls radial est ordinairement petit et régulier.

Mais c'est le *tracé jugulaire* qui présente les phénomènes les plus intéressants. On sait qu'à l'état normal les veines jugulaires peuvent gonfler sous l'influence d'un effort de l'expiration en une sorte de cordon bleuâtre non pulsatile. Si l'on vient à comprimer la veine avec le doigt, nul reflux ne se fait en dessous de la région comprimée. Il n'en est pas de même dans l'insuffisance et deux cas peuvent se produire : la valvule de la jugulaire externe devenant insuffisante, il peut se produire des pulsations bulbaires ou présystoliques ou systoliques. Dans le premier cas, il s'agit du pouls veineux correspondant à une contraction de l'oreillette hypertrophiée, ce qui s'observe par exemple dans le rétrécissement mitral. Il s'agit d'un faux pouls veineux. Dans le deuxième cas, il s'agit d'un véritable reflux de l'onde ventriculaire et l'on a le pouls veineux vrai. Or, on peut pratiquement se rendre compte de ces différences, soit en prenant simultanément la radiale et le pouls jugulaire, soit en se servant d'un index de papier appliqué sur le trajet de la jugulaire. S'il y a synchronisme, on conclura au vrai pouls veineux ; si une dépression jugulaire au contraire correspond avec la systole ventriculaire, on en conclura au faux pouls veineux.

Mais à cette distinction toute expérimentale, on a substitué l'interprétation des tracés du phlébogramme jugulaire et l'on a remarqué la disparition du soulèvement *a*, la fusion des accidents *c* et *v*, la disparition de la vallée *x*, et par contre, ce qui est logique au moment où l'oreillette se vide entièrement, l'agrandissement de la vallée *y*. Or, ces signes correspondent à ceux que donne l'électrocardiagramme où l'on voit disparaître l'accident P. C'est, en un mot, un pouls à forme ventriculaire (fig. x).

A de tels signes, on reconnaîtra donc facilement l'insuffisance tricuspidienne et la lecture des tracés sera parfois d'autant plus utile que les signes d'insuffisance, le souffle entre autres, font parfois défaut pour asseoir le diagnostic à savoir s'il y a insuffisance et quel est le degré de l'insuffisance. La reconnaissance de ces signes, la présence à l'électrocardiagramme de fibrillations suivant la disparition de P; la ressemblance de ce tracé avec celui que l'on trouve dans d'autres affections, le caractère anatomique de l'oreillette droite que nous avons relevé plus haut, ont permis d'étendre le mécanisme de la production de l'insuffisance tricuspidienne. C'est ainsi que MACKENSIE admet que dans cette affection l'excitation se déplace et au lieu de siéger à l'oreillette, existe au nœud de TAWARA, en un mot qu'il existerait un rythme nodal. Plus séduisante est l'interprétation de LEWIS admettant, ce qui avait été déjà relaté par MERKLEN, une parésie de l'oreillette droite suivie d'une fibrillation auriculaire attestée par les observations électrocardiagraphiques, suivies de la disparition des événements *a* ou P.

En réalité et sans nous perdre dans les théories, disons qu'il est conforme à la pathogénie de l'affection et aux conditions qui la régissent, d'admettre l'existence simultanée du flux veineux correspondant à une parésie de l'oreillette droite.

Il faut compter aussi dans l'insuffisance tricuspidienne avec le battement vrai hépatique dont le phlébogramme est en tout point semblable à celui du pouls jugulaire, moins le soulèvement *c*. Il se traduit par un soulèvement manifeste de la main appliquée sur la région du foie, soulèvement dû au reflux du sang de l'oreillette droite dans la veine cave inférieure. Si on soulève de bas en haut le foie ainsi congestionné on remarque sur les veines jugulaires une amplitude de pulsation qui est due au reflux hépato-jugulaire.

Evolution. — Cette maladie possède une évolution variable selon la cause, endocardique ou fonctionnelle, qui l'a produite. Endocardique, elle suit en cela la destinée des maladies du cœur; fonctionnelle, elle témoigne ou de la période de déclin de la maladie, ou d'un trouble passager survenu dans le champ pulmonaire ou gastro-hépatique. Peu à peu avec les progrès de la dilatation, la dyspnée augmente, les bases pulmonaires s'infiltrent, la stase de la veine cave se traduit par de l'ascite, du gonflement hépatique, de l'œdème des membres inférieurs. Le cœur ploie sous le poids de l'insuffisance et cette affection n'est que l'intermédiaire qui existe entre la maladie du cœur longtemps compensée et l'asystolie finale.

Les péricardites.

Après l'endocardite, la péricardite est l'affection la plus fréquente des cardiartérites, c'est-à-dire des maladies infectieuses qui frappent la tunique interne et externe du cœur. Fréquente dans l'âge adulte, plus rare chez l'enfant, elle est préparée le plus souvent par un mauvais terrain, le surmenage, la misère, les conditions d'hygiène défectueuses. Elle peut être, ou primitive, ou consécutive. Primitive, on la rencontre dans les maladies infectieuses en général, le rhumatisme articulaire où elle est moins fréquente que l'endocardite (6 pour 18 d'après Sibson), et peut s'installer dès la première attaque souvent vers le deuxième septenaire de la maladie; puis dans le rhumatisme chronique, la chorée, la pneumonie, où elle prend le plus souvent la forme purulente; la tuberculose, le scorbut où elle adopte la forme hémorragique, puis la blennorragie, la scarlatine; on a même signalé des cas dans la syphilis enfantine. Secondaire, elle peut résulter des lésions des organes voisins, telles que le cancer de l'œsophage, les abcès ganglionnaires.

Symptomatologie. — Les signes révélateurs diffèrent suivant les formes : forme sèche ou forme avec épanchement.

a) *Péricardite sèche.* — Les *symptômes subjectifs* principaux de cette forme sont par ordre, la douleur. Celle-ci va de la simple gêne précordiale jusqu'à la douleur pongitive, augmente par la pression sur la région thoracique. Elle peut s'étendre le long du trajet du phrénique, apparaissant surtout au contact des trois points douloureux de Gueneau de Mussy, c'est-à-dire entre les deux chefs du sterno-mastoïdien, le long du bord gauche du sternum et entre l'appendice xiphoïde et les cartilages costaux (angle costo-xiphoïdien). Le malade éprouve souvent de la dysphagie, de la dyspnée. Quant à la fièvre, elle est toujours modérée, et quand la température est élevée, il faut toujours penser à l'existence contemporaine de l'endocardite.

A la *palpation* et à l'*auscultation*, on constate un retrait systolique de la pointe, une atténuation des bruits du cœur, un frémissement qui peut aller de la simple impression du bruit de taffetas au bruit de cuir neuf ou de râpe. Le frottement qui a son siège à la base du cœur dans la région du troisième cartilage costal, peut être ou présystolique, mésosystolique ou diastolique. Dans le premier cas, il simule le galop, dans le deuxième cas, le bruit de la locomotive.

On le distingue facilement du galop de l'hypertension ou de la distension myocardique par cette particularité que, quel que soit le moment où il se produit pendant la révolution cardiaque, il retarde toujours sur les bruits du cœur. Il ne se propage pas et meurt sur place. Si l'on fait asseoir le malade, le frottement apparaît davantage eu égard à la position superficielle du cœur. Parfois, le frottement est plus accentué pendant l'expiration.

Grâce à ces caractères, on évitera de confondre le frottement péricardique avec les souffles cardiaques, extra-cardiaques, les frottements pleurétiques et même les bruits hydroaériens dus à une péricardite anaérobienne.

Mais le frottement peut inexister dans trois cas : c'est lorsque le siège de la péricardite n'est pas antérieur, ce qui existe dans les péricardites rétrocardiaques, rares à la vérité ; c'est le cas des grandes dilatations du cœur ; ou encore des péricardites compliquées de myocardite où les bruits du cœur ne sont pas assez éréthiques pour donner lieu au frottement. Enfin, il convient de se mettre en garde contre ce fait, qu'un frottement peut persister malgré la présence du liquide dans la séreuse péricardique. Dans un cas semblable, Rendu trouva à l'autopsie d'un malade qui n'avait pas été ponctionné en raison des frottements qu'il présentait, 700 grammes de liquide.

b) *La péricardite avec épanchement.* — A la *palpation*, on remarquerait une disparition du choc de la pointe, reportée au-dessus de la limite inférieure de la matité (MARFAN) un éloignement des bruits du cœur, une voussure précordiale.

Mais ces signes, dit BLECHMANN (Les Épanchements péricardiques, *Thèse de Paris*, 1913), n'ont pas toute la valeur qu'on leur attribue généralement. Le premier signe n'existe guère qu'avec un épanchement abondant, et la palpation de la pointe a lieu à son siège normal si l'on fait asseoir le malade. L'éloignement, à la main, des bruits du cœur, n'existe pas en réalité, cet organe n'étant séparé de la paroi thoracique que par une nappe mince du liquide, et ne pouvant pas plus que la pointe se déplacer en raison de ses amarres en bas avec le tendon du diaphragme, en haut avec le pédicule bronchique et la veine cave. En général, l'éloignement des bruits du cœur, quand il existe, correspond à une myocardite contemporaine. Quant à la voussure précordiale, elle peut exister chez l'enfant, mais ne peut se produire chez l'adulte en raison de l'inextensibilité du thorax.

La palpation révèle un autre signe décrit par ESSEX WINTER, c'est le signe de l'inhibition abdomino-phrénique consistant en une abolition plus ou moins complète des mouvements respiratoires de l'abdomen et du diaphragme au cours de la péricardite.

A la *percussion*, on observe une matité qui représente grossièrement celle d'un triangle à angle mousse dont le sommet correspond au manche sternal et dont la base est inférieure. On se rend compte, par les moyens de fixation du péricarde que nous venons de signaler, de la forme, du mode d'extension que prend l'épanchement péricardique, dont la progression est symétrique et transversale. Deux signes sont à retenir : le signe de ROTCH qui veut que l'épanchement débute par l'apparition de la matité dans la partie interne du cinquième espace intercostal droit; celui d'EWART, ROBIN, N. FIESSINGER qui veut que la limite droite de la matité cardiaque rejoigne à angle obtus ou aigu la matité hépatique. Quant à la fameuse encoche de SIBSON ou matité en brioche que tous les classiques décrivent au 1/3 supérieur d'une ligne gauche de matité, BLECHMANN la réprouve entièrement, historiquement d'abord en soutenant que SIBSON s'est bien servi du mot « encroaches » qui signifie rebord, et non du mot encoche, cliniquement, en prouvant qu'elle n'existe pas dans les péricardites avec épanchement, mais qu'on l'a remarquée chez des malades qui présentaient une pleurésie avec grande dilatation du cœur.

La percussion révélera le plus souvent une dilatation générale du cœur en vertu de cette loi de STOCKES qui veut que tout muscle sous-jacent à une séreuse enflammée se paralyse. D'où ce signe de BOUILLAUD, qu'en cas d'épanchement péricardique, la matité absolue est plus grande que la matité relative.

A l'*auscultation*, on peut constater un assourdissement des bruits du cœur, mais il sera important dans la pratique d'essayer de faire la distinction entre la dilatation du cœur d'origine myocardique et l'épanchement péricardique. Grande est aussi la difficulté en cas d'exagération des bruits du cœur, en cas d'épanchement postérieur, en cas de persistance de frottements péricardiques, de coexistence d'un épanchement pleural ou même d'une spléno-pneumonie.

Signes de compression. — Ces signes sont importants à connaître parce qu'ils régissent souvent la symptomatologie ou les complications de la péricardite. On peut observer une compression du poumon ou de la plèvre se traduisant par la dyspnée ou un souffle pleurétique (souffle de Pins) plus fréquent chez les enfants, en imposant pour une pleurésie ; mais ce signe disparaît par la position genu-pectorale que les malades d'instinct adoptent souvent lorsque l'épanchement est abondant. En cas de doute et pour savoir si l'épanchement est de nature pleurétique ou péricardique, on pourra, outre la ponction exploratrice de la plèvre, placer le malade dans la position genu-pectorale. Si la pointe dévie à droite, il y a pleurésie gauche ; si, au contraire, elle dévie à gauche et en dehors, il y a péricardite.

Il faut placer ici « le signe des attitudes de Hirtz », où les malades porteurs de gros épanchements adoptent pour mieux respirer ou la position genu-pectorale ou celle de la prière des Mahométans.

On peut observer une compression du cœur se traduisant par de la lipothimie, la syncope, la mort.

L'épanchement peut comprimer la veine cave supérieure et donner lieu à la cyanose et à l'œdème « en pèlerine ». Il peut comprimer l'œsophage et donner lieu à la dysphagie, l'hydrophobie; le pneumogastrique et occasionner des vomissements; un pouls paradoxal, le nerf phrénique et provoquer le hoquet.

Il peut en bas faire disparaître l'espace de TRAUBE et refouler l'estomac, le foie.

Enfin, l'examen orthodiagraphique (fig. XXI) dénote une grosse matité, mais malheureusement cette méthode n'est pas très pratique, car le plus souvent le malade ne peut quitter son lit.

Evolution clinique. — La maladie en cours de route est sujette à tous les aléas résultant des complications et particulièrement de celles qui proviennent de compressions de voisinage. La syncope mortelle, par suite de l'abondance de l'épanchement, est loin d'être rare. Il faut aussi faire la part de la forme typhoïdique, asystolique de la maladie. Dans cette dernière forme, l'asystolie aiguë se produit rapidement par suite de la dilatation rapide des cavités cardiaques ou de la myocardite contemporaine. Il faut compter aussi avec la complication de l'endocardite pour créer la périendocardite (SIBSON), avec les myocardites de voisinage relevées par STOCKES, LANDOUZY et RENAUT, avec les aortites relevées par PETER, les pleuro-pneumonies. Il faut aussi faire état de la répétition de l'épanchement, de la nature de l'épanchement. Séro-fibrineux le plus souvent, il peut devenir purulent en cas d'infection pneumococcique ou streptococcique. En ce dernier cas, les phénomènes généraux: faciès plombé, amaigrissement, sueurs, troubles digestifs, laissent le malade dans un état alarmant. L'épanchement peut être aussi hémorragique, mais assez rarement (tuberculose, cancer, cardiosclérose). Règle générale, le malade est exposé surtout à deux grandes complications : la syncope mortelle, l'asystolie aiguë.

Mais en cas de guérison, celle-ci n'est pas toujours absolue et parfois les péricardites aiguës évoluent, en cas de tuberculose surtout, vers la péricardite chronique qui ne diffère de la péricardite aiguë que par la nature de l'évolution et surtout vers la péricardite adhésive ou symphyse du péricarde.

La symphyse du péricarde.

Les maladies infectieuses : la tuberculose, le rhumatisme, sont les agents directs de la péricardite adhésive, mais il faut faire la part également des affections de voisinage qui ont pu créer la symphyse, telles que les médiastinites, les anévrismes, les affections périhépatiques (symphyse péricardo-hépatique de Gilbert et Garnier), la cirrhose cardio-tuberculeuse d'Hutinel avec sa triade symptomatologique : gros foie, cyanose, tachycardie, les affections péritonéales, pleurales (périviscérites d'Huchard). Cette affection est caractérisée par des signes principaux résultant des adhérences que le péricarde peut contracter avec les organes voisins.

A l'*inspection* et à la *percussion*, on constate une matité cardiaque considérable avec augmentation plus grande de la petite matité, parfois une voussure thoracique. On remarque aussi des ondulations (MOREL-LAVALLÉE), un mouvement de roulis, de reptation, allant de haut en bas et de droite à gauche (signe de JACCOUD), une dépression systolique pluricostale de la pointe, une fixité de cette pointe. On peut encore observer une rétraction systolique de la base et souvent un manque d'expansion de la partie inférieure du sternum, signe qui est lié souvent au gonflement inspirateur paradoxal des jugulaires, et au collapsus diastolique des veines du cou (signe de WENCKEBACK). Enfin, on peut observer un signe qui a quelquefois une grande valeur : le signe de BROADBENT, lequel consiste en une rétraction systolique de plusieurs espaces intercostaux au-dessous et au dehors de l'omoplate gauche, signe qui dénonce en même temps que des brides antérieures, l'existence d'adhérences rétrosternales.

A l'*auscultation*, on peut noter, dans une première période, de l'éréthisme cardiaque et des souffles orificiels dus à l'organisation d'une sclérose myoendocardique chez un cœur largement ouvert à toutes les infections. Dans une seconde période, au contraire, on note un assourdissement des bruits du cœur, des extrasystoles, de la tachyarythmie liée à la dilatation des cavités cardiaques.

En même temps, on entend un souffle qui peut être dû sans doute à la coexistence d'une lésion orificielle, mais qui, en raison de son siège favori à l'orifice mitral, paraît, en cette période de la maladie, se rattacher plutôt à un souffle d'insuffisance mitrale fonctionnelle. Or, l'existence de ce souffle n'est pas une rareté clinique ; nous l'avons rencontré dans la plupart des cas, et sans nier l'existence possible de lésions de la mitrale, il faut bien admettre, qu'en dépit même de son caractère possible de rudesse un souffle qui possède cette constance, est le plus souvent un souffle fonctionnel.

On peut percevoir à la pointe un galop gauche ou droit suivant l'état du myocarde ou de la tension pulmonaire, puis à la base un dédoublement du deuxième bruit du cœur. Parfois même, on a constaté un bruit de rappel paradoxal (Gilbert et Garnier,) dans lequel on note la prolongation de la systole et du petit silence. Le pouls dans cette affection est faible, et souvent plus faible à l'inspiration (pouls paradoxal de Küssmaul). Küssmaul avait attribué ce pouls à la constriction des vaisseaux sous l'influence de tiraillements des adhérences, mais sa coexistence dans les affections multiples des voies respiratoires, sténose laryngée, pleurésies avec grand épanchement, médiastinites, l'épreuve de Muller qui établit que de profondes inspirations peuvent faire apparaître ce rythme, font penser que ce pouls est tout entier déterminé par des modifications inspiratoires ou des inhibitions du vague sous l'influence des lésions de voisinage.

Enfin l'*examen orthodiagraphique* a permis de

contrôler le diagnostic clinique et de constater une amplification de volume du cœur, une opacité anormale entre les poumons et le péricarde, une opacité en haut sous forme de manchon formé par le péricarde et les gros vaisseaux de la base, la disparition des espaces clairs ante et rétrocardiaques, l'absence de décollement de la pointe, l'ascension paradoxale du cœur pendant l'inspiration, le profil de Wenckeback, signes qui ont été décrits au chapitre de l'*Electrodiagraphie* (fig. XXII).

Néanmoins, pour importants que soient tous ces signes, on conçoit que la symptomatologie d'une affection qui est sous la dépendance de tant d'organes différents, varie selon les adhérences, soit de la base, soit de la région sterno-péricardique, soit diaphragmatique, soit enfin avec les adhérences de la pointe. Parfois, on a trouvé des symphyses cardiaques révélées telles à l'autopsie, sans qu'elles se soient traduites par aucun signe palpable pendant la vie. Parfois, au contraire, on a pu trouver tous les signes réunis de symphyse péricardique, sans qu'à l'autopsie on ait rencontré la moindre lésion péricardique. Tel est le cas d'un malade que nous avons observé dans le service de Vaquez, qui présentait tous les signes réunis dans le plastron antérieur et dans la région postérieure un beau signe de Broadbent et chez lequel, chez Morgagni, on n'a trouvé d'autres lésions qu'une insuffisance aortique avec gros cœur, et des adhérences pleurales. En ce cas, c'était le retrait de ce gros cœur qui, à l'aide des adhérences pleurales, produisait ce signe de BROADBENT et les autres réunis.

Evolution clinique. — Quelle que soit l'origine : tuberculose ou infection (rhumatismale ou autre) de la symphyse péricardique, on peut dire que cette affection est assez rare chez l'adulte et chez le vieillard, mais qu'en revanche, elle est fréquente chez l'enfant (CADET DE GASSICOURT). La caractéristique de cette maladie est de brûler les étapes et d'évoluer rapidement vers l'asystolie à gros foie, laquelle est à la merci du moindre événement : grippe, pneumonie).

C'est dans ces cas qu'on a relevé, ou des insuffisances valvulaires, ou des lésions hépatiques : pseudo-cirrhoses du foie péricardique (PICK), symphyse péricardo-hépatique de GILBERT et GARNIER, foie glacé de CURSCHMANN avec adhérence de la capsule de GLISSON en forme de coque blanchâtre, cirrhose cardio-tuberculeuse (HUTINEL). Parfois, la lésion porte entièrement sur le myocarde qui peut présenter tour à tour les lésions de sclérose ou de dégénérescence graisseuse. Aussi la mort subite s'est-elle parfois observée : TARDIEU, BROUARDEL ont cité des cas d'enfants relevés morts dans la rue et à l'autopsie desquels on a trouvé des lésions de péricardite adhésive. La mort peut encore résulter, soit d'une embolie, soit d'une angine de poitrine par cœur forcé, soit d'une syncope mortelle.

En résumé, si l'on met de côté les complications aiguës pouvant résulter de la défaillance cardiaque, on remarque que le caractère de cette affection est d'être encore, de même que les affections endocardiques, une maladie asystolisante, on pourrait ajouter précocement asystolisante, se pouvant rencontrer à la cinquantaine, mais de beaucoup plus fréquente dans le jeune âge.

Les médiastinites.

A l'étude des *endopéricardites* se rattache l'étude des infections médiastinales qui font partie liée avec les péricardites, en particulier, avec lesquelles elles arrivent à se confondre. Les noms de Comby, Barth, Dieulafoy sont à citer, lorsqu'il s'agit de l'étude des médiastinites. Cette affection peut résulter de toutes les infections et être le résultat par propagation des affections de voisinage, mais ce sont surtout la tuberculose et la syphilis qui lèsent les organes du médiastin pour créer des lésions scléro-gommeuses ou tuberculeuses de la veine cave, de l'aorte, du tissu cellulaire, des ganglions. Ces deux causes peuvent avoir une symptomatologie commune.

En nous reportant à l'étude anatomique du médiastin telle que nous l'avons esquissée à grands traits, on comprend qu'il puisse y avoir des symptômes variables de compression. La compression de la veine cave supérieure occasionnera de l'œdème de la face, du cou, des membres supérieurs. La compression de la veine cave inférieure produira de l'œdème des membres inférieurs, l'ascite. La compression de l'appareil respiratoire se traduira par la dyspnée, le tirage sus et sous-sternal, la voix bitonale, l'aphonie, dues à la compression du nerf récurrent. A côté, il peut exister des formes frustes caractérisées par des douleurs rétrosternales, la tachycardie, le signe d'Argyll, le spasme glottique, la dysphagie. On peut en même temps relever des signes de péricardite, tels que le pouls paradoxal, la rétraction pluricostale, etc.

Ces signes appartiennent aux deux infections : tuberculeuses et syphilitiques, bien que les symptômes de compression abdominale avec symptômes de symphyse péricardique, soient plutôt le fait des médiastinites tuberculeuses. Par contre, l'association des troubles respiratoires et récurrentiels appartiennent plutôt à la syphilis. Une association est fréquente dans cette dernière infection, c'est la coexistence de la médiastinite et de l'anévrisme de l'aorte. Sergent a rapporté un cas dans lequel le diagnostic d'anévrisme n'avait pas été fait parce que, à l'examen orthodiagraphique, on n'avait pas relevé l'existence de battements. Or, ces battements ne pouvaient se produire, car l'aorte était fixée dans une gangue de tissu scléro-gommeux, mais ils reparurent lorsque le traitement spécifique eut dissout les lésions médiastiniques qui revenaient à la syphilis.

A l'*examen oblique*, l'une ou l'autre de ces lésions se projettent sur l'écran sous forme de masse opaque comblant les espaces clairs ante ou rétrocardiaques, mais c'est à la recherche du WASSERMANN, du signe d'ARGYLL-ROBERTSON ou de la cuti-réaction qu'on s'attachera pour distinguer ce qui appartient à la syphilis et à la tuberculose. Il faut savoir toutefois que, au point de vue surtout des décisions thérapeutiques, les deux infections peuvent se trouver réunies chez un même sujet.

Enfin, il est une autre forme de médiastinite, c'est la médiastino-péricardite-calleuse de KÜSSMAUL avec asystolie hépatique. Cette forme, bien que signalée chez l'adulte par HIRTZ et DELBET, est plutôt l'apanage de l'enfant. Comme telle, elle se relie à la symphyse cardiaque, aux manifestations péritonéales, hépatiques, que nous avons vues au chapitre de la symphyse péricardique. Décrite spécialement par HUTINEL et NOBÉCOURT chez les enfants, cette affection, le plus souvent tuberculeuse, se termine par des symptômes abdominaux avec hépatomégalie, foie péricardique, glacé ou cardio-tuberculeux, que nous avons relaté dans la symphyse cardiaque. C'est dire qu'elle arrive à se confondre, au point de vue pathogénique et de l'évolution clinique, avec la symphyse péricardique dont elle partage les vicissitudes cliniques et la complication finale, l'asystolie.

Les myocardites.

a) *La myocardite aiguë.* — Etymologiquement l'expression de myocardite aiguë signifie simplement : inflammation du myocarde. C'est dans ce sens restreint que nous l'entendons ici, séparant à dessein les myocardites simples, infectieuses des pseudo-myocardites de la cardiosclérose et du cardiathérome. Encore faudra-t-il que nous nous entendions sur la caractéristique anatomique des lésions du myocarde que nous verrons avoir le plus souvent une origine artéritique justifiant de la sorte le terme de « cardi-artérites » que nous avons communément appliqué aux endocardites, aux péricardites et aux « myocardites ».

Lésions anatomiques. — Si l'on examine le cœur d'un malade qui a succombé à la myocardite, on remarque que l'organe est mou, dilaté, couleur feuille morte.

Les fibres musculaires sont pâles, gonflées, et présentent de la dégénérescence, ou cireuse, ou amyloïde, ou graisseuse, ou vacuolaire, ou la dissociation segmentaire de leurs stries de Renaut. Le protoplasma interfasciculaire est gonflé, développé outre mesure. Les noyaux sont augmentés de volume. Le tissu cellulaire contient des corps fusiformes qui ne seraient que le vestige de phagocytes et des amas de cellules embryonnaires. Les artères portent les traces de périendartérite oblitérante. Autour d'elles se trouvent les nodules d'Aschoff-Tawara constitués par des cellules géantes, puis des polynucléaires et des lymphocytes.

Lorsqu'il s'agit d'interpréter ces données, les auteurs diffèrent selon le sens primitif des lésions.

La théorie *inflammatoire* est celle qui a réalisé primitivement le plus de partisans. Elle a été défendue par Virschow, Renaut, Hanot, Hayem, Weill, Rabé, Merklen, N. Fiessinger, Mlle Rondowska. D'après ces auteurs, ce serait le tissu même du myocarde qui serait le premier intéressé dans le processus myocardique. Mollard et Regaud, expérimentant avec des toxines diphtériques, reproduisent des lésions parenchymateuses. Weill et Mouriquand plus récemment, faisant l'autopsie d'un jeune homme qui a succombé à la scarlatine, trouvent un myocarde feuille morte, avec infiltration embryonnaire, une dissociation des fibres musculaires, un péricarde langue de chat et une suffusion hémorragique au niveau des coronaires superficielles.

La théorie *interstitielle* est venue avec Conheim, Rabot, Bard, Cornil et Ranvier, Reindfleich, Krell, qui ont soutenu que le processus inflammatoire se passait primitivement dans le tissu interstitiel et que le myocarde ne serait altéré que consécutivement. D'où la myocardite hypertrophique de Rigal, interstitielle de Bard et Krell.

La théorie *vasculaire* mérite de prendre place dans cette description. En effet, bien que cette théorie ne soit pas classique, nous pensons que c'est aux dépens des réactions vasculaires qui se produisent primitivement, essentiellement les réactions de dégénérescence myocardique. De cela nous voulons rappeler deux preuves. La myocardite n'est souvent, avons-nous dit, dans la période aiguë, que la propagation au myocarde d'une infection du péricarde et de l'endocarde : nous en avons vu la raison en étudiant la péricardite où nous avons relevé, au nombre des complications : les myocardites, les aortites, les médiastinites, en un mot, toutes les affections des organes proches et liés avec l'organe primitivement malade par des connexions anatomiques mais surtout vasculaires. Il en est de même de la myocardite de la scarlatine, laquelle le plus souvent est associée à la forme endocardique par l'intermédiaire des ramifications coronariennes. Une autre preuve est tirée de la présence dans les fines ramifications des coronaires, des microbes pathogènes des myocardites, microbes inexistant dans le myocarde. C'est ainsi que Hobbes y a trouvé le pneumocoque, Chantemesse et Widal le bacille d'Eberth. Lorsque nous parlerons de la myocardite chronique, nous verrons ces idées appuyées par les noms de Lancereaux, Debove, Letulle, H. Martin.

Enfin, si l'on veut bien se reporter à la critique que nous avons formulée au sujet de la classification des maladies du cœur et de l'aorte, nous verrons que la myocardite pure, essentielle, est souvent inexistante, que l'autopsie est muette à la suite des décès consécutifs aux grandes infections et que parfois les phénomènes pseudo-myocardiques constatés cliniquement se rapportent soit à des parésies vago-sympathiques, soit à une défection survenue dans le consensus des glandes vasculaires sanguines. Mais, avons-nous dit, en cas même de lésions dûment constatées du myocarde, le plus souvent, ces lésions n'ont, par rapport aux lésions contemporaines des artères coronaires, que l'importance de troubles secondaires dont l'origine consiste dans l'envahissement primitif de ces vaisseaux par les germes microbiens.

Si donc nous continuons d'admettre la dénomination de myocardite sujette à caution dans certains cas, injustifiable dans d'autres, c'est à la condition de restreindre l'importance de ce terme et de voir dans la myocardite, non l'expression nécessaire et constante d'une inflammation primitive du parenchyme musculaire ou du tissu connectif, mais une réaction secondaire du myocarde, due primitivement à une lésion artéritique des coronaires.

Ainsi se justifie notre théorie coronarienne de la myocardite.

Etiologie. — Cette maladie apparaît dans le cours des maladies infectieuses, dans la fièvre typhoïde où elle survient vers la fin du deuxième septenaire (Stockes, Landouzy, Siredey), dans la diphtérie où elle apparaît vers la fin de la maladie pour réaliser le syndrome infectieux tardif de Marfan, dans le typhus (Stockes), dans la variole (Desnos, Huchard, Brouardel), dans la scarlatine (Romberg) où elle peut évoluer dans la première semaine, dans l'érysipèle (JACCOUD, SEVESTRE), dans le rhumatisme (WEILL, MERKLEN, RABÉ), dans la pneumonie, la tuberculose, etc.

Symptomatologie. — Le malade est immobile sur son lit, pâle, la figure couverte de sueurs. Les bruits du cœur sont assourdis, mal frappés, le ton pulmonaire parfois accentué (signe de JOSSERAND). Le deuxième bruit aortique peut disparaître, signe d'asthénie profonde (STOCKES). Le cœur offre des signes de dilatation aiguë, la pointe est parfois déviée vers l'aisselle. Un bruit de galop peut exister. Le rythme dominant est le rythme fœtal, embryocardique. Il peut exister des souffles d'insuffisance fonctionnelle dus à la dilatation du ventricule gauche, ou des signes de péricardite ou d'endocardite associées (TROUSSEAU, OSLER). En même temps, on a signalé une dyspnée légère, des phénomènes abdominaux, vomissements, diarrhée, albuminurie, qui témoignent d'une infection profonde. Le pouls est petit, fréquent. En un mot, la note dominante de cette maladie est l'asthénie cardio-vasculaire.

Evolution clinique. — Elle est subordonnée par-dessus tout à l'intensité de l'infection qui va de la forme bénigne à la pancardite maligne de TROUSSEAU, STOCKES, OSLER ; à la myoendocardite grave de BARIÉ. Elle varie aussi avec la résistance du sujet. L'hypotension artérielle mesurée au sphygmomanomètre est un indice précieux du pronostic et de la gravité de la maladie. Le degré de l'hypotension qui est exprimé est d'autant plus utile à connaître qu'il peut être corrigé jusqu'à un certain point par l'adjuvance opothérapique. Les accidents les plus fréquents qui peuvent emporter le malade se résument à deux : la syncope mortelle, fréquente dans le cours des maladies infectieuses et se produisant avec un déterminisme presque rigoureux, selon la nature de l'infection. En deuxième lieu, l'asystolie aiguë. Chez les adultes particulièrement, où la mort brusque est moins à craindre, on peut assister à des accidents rappelant l'asystolie classique, c'est-à-dire la dilatation des cavités droites, l'hépatomégalie, la stase rénale pulmonaire et la mort par défaillance cardiaque. Ces cas ont été signalés particulièrement par Merklen, dans la péricardite rhumatismale.

Au fond, ces deux modes de terminaison fusionnent dans une même notion pathogénique et une même évolution clinique qui est l'asystolie finale : brusque et syncopale dans un cas et frappant particulièrement les enfants, moins rapide dans le deuxième cas qui a trait particulièrement aux myocardites rhumatismales de l'adulte.

b) *La myocardite chronique.* — Si la maladie guérit, elle peut guérir sans séquelles, ou laisser à la suite des lésions de myocardite chronique sujette elle-même à de nouvelles poussées aiguës. Enfin, il peut se faire que dans certaines infections lentes telles que la syphilis et la tuberculose, la myocardite passe rapidement à l'état chronique, d'où trois types de myocardites à retenir : la myocardite chronique simple, la myocardite syphilitique et la myocardite tuberculeuse.

1. *La myocardite chronique simple.* — C'est celle qui est due aux infections générales. Il est bien entendu que nous devons bannir de ce type la cardiosclérose que nous avons longuement étudiée et qui est la réaction de la tunique moyenne, le myocarde, contre la sclérose généralisée. De même, nous devons éloigner de ce type l'athérome cardiaque, qui est une réaction de la tunique interne, l'endocarde, contre les intoxications. Par myocardite chronique, nous n'avons en vue que les réactions vasculaires péri et endo-coronariennes qui sont la cause primitive des affections dites myocardites.

On peut schématiser cette affection sous trois types principaux qui en résument l'évolution artérielle : le type endartérique de Hübner, le type endopériartérique de Hippolyte Martin, Lancereaux, où la maladie frappe l'endartère et le périartère ; le type périartéritique de Debove et Letulle pour lesquels la lésion va du centre à la périphérie en propageant la sclérose de la tunique externe au tissu conjonctif du myocarde.

Les maladies de cette classe ont pour caractères principaux : l'arythmie, puis un certain degré de dyspnée en rapport avec l'étendue de l'insuffisance myocardique ou des lésions de périendocardite contemporaines. Elles évoluent facilement soit vers l'asystolie, soit dans le sens des réinfections cardiaques.

2. *La myocardite syphilitique.* — Le type de cette myocardite est la syphilis scléro-gommeuse qui résulte de l'artérite des vaisseaux et surtout du périartère

qui propage à travers le myocarde le processus scléreux. Mais pour la détermination de l'angine de poitrine infectieuse B, que nous étudierons avec l'aortite, il ne faut pas perdre de vue que la coronarite est la lésion fondamentale, parfois l'unique (MAURIAC et BALZER) qui est à la base de toutes les syphilis myocardiques. Enfin, on peut voir des gommes du myocarde, lesquelles ne sont que des lésions de myocardite localisée.

La myocardite syphilitique peut se localiser dans tout le myocarde, créer le pouls alternant, mais de préférence dans le myocarde différencié. Il est une règle générale dans la topographie des lésions syphilitiques, c'est que le microbe pathogène aime mieux se loger dans les enveloppes d'un muscle que dans le muscle lui-même. C'est le cas pour les lésions péri-endartéritiques, de même pour les lésions péri-endocardiques. De même que le myocarde, muscle du mouvement, est le plus souvent réfractaire à l'ensemencement microbien, de même lorsque le tréponème s'installe dans le myocarde, paraît-il avoir pour lieu de prédilection, non le tissu contractile indifférencié sans cesse agité par les mouvements alternatifs de contraction et de dilatation, mais le tissu différencié qui n'est qu'un tissu musculaire de conductibilité. C'est, pour ces raisons, dans le faisceau de His que colonise surtout le tréponème de la syphilis. NORRIS et LAVENSON, d'une part, VAQUEZ et ESMEIN, en ont rapporté des exemples. RENDU également avait remarqué une lésion du faisceau de His dont il n'avait pas démontré la nature.

La maladie se caractérise le plus souvent par un pouls arythmique ou arythmique permanent coïncidant avec une exagération de tous les diamètres du cœur (fig. xx). On peut affirmer sans crainte d'exagération que le syndrome de STOCKES-ADAMS relève le plus souvent d'une myocardite par artérite des vaisseaux coronaires. S'il y a doute, la réaction de WASSERMANN, la recherche d'autres stigmates syphilitiques permettront d'obtenir la notion exacte de la nature de la maladie.

La dyspnée par elle-même n'existe, en dehors du fléchissement du myocarde, qu'en cas de néphrite contemporaine.

3. *La myocardite tuberculeuse*. — Cette affection est rare. Nous ne la citons que pour sa propriété de constituer d'emblée une myocardite chronique d'ordre infectieux. Elle donne lieu à l'arythmie, la dyspnée, au rythme fœtal, à la cyanose, qui sont des signes spéciaux à cette forme de myocardite. Pour le reste, elle relève de la même structure anatomique, de la même symptomatologie que celle de la myocardite syphilitique, à laquelle nous avons consacré l'article précédent.

LES AORTITES

Nous avons donné dans le début de cette étude l'anatomie de l'aorte. Rappelons que ce vaisseau est composé de trois tuniques : la tunique externe ou adventice composée de faisceaux conjonctifs mêlés à des fibres élastiques, recevant les vaso-vasorum qui pénètrent jusque dans la tunique moyenne; la tunique moyenne composée de fibres musculaires et élastiques. Dans l'aorte, c'est le tissu élastique qui domine sur les fibres musculaires, il prend l'apparence d'un feutrage donnant à cette membrane la forme fenêtrée. Cette tunique moyenne, la plus importante, qui sert de substratum au vaisseau, est limitée au dehors par la membrane limitante externe composée de fibres élastiques rudimentaires et au dedans par la limitante interne composée également de fibres élastiques et de beaucoup plus importante que la première. La tunique interne est formée d'une couche endothéliale et en plus d'une couche sus-endothéliale composée de fibres élastiques, divisée elle-même en deux couches : l'une à fibres circulaires, l'autre à fibres longitudinales. Cette couche élastique est par excellence la couche des lésions chroniques de l'aorte.

A ces notions histologiques nous croyons indispensable d'ajouter un aperçu clinique préalable destiné à bien établir les différences qui existent entre les aortites, que nous allons étudier, la sclérose aortique déjà vue et, d'autre part, l'athérome aortique dont nous aurons à nous occuper ultérieurement. Cette distinction nous paraît d'autant plus nécessaire que les auteurs classiques, que tous les documents écrits sur l'artériosclérose, confondent encore dans cette même expression toutes les réactions vasculaires du cœur et de l'aorte. De là résultent les plus grandes confusions quand on veut rapporter la lésion artérielle à sa véritable cause, et de là les plus grands errements lorsqu'on veut partir de notions anatomiques et pathogéniques fausses pour aboutir à un pronostic et une thérapeutique rationnels. Grande est la différence entre l'aortite et la sclérose aortique. Celle-ci est une affection intimement liée à la cardiosclérose dont elle suit la même évolution anatomo-clinique. La cardiosclérose frappe le myocarde, reconnaît pour cause les excès alimentaires, s'accompagne d'hypertension artérielle, d'imperméabilité rénale, de lésions viscérales du poumon, du rein, du foie, est particulièrement sujette en cours de route à des accidents propres à l'imperméabilité rénale. De même la sclérose aortique qui n'est que le résultat d'une simple propagation anatomique du processus scléreux du myocarde à la tunique moyenne de l'aorte, procède des mêmes facteurs étiologiques et possède la même évolution clinique. Toute autre est la physionomie de l'aortite.

L'aortite aiguë.

Due au processus infectieux et en particulier à la syphilis, cette affection se produit au hasard des localisations pour frapper l'aorte, et souvent respecter les autres viscères. Le rein, le poumon peuvent ne recevoir aucun contre-coup de l'adultération aortique. Le cœur lui-même peut ne subir aucune répercussion anatomique ni fonctionnelle. Une aortite localisée au-dessus des orifices valvulaires peut respecter le cœur et passer le plus souvent inaperçue, n'étaient les phénomènes douloureux qui la caractérisent. De plus, l'aortite confond son processus pathologique avec la coronarite et ce sera cette fusion de l'aorto-coronarite qui constituera le deuxième mode des angines de poitrine B, lesquelles nous verrons diamétralement opposées quant à leurs causes, leur fréquence, quant à leurs réactions, quant à leur pronostic et leur traitement des angines A de la cardiosclérose et des angines C de l'athérome cardio-aortique.

Lésions. — L'aortite aiguë est caractérisée essentiellement non plus par une lésion primitive de la tunique moyenne, mais des tuniques externe et interne. C'est encore en cas d'infection, ou une périartérite (Debove et Letulle), ou une endartérite (Hübner), ou enfin une périendartérite (Lancereaux) qui constituent le trépied anatomique de l'aortite. L'endartère est épaissie. La lésion dominante est constituée par les plaques molles, gélatineuses. Celles-ci sont formées aux dépens de la membrane sus-endothéliale et sont composées des éléments prolifératifs de cette membrane : cellules embryonnaires, cellules plates. Ces plaques peuvent prendre des caractères différents : ulcératifs, végétatifs, suppuratifs. La tunique moyenne est peu modifiée dans sa structure anatomique, mais ses lames élastiques sont refoulées par les éléments embryonnaires et subissent la dystrophie dégénérative par défaut de nutrition et par compression de voisinage. Quant à la tunique externe, dont les lésions peuvent être les premières en date, elle est en générale épaissie, vascularisée et souvent atteinte de périaortite à forme proliférative.

Enfin, pour la bonne interprétation des lésions de voisinage, il faut encore compter avec la myocardite, la péricardite, la pleurésie, la médiastinite, les lésions de périaortite ou de névrite du plexus cardiaque, qui sont si fréquentes dans le cours de cette affection.

Causes. — Toutes les maladies infectieuses qui ont déterminé l'endocardite aiguë sont susceptibles de provoquer l'aortite aiguë. Citons par ordre d'importance : la syphilis dont la tendance est de créer des aortites aiguës à répétition avec évolution rapide vers la chronicité, la variole, la scarlatine, la rougeole, la fièvre typhoïde, l'érysipèle, le rhumatisme articulaire aigu, la grippe, la pneumonie (N. Fiessinger), le paludisme (Lancereaux), la blennorrhagie, la tuberculose ganglionnaire, etc.

Un facteur étiologique de premier ordre est à relever dans l'étude des aortites : c'est l'existence d'une aortite chronique qui est la cause déterminante par excellence de l'aortite aiguë. Mollard et Regaud ont démontré par des expériences bien dirigées, que les injections intraveineuses de culture microbienne produisent d'autant plus facilement l'aortite que le vaisseau a été adultéré, soit par une aortite ancienne, soit même par un traumatisme expérimental. Nous avons vu que les mêmes auteurs ont répété des expériences analogues sur le myocarde, Netter sur l'endocarde.

Symptomatologie. — Cette affection à l'état aigu ne présente que peu de symptômes que l'on puisse dire pathognomoniques, en raison de son siège le plus souvent sus-sigmoïdien, de son absence de retentissement dès le début du moins, sur le cœur, sur l'appareil pulmonaire, rénal, et circulatoire, en raison surtout du peu de modifications survenues dans la texture anatomique de l'aorte.

Signes subjectifs. — Le seul symptôme qui nous paraisse avoir une importance réelle, est la douleur. Celle-ci est rétrosternale, d'où la sensation de brûlure, de poids, de déchirement. Elle irradie, soit au cou, soit au bras, soit dans les espaces intercostaux, soit à l'œsophage, pour créer une dysphagie douloureuse, soit à l'estomac pour faire des crises gastriques, soit au foie (crises hépatiques). La douleur laisse le plus souvent après elle une gêne rétrosternale, une hyperesthésie persistante de la paroi thoracique. Mais il faut savoir que la distinction de cette douleur d'aortite est toute théorique, car l'aortite est le plus souvent compliquée de coronarite, pour donner lieu à l'accès complet d'angine de poitrine B. La dyspnée, l'orthopnée surtout, a été rapportée par plusieurs observateurs, au nombre des symptômes de l'aortite, mais il y a toute raison, pour que en l'absence d'imperméabilité rénale, et en l'absence de tout signe d'auscultation, la dyspnée dans toutes ses modalités cliniques : asthme, œdème aigu pulmonaire, soit due à une lésion périaortique intéressant directement le nerf vague (RENDU) ou encore à un réflexe parti de l'aorte pour produire par bronchiospasme aigu, l'accès dyspnéique (Voir œdème aigu du poumon).

Quant aux autres signes fonctionnels : dysphagie, vomissements, toux spasmodique, ils résultent des compressions de voisinage. Glissons sur un autre type assez rare d'aortite, l'aortite abdominale décrite par TEISSIER et caractérisée par un élargissement du vaisseau, l'hypertension de la pédieuse, des douleurs épigastralgiques ou abdominales, avec irradiation le long des vaisseaux iliaques ou fémoraux. Il se produit en cas du paroxysme douloureux, une sorte d'angor abdominal accompagné de diarrhée, d'entérorrhée tout comparable, et pour les mêmes raisons sans doute, au flux pulmonaire qui se produit dans l'accès d'œdème aigu pulmonaire consécutivement à l'aortite ou à l'imperméabilité rénale.

Signes physiques. — Les signes physiques en eux-mêmes et en l'absence de lésions définitives et chroniques, n'ont rien de significatif. Néanmoins, on pourra tenir compte, quand ils existent, des signes résultant de la modification possible de la structure anatomique du vaisseau : élargissement de l'aorte, débordant à droite le sternum, élévation du sinus aortique, des sous-clavières, absence de réflexe aortique, assourdissement ou dureté du bruit aortique, souffles lésionnels ou fonctionnels de l'orifice aux deux temps et à la base, ceux-ci existant surtout lorsque l'aortite s'est cantonnée au niveau des valvules sigmoïdes.

Evolution clinique. — L'aortite aiguë peut guérir ou peut, selon ses formes, ulcéreuse, végétante, suppurative, donner lieu à des phénomènes, ou d'embolie, ou d'infection purulente. En raison du caractère essentiel : la douleur, c'est le plus souvent à l'angine de poitrine, à l'aorto-coronarite, ou à la syncope mortelle que succombe le malade. Lorsque l'aortite a un siège valvulaire, elle subit l'évolution de l'insuffisance aortique classique. Parfois enfin, la maladie passe à l'état chronique.

L'aortite chronique.

Pathogénie. — Ici encore, si l'on consulte la généralité des auteurs, on voit les lésions anatomo-cliniques de l'artériosclérose, de l'artérite et de l'athérome, fusionner pêle-mêle dans un tout composé d'éléments hétérogènes. Cependant, bien que la réaction de l'endartère, de l'aorte, aboutisse dans ces trois processus à un état anatomique en apparence semblable, nous croyons qu'il est possible néanmoins d'établir des variétés de lésions aortiques et d'en distinguer la variété due aux infections de celle de la sclérose et de l'athérome de l'aorte.

Lésions anatomiques. — Les lésions de l'aortite chronique sont avant tout des lésions périendartériques. Elles débutent par la tunique externe et le plus souvent à la façon des aortites aiguës. Ce mode de début nous explique bien les complications anévrismales, périaortiques et douloureuses, si fréquentes dans le cours des aortites. Il se fait aux dépens de cette tunique un épaississement périaortique accompagné de névrite et de développement des ganglions médiastinaux, situés le plus souvent dans l'espace intervertébro-oreillette gauche qui, à eux seuls, nous ont parfois permis de faire le diagnostic d'aortite syphilitique. La tunique interne présente également par propagation vasculaire une prolifération des cellules embryonnaires, des cellules aplaties, comme dans l'aortite aiguë. Lorsque l'affection est parvenue au stade ultime de son développement, il se produit, comme dans l'athérome, des foyers athéromateux, lesquels plus tard subissent la transformation graisseuse ou calcaire et sont ainsi les aboutissements par voie de dégénérescence des plaques gélatineuses molles de l'aortite aiguë. La tunique moyenne prise entre ces deux tuniques subit à son tour la dégénérescence graisseuse de ses fibres musculo-élastiques, fait éminemment favorable à la dilatation du vaisseau.

Quant aux lésions macroscopiques de l'aorte, le vaisseau extérieurement est déformé, bosselé, dilaté, et ces lésions sont en cela différentes encore des lésions de la sclérose aortique où le vaisseau est moins déformé, d'une rigidité vaso-constrictive, et de l'athérome de l'aorte où les lésions d'induration portent surtout sur la tunique interne, ce qui donne à l'artère l'impression d'une dureté cartilagineuse.

Causes. — Laissant de côté toutes les infections citées dans l'aortite aiguë qui peuvent être des facteurs d'aortite chronique par pure évolution anatomique, il existe surtout une cause principale de l'aortite chronique : c'est la syphilis. Sur 117 cas, Welsch a trouvé la syphilis 56 fois. Letulle a trouvé le Wassermann positif 7 fois sur 11 cas d'aortites. Sur 7 malades de cette classe, Hirtz et Braun ont constaté 6 fois la même réaction. Peurce sur 70 cas d'aortite a trouvé 57 fois la réaction positive ; sur 57 cas d'anévrisme aortique 38 fois ; sur 234 cas d'artériosclérose, 29 fois seulement Dieulafoy a magistralement décrit de nombreux cas d'accidents syphilitiques se résolvant en aortite. Debove a montré l'association fréquente du tabès et de l'aortite. Rien n'est plus fréquent dans la pratique médicale que de voir le mariage d'une aortite avec la paralysie générale, le tabès, la néphrite surtout, pour enfanter des artérioscléroses « secondaires », offrant toute la symptomatologie de la cardiosclérose type telle que nous l'avons décrite.

Aussi l'examen d'une aorte doit-il être accompagné toujours du Wassermann du sang, même du liquide céphalo-rachidien, car nous avons observé un cas où la première était négative et la seconde positive.

Tout récemment, une autre recherche de la syphilis a vu le jour : c'est l'épreuve de la luétine de Noguchi. Cette épreuve qui n'est que la cuti-réaction de Von Pircquet, consiste à injecter dans le derme de la peau du bras 0 gr. 07 d'une substance préparée avec plusieurs races de tréponème, de façon à obtenir un sérum polyvalent. En cas de réaction positive, il se produit dans les quarante-huit heures qui suivent une papulation ou une pustulation qui peut cependant, dans les formes torpides, être retardée dans son apparition. La syphilis secondaire ne donnerait aucune réaction. Il en est ainsi des syphilis tertiaires nerveuses (tabès, paralysie générale). La réaction à la luétine serait surtout l'apanage de la syphilis tertiaire évolutive. L'importance de cette réaction est grande, si l'on pense qu'elle peut exister là où le Wassermann reste négatif; et si, d'autre part, on en compare la simplicité avec la complexité relative de la réaction de Wassermann qui demande, en cas de syphilis douteuse, d'abord une injection de Salvarsan, puis l'exécution d'une réaction de fixation de complément.

Enfin, la recherche du Wassermann et l'expérience

de la luétine pourront se compléter par celle de la lymphocytose rachidienne, du signe d'Argyll-Robertson, des réflexes rotuliens, de la leucoplasie buccale, si l'on veut établir avec une certitude absolue le diagnostic d'aortite syphilitique.

Symptômes. — Les symptômes de l'aortite chronique varient nécessairement avec le siège sus-sigmoïdien ou valvulaire de l'aortite, et se modifient avec la présence ou l'absence de complication rénale. D'une aortite à une néphrite, il n'y a qu'un pas.

a) Lorsque l'aortite, ce qui est le cas le plus fréquent, a son siège dans la portion transversale de la crosse de l'aorte, on peut constater les phénomènes suivants : une douleur angoissante, irradiée ; une dyspnée aiguë, laquelle en l'absence de néphrite, doit être rejetée sur le compte de la périaortite ou de la médiastinite contemporaine ; des palpitations, la pâleur des traits, le phénomène papillaire (myosis droit, mydriase gauche relevés par Trousseau et Rendu), phénomènes qu'il est juste, selon nous, de rejeter moins sur le compte de l'aortite que sur celui de la lésion médiastinique contemporaine enclavant le nerf sympathique.

La *percussion* pourra révéler une aorte dilatée, débordant le bord droit du sternum, avec matité en casque accompagnée d'une élévation du sinus aortique et de la sous-clavière droite. Les mêmes procédés permettront en même temps d'apprécier le volume du cœur : hypertrophié s'il existe une néphrite contemporaine, dilaté si la lésion aortique s'est propagée aux coronaires pour diminuer la nutrition du myocarde, normale si le cœur n'a devant lui aucun obstacle.

L'*auscultation* permettra de retrouver au foyer aortique un éclat particulier du second bruit.

L'*examen sphygmomanométrique* révélera une hypertension maxima et minima s'il existe un facteur rénal, une hypertension maxima simple, ou même une tension normale, en l'absence d'obstacle rénal ou périphérique.

L'*examen orthodiagraphique*, enfin, nous dira si l'aorte est dilatée, quel est le siège précis de la dilatation, quelles sont ses trois dimensions. On complétera l'étude volumétrique par l'étude qualitative des battements, de la teinte, des contours de l'aorte. On saura si les battements sont plus faibles, la teinte plus sombre, les contours plus sinueux (fig. XXXIII et XXIV). L'examen orthodiagraphique en même temps relèvera les dimensions verticale et horizontale, l'aire du cœur, puis l'état du médiastin et des organes voisins.

Si l'aortite a son siège dans l'aorte ascendante, la note clinique en sera peu modifiée, mais si l'affection siège dans la portion descendante de la crosse, dès lors on pourra voir la douleur irradier vers l'épigastre, et, si l'on n'a pas l'esprit averti, prendre les douleurs tour à tour pour de la gastralgie, de l'entéralgie, des coliques hépatiques.

b) Si, au lieu d'être sus-sigmoïdienne, l'aortite chronique se cantonne dans les orifices valvulaires, on constatera avec l'hypertrophie du cœur des souffles orificiels. Ce sera encore la *maladie d'Hodgson*, l'insuffisance aortique artérielle, la « mauvaise », cette

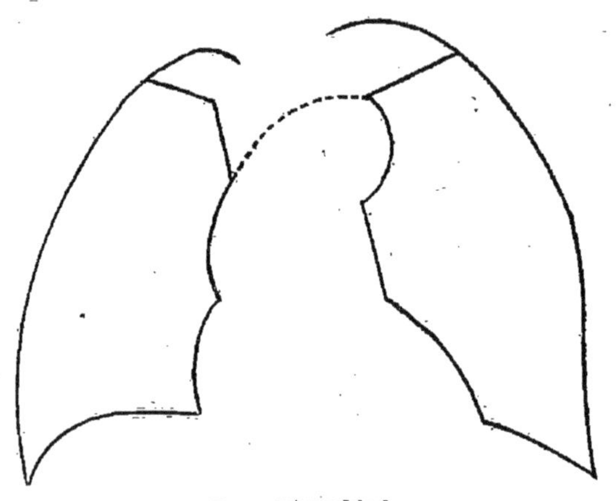

Fig. XXXIII
Aorte un peu augmentée de volume à crosse surélevée.

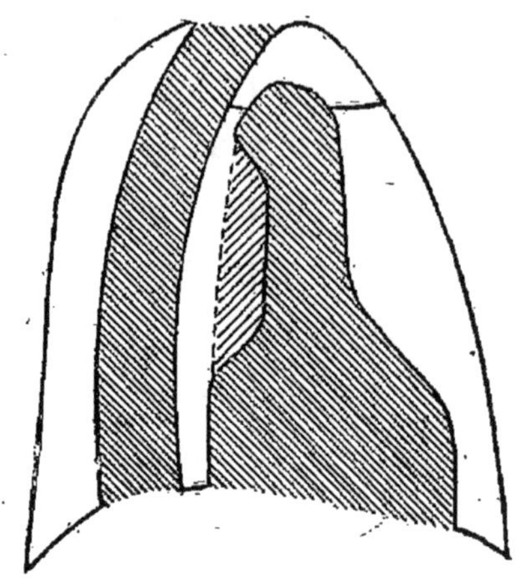

Fig. XXXIV
Même maladie en O A D à 50°.

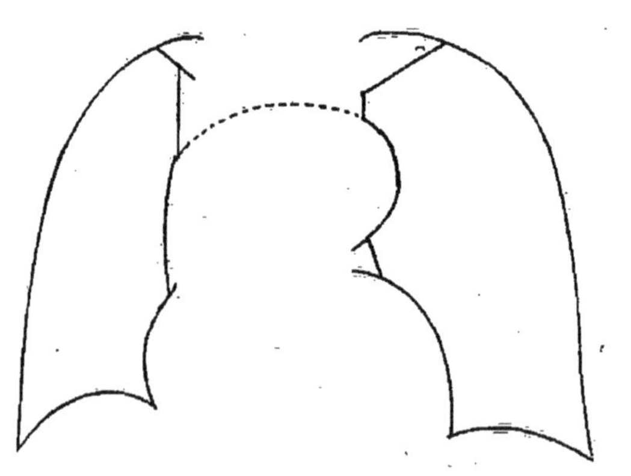

Fig. XXXV
Le sommet de la crosse n'est pas surélevé. En revanche la portion ascendante et la corde sont très développées.

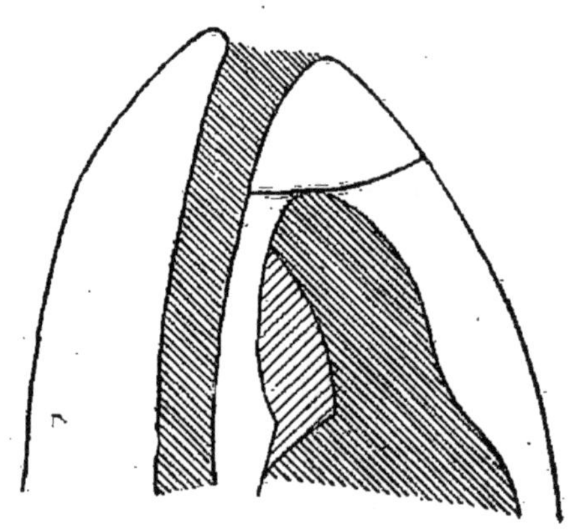

Fig. XXXVI
Même maladie en O A D à 50°.

(Vaquez et Bordet.)

fois, si on la met en parallèle avec l'insuffisance endocardique due à des infections étrangères à la syphilis.

Si le rein est touché, la symptomatologie ne se bornera pas à la constatation des signes précédents, mais l'hypertension, le galop, la dyspnée, le tracé si spécial du pouls de l'insuffisance aortique artérielle (fig. XXXII et page 156), les complications urémiques s'ajouteront pour reproduire tout le tableau de la cardiosclérose vraie.

Mais dans tous les cas, qu'il s'agisse d'aortite sus-sigmoïdienne ou valvulaire, on saura encore faire la distinction clinique entre les cardioscléroses secondaires d'ordre infectieux, spécifique, et la cardiosclérose autochtone, typique, telle que nous l'avons étudiée.

En cas de néphrite compliquant l'aortite, la lésion rénale, bien que artérialisée, possède une réelle tendance à l'envahissement rapide de la région sécrétoire du rein. L'albumine abonde, la polyurie est peu prononcée, la chlorurémie domine l'azotémie, et ces caractères différentiels se mettent encore en opposition formelle avec ceux de la néphrosclérose pure où l'albumine est peu abondante ou nulle et où la polyurie est la règle.

Parfois, avons-nous dit, les signes d'aortite font défaut. C'est ainsi que dans les dix observations de Hirtz et Braun, trois des malades n'avaient que des aortites de la région sigmoïdienne que la percussion et l'auscultation n'ont pu révéler. Un autre n'avait que des névralgies cervicales avec caractère nocturne des douleurs, une circulation collatérale indiquant la participation du médiastin. Nous avons signalé d'autres cas où l'aortite occupant la région ascendante ou descendante de l'aorte ne peut en l'absence de l'élévation du sinus livrer aucun signe à l'examen clinique du malade (fig. XXXV et XXXVI). Nous avons pu même observer des cas, avec Wassermann positif, où en dépit de l'exagération des dimensions des diamètres transversal et de la corde, aucune douleur, aucune dyspnée ne s'étaient produites dans le cours de l'aortite chronique. Il existerait en effet dans l'aorte des zones tolérantes, surtout si l'aortite se développe dans le sens de la hauteur où l'intrication nerveuse est moins grande et où les symptômes caractéristiques de l'aortite peuvent inexister ou passer inaperçus.

C'est dire et répéter que dans tous les cas d'aortite chronique, il est indispensable d'avoir recours, non seulement à l'épreuve de Wassermann, mais à l'examen radiographique de l'aorte, qui complétera les renseignements que seule l'investigation clinique est parfois incapable de déceler.

Evolution clinique. — Il suffit de se rappeler tout ce qui a été dit de l'aortite chronique pour en fixer l'évolution. Cette affection peut guérir, et si la guérison anatomique est impossible à obtenir, dans le plus grand nombre des cas, par un traitement spécifique bien ordonné, on peut du moins obtenir des guérisons fonctionnelles.

Si le malade ne reçoit pas assez vite les bienfaits du traitement, il peut succomber à l'angine de poitrine, ce qui est fréquent, à l'œdème aigu du poumon, aux accidents hypertensifs, aux complications azotémiques ou chlorurémiques, à des thromboses aortiques, jugulo-sous-clavières, à des ruptures de l'aorte, à des jetées emboliques dans le domaine des artères périphériques produisant ici l'hémiplégie, là une embolie de l'artère mésentérique, etc. La mort peut encore survenir par suite de la propagation du processus infectieux et le plus souvent syphilitique aux organes voisins (médiastin, poumon, plèvre, myocarde). Enfin, le malade peut, surtout si l'affection est d'ordre valvulaire, terminer sa carrière dans l'insuffisance cardiaque, l'asystolie qui, ici encore, est un aboutissement obligatoire des aortites qui ont échappé aux écueils semés sur leurs pas.

Les anévrismes de l'aorte.

Pathogénie. — Cette affection n'est pour ainsi dire que le développement du processus anatomique des *aortites chroniques* qui ont produit par leur évolution successive une dilatation du vaisseau consécutive aux lésions périendartériques et à la dégénérescence de la tunique moyenne incapable désormais d'offrir la moindre résistance. Cette dilatation peut adopter plusieurs modes, elle peut être sacciforme, fusiforme, cupuliforme, disséquante ; enfin elle contient des caillots passifs et des lames de stratification qui sont formées surtout de fibrine par suite de l'endartérite infectieuse et sont le résultat des caillots actifs qui, stratifiés en couches successives sur la périphérie de l'aorte, ont une tendance très nette à l'organisation fibrino-fibreuse.

Etiologie. — Toutes les causes infectieuses ont été tour à tour invoquées pour la production de l'anévrisme : le rhumatisme, l'impaludisme. LANCEREAUX a beaucoup insisté sur l'impaludisme. Il en est de l'anévrisme comme des aortites. Ici encore, c'est la syphilis qui est dans la majorité des cas l'auteur responsable de l'anévrisme. JACCOUD, PETER, FOURNIER en ont rapporté de beaux exemples. DIEULAFOY cite une observation d'anévrismes cupuliformes syphilitiques semés sur la même artère. DEBOVE a vu le Wassermann positif 2 fois sur 2, JOLTRAIN 4 fois sur 5, GILBERT et BRIN 4 fois sur 4. Au fur et à mesure que s'éclaire la syphiligraphie, l'anévrisme aortique va, au même titre que les aortites et grâce à la réaction de Wassermann, rejoindre le cadre spécifique réservé tout particulièrement à ces deux formes d'accidents du tertiarisme syphilitique.

Symptomatologie. — Si l'on met à part quelques caractères spéciaux à l'anévrisme syphilitique et qui sont le caractère sacciforme de la dilatation, la localisation de la tumeur sur un seul segment artériel l'indépendance possible de la lésion par rapport au cœur, on peut décrire une symptomatologie commune à tous les anévrismes quelle qu'en soit la nature. D'une façon générale, l'anévrisme possède les caractères ci-après :

A l'*inspection*, on constate une voussure située, soit à droite du sternum, soit dans l'origine de la fourchette, soit du côté gauche, selon que l'anévrisme occupe l'aorte ascendante, la crosse de l'aorte ou l'aorte descendante.

A la *palpation*, outre la voussure souvent perceptible

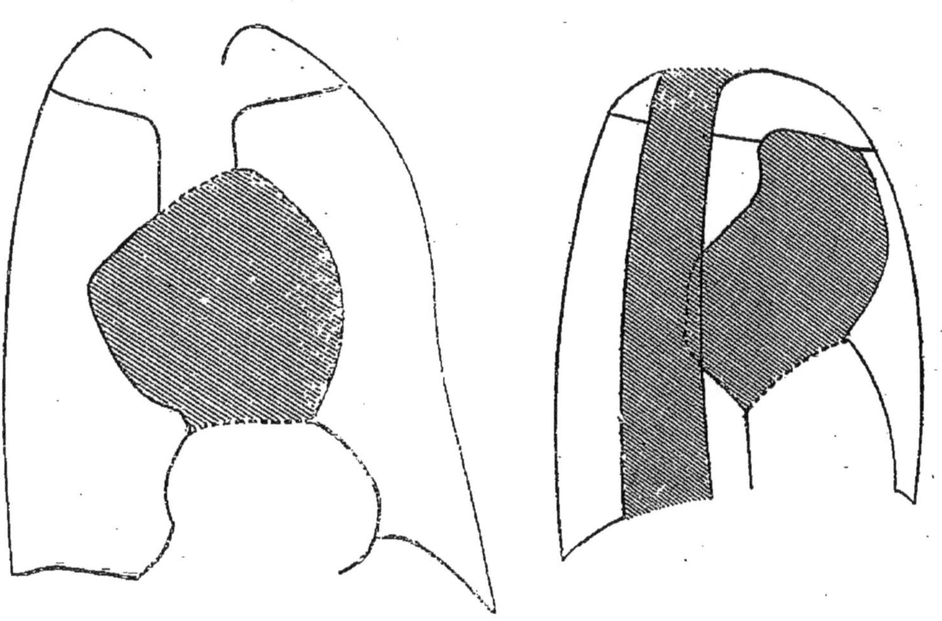

Fig. XXXVII
Anévrisme de l'aorte en sablier
(l'ombre inférieure est le cœur.)

Fig. XXXVIII
Même maladie en O A D
Atypicité des contours.

(Vaquez et Bordet)

à l'œil, surtout si l'on applique sur la tumeur un index de papier, on sent un *thrill* coïncidant avec le premier soulèvement et deux battements. Le premier de ces battements est dû à l'expansion de la tumeur, le deuxième à la propagation du bruit aortique. On peut observer aussi le signe de MAYNE consistant en une rétraction de la moitié inférieure du thorax.

A la *percussion*, on note la matité de la tumeur, et à l'*auscultation* on entend un double souffle, le premier dû à l'entrée du sang dans la poche, le deuxième à une lésion plus ou moins « appréciable » de l'orifice aortique. Le pouls est en général affaibli et retardé et à l'*examen orthodiagraphique* on observera en frontale deux ombres animées de battements et superposées en forme de sablier (fig. XXXVII). En oblique (fig. XXXVIII), on remarque surtout une rupture du parallélisme sur les contours vasculaires, le bourgeon aortique vient faire saillie dans l'espace rétro-cardiaque. Il va sans dire que l'aspect de l'image varie avec le siège, l'importance de l'anévrisme aortique (portion ascendante, descendante, sommet).

Les signes d'anévrisme aortique se modifient, cela va de soi, selon la topographie des régions intéressées. On peut les diviser en :

Anévrismes de l'aorte ascendante ;

Anévrismes de la portion transversale de l'aorte ;

Anévrismes thoraciques (de la troisième à la dixième vertèbre dorsale) ;

Anévrismes abdominaux.

La connaissance des rapports anatomiques des régions nous donnera la symptomatologie propre à chacun de ces anévrismes.

a) Ceux de la *portion ascendante* de l'aorte ou intrapéricardiques pourront comprimer en bas l'auricule droit, l'artère coronaire et le ventricule droit; à droite et de bas en haut, l'oreillette droite et la veine cave supérieure ; à gauche et de bas en haut, le tronc de l'artère pulmonaire, la branche droite de l'artère pulmonaire ; en arrière, la trachée-artère au point de sa bifurcation ; en arrière et en bas, l'auricule gauche, puis nombre de filets nerveux intrapéricardiques. (C'est là zone des compressions vasculaires, auriculo-ventriculaires, la zone cardiaque.) Or, cette zone peut présenter deux ordres de symptômes principaux : ceux dus au refoulement du tronc brachiocéphalique droit, d'où retard du pouls droit, puis les symptômes douloureux (névralgie intercostale, brachiale).

b) Ceux plus importants encore de la *portion transversale* de la crosse de l'aorte peuvent se diviser (HUCHARD) en trois régions :

La région supéro-convexe ;

La région inféro-concave ;

La région descendante.

1° Dans la *région supéro-convexe* sont compris les organes suivants : à droite, la partie supérieure de la veine cave supérieure, le tronc veineux brachio-céphalique droit, le pneumogastrique droit ; en haut, le tronc veineux brachio-céphalique gauche, la veine thyroïdienne inférieure ; en arrière, la trachée, le canal thoracique, la veine azygos, le nerf sympathique ; en haut et de chaque côté, le tronc innominé et ses branches, les artères carotide et sous-clavière gauches ; plus loin encore et de chaque côté la plèvre et le poumon à droite et à gauche. (C'est la zone des compressions artérielles et veineuses.) A cette région supéro-convexe de la crosse correspond la compression du tronc veineux brachio-céphalique gauche, le retard du pouls gauche, la pulsation rythmique céphalique, synchrone à la systole, le signe de HIRTZ consistant en ce que la secousse laryngo-trachéale au lieu d'être perçue de haut en bas comme dans le signe d'OLIVER est, au contraire, perçue de bas en haut.

2° Dans la *région inféro-concave* peuvent être comprimés, en arrière l'œsophage, la trachée ; en bas le récurrent, le tronc de l'artère pulmonaire au niveau de sa bifurcation (zone de compression trachéale et nerveuse). A cette région correspondent les symptômes récurrentiels produits par la compression du récurrent, de ses branches pharyngiennes, œsophagiennes, trachéales, cardiaques. Ces signes sont : la dyspnée, la voix bitonale, l'immobilité de la corde vocale, le laryngisme et le pharyngisme, la dysphagie. Enfin, à cette région on ne relève ni retard, ni faiblesse du pouls, mais des douleurs dues, très vraisemblablement, aux ramifications cardiaques du récurrent.

3° Dans la *région descendante* de la crosse peuvent être comprimés en avant : le nerf phrénique gauche, le pneumogastrique gauche, le récurrent, la branche gauche de l'artère pulmonaire ; en arrière à droite la trachée ; en bas, la bronche gauche (c'est la zone des compressions laryngo-trachéo-bronchiques). A cette région correspondent le souffle, la diminution du murmure respiratoire, les secousses laryngo-trachéales. Ces secousses (signe d'Oliver, Mac Donnall) dues à la compression exercée à chaque systole sur l'anévrisme à cheval sur la bronche gauche, se perçoivent si l'on fait pencher la tête en arrière ou si, avec Cardarelli, on se contente pour éviter les battements artériels, de placer le doigt sur les côtés du cylindre trachéo-laryngé.

c) Ceux de la *portion thoracique descendante* ne donnent lieu en raison de l'absence de proximité d'organes essentiels nerveux ou vasculaires, qu'à des compressions de peu d'importance. C'est aussi la zone des anévrismes latents et ceux-ci doivent être surtout recherchés par l'orthodiagraphie.

d) Ceux de la portion *abdominale* sont caractérisés par des douleurs et compressions des nerfs du plexus lombo-sacré et peuvent donner lieu à des erreurs de diagnostic, telles que celles qui consistent à prendre une compression sur le nerf sciatique pour une névralgie sciatique essentielle.

Terminaison. — La mort arrive de plusieurs façons différentes : ou elle est due à des complications locales ou générales : pneumonie, pleurésie, tuberculose, inanition ; compression des bronches, de la trachée, de la veine cave, ictus laryngé, paraplégies ; ou elle reconnaît pour cause la rupture de l'anévrisme dans la trachée, les bronches, la plèvre, le péricarde, les poumons, l'œsophage, ou dans les veines, pour constituer l'anévrisme artérioso-veineux ; ou le malade succombe aux complications des aortites : angine de poitrine, œdème aigu pulmonaire, complications de l'azotémie ; ou il succombe à une embolie ; ou enfin la mort arrive lentement avec la participation des cavités droites du cœur et l'asystolie.

L'angine de poitrine B. — C'est l'infection qui, contrairement à l'angine A de la cardiosclérose et l'angine C de l'athérome cardioaortique, est à la base de cette classe angineuse. Elle a pour substratum anatomique l'*aortite* ou l'*aorto-coronarite*. Ce sont les tuniques externe et interne qui sont principalement intéressées par l'agent infectieux qui, dans l'espèce, est le plus souvent le tréponème. C'est dans ces tuniques, de même que pour l'infection rhumatismale, que le microbe de la syphilis se plaît à coloniser, créant des périaortites, des péri-coronarites et, par propagation, des syphilomes cardiaques. Or, la fréquence des aortites est loin d'être rare, puisque 4 pour 5 des cas sont aujourd'hui reconnues pour être de nature spécifique. C'est dire que cette forme d'angine de poitrine comporte la généralité des cas.

Pathogénie. — Quant au mode de production de la douleur ou de la mort subite, on comprendra avec Lancereaux que toute poussée de périaortite ou péri-coronarite puisse déterminer une névralgie ou une névrite des nerfs du plexus cardiaque pris dans la gangue de sclérose, et avec Vaquez que tout travail insolite, toute poussée inflammatoire de l'aorte puisse, même à l'état de repos et de même que pour le myocarde, provoquer des poussées douloureuses dans le domaine du plexus intéressé. Existe-t-il en effet un vaisseau où l'intrication du plexus cardiaque soit plus intime et plus touffue que dans le vaisseau aortique ?

Il n'est pas moins facile de comprendre que sous l'influence de l'aorto-coronarite, il se produise, comme dans le cas d'angine A, une miopragie fonctionnelle du cœur atteint par voie péri ou endartéritique dans ses propriétés essentielles de contractilité et de dilatabilité. Ici encore le cœur proteste contre toute imposition de travail qui lui est impartie, et la mort n'est que le résultat, comme dans le premier cas, de l'insuffisance myocardique.

Description. — Cette angine, contrairement à la première catégorie, peut apparaître à tout âge, et nous avons encore le souvenir d'un homme de 32 ans que nous voyions pour la première fois, qui succomba au bout d'une heure environ d'une crise angineuse. Chez ce malade, nous ne pûmes, en l'absence de signes d'artériosclérose, d'atteinte myocardique ou rénale, en l'absence d'athérome rare à cet âge, que nous retrancher derrière le diagnostic d'aorto-coronarite spécifique.

L'affection de cet ordre procède par poussées aiguës, va depuis la douleur rétrosternale jusqu'à la vraie crise angineuse, est peut-être de toutes la plus douloureuse parce que liée à des poussées inflammatoires ; elle ne s'amende pas aussi facilement par le repos que les autres variétés ; enfin, elle a pour caractère essentiel, si ses réactions sont des plus vives, de pouvoir par contre rétrocéder par suite d'un traitement spécifique bien dirigé. On voit donc toute l'utilité qu'il y a, non seulement d'interroger en temps la réaction de Wassermann, mais de faire la radiographie de l'aorte. Et ce double dépistage s'impose d'autant plus que souvent dans cette variété, les signes objectifs font défaut, l'auscultation reste muette, le cœur paraît normal, la tension artérielle reste indifférente, cependant que le tracé radiographique place sous les yeux une aorte dilatée ou anévrismatique.

Dans un cas que nous avons suivi avec intérêt, l'examen radiographique révéla non seulement une aorte dilatée, épaissie, avec plaques calcaires, mais des ganglions rétro-auriculaires situés dans le médiastin postérieur. Périaortite et adénite, c'était plus qu'il n'en faut pour penser à la nature syphilitique de la lésion. Poussé dans cette voie, nous fîmes faire un Wassermann qui mit d'accord les dénégations du malade avec la conviction du médecin. Le malade, de ce fait, fut soumis au traitement mercuriel intensif, et fut soulagé des crises d'aorto-coronarite, disons d'angine B, qui depuis deux ans le tenaillaient.

CHAPITRE III

LE CARDIATHÉROME

L'athérome en général.

Pathogénie. — Dans les deux chapitres précédents, nous avons d'abord passé en revue les maladies qui sous l'étiquette de cardiosclérose et sclérose aortique résument le passé digestif et alimentaire de l'homme de cinquante ans. Nous avons vu que la cardiosclérose est une affection polyviscérale frappant en même temps le cœur, le poumon, le rein, et ayant un retentissement sur tous les organes de la vie. Limitée à la tunique moyenne du cœur ou le myocarde, la cardiosclérose offre une symptomatologie spéciale où domine l'intoxication, l'imperméabilité rénale, l'hypertension. Les complications ont également une personnalité propre et l'œdème aigu du poumon, l'angine de poitrine de cette forme ne ressemblent pas à l'angine de poitrine, à l'œdème pulmonaire des cardiartérites. De même la terminaison de la cardiosclérose procède toujours du même facteur étiologique, la néphrosclérose.

Nous avons étudié un deuxième groupe des maladies du cœur, et nous avons vu que l'infection microbienne est toujours leur raison déterminante. Localisés à l'endocarde ou au péricarde, à la tunique interne et externe des vaisseaux, les agents infectieux des cardiartérites, tels le rhumatisme et la syphilis, n'aiment pas coloniser sur la tunique moyenne de l'aorte ou du cœur. Ils se répartissent au hasard des localisations, et c'est le siège de ces localisations qui dicte par lui-même l'évolution de la maladie. L'asystolie est leur terminaison naturelle lorsqu'une complication n'est survenue en cours de route.

Il ne manquait plus pour compléter la triade pathogénique des maladies du cœur, après les maladies dont l'homme est seul responsable, après les maladies microbiennes, que celles produites par l'intoxication. Or, ce groupe est réalisé entièrement par l'athérome cardiaque et l'athérome aortique qui sont monnaie de toutes les intoxications ou alimentaires (alcool poison), maladies diathésiques (goutte, diabète), ou expérimentales (adrénaline), ou lentes (sénilité).

Cette affection est caractérisée surtout par un défaut de réaction vive des tuniques artérielles, par une évolution lente procédant par étapes successives. Elle est l'armature intérieure qui sert à renforcer le vaisseau artériel et à le mettre à l'abri des ruptures éventuelles ; elle représente sinon la sénilité, du moins une forme de sénilité.

C'est à l'athérome qu'il convient d'appliquer le mot de Peter : c'est la rouille de la vie. Envisagé de la sorte, l'athérome n'est plus une maladie comme la cardiosclérose, comme les cardiartérites. Il n'a de ces deux types morbides ni les réactions vives, ni les complications violentes, ni la fin dramatique; il représente l'usure lente, progressive, continue des organes de la vie.

La mort subite est de toutes celle qui guette le mieux l'athéromateux : elle est de tous les instants, au milieu du repas, le matin, le soir, la nuit; elle est de toutes circonstances, au cours de la promenade, dans le milieu d'une assemblée publique, au milieu d'un discours que la mort laisse inachevé.

Anatomie pathologique. — Cette conception de l'athérome est basée non seulement sur les faits cliniques, mais sur l'anatomie pathologique elle-même. C'est l'endartère qui est à la base de toutes les lésions histologiques. Le cœur et l'aorte, ayant plus de travail à remplir, sont le plus vite atteints par l'affection; puis viennent les vaisseaux, de moyen, de petit calibre.

Si l'on fait l'autopsie des gens âgés qui meurent subitement, on retrouve le plus souvent la signature de l'athérome dans un anévrisme, une thrombose, un infarctus, une rupture du cœur ou de l'aorte ; dans une obstruction des coronaires, une rupture vasculaire dans le territoire du cerveau, de l'intestin, du rein ; dans l'ischémie d'un territoire viscéral privé de son liquide nourricier.

L'athérome artériel est essentiellement constitué par des lésions de la couche sus et sous-endothéliale des artères. Il existe des plaques jaunes plus ou moins dures suivant l'âge de leur évolution. Au fond un foyer athéromateux contenant une bouillie épaisse, grisâtre, couleur mastic, composée de graisse, acides gras, amas de cholestérine. Ce foyer, ou présente des ulcérations qui sont souvent la source de foyers emboligènes, ou subit par la suite la transformation calcaire. On voit alors des lames rigides, imbriquées, pavées en mosaïque ou parfois même ces lames s'ossifient en quelque sorte pour blinder plus fortement le vaisseau artériel. La tunique moyenne n'est jamais primitivement intéressée, mais, comprimée et mal alimentée, elle subit à son tour la dégénérescence granulo-graisseuse. Dès lors, on peut voir la tunique interne rejoindre la tunique externe et même former des anévrismes latents, dont l'origine est toutefois bien différente des anévrismes aortiques.

Signes de l'athérome. — L'athérome est une affection localisée, ses plaques ne sont que les récifs sur une mer unie, mais en dehors de ces disséminations localisées, il est facile de reconnaître, le plus souvent, des signes d'athéromasie plus ou moins généralisée. Ici, c'est un malade qui a des manifestations cérébrales, qui perd la mémoire, qui a de l'embarras de la parole et chez lequel on ne trouve aucun signe d'émotivité artérielle, d'imperméabilité rénale. Parfois, il existe chez de tels sujets des troubles cérébraux que l'on pourrait ranger dans le cadre de la *neurasthénie* de la cinquantaine. L'athérome est parfois la seule raison d'être de ces troubles que l'on rejette trop commodément sur le compte de troubles nerveux.

« L'un de nos malades qui avait beaucoup abusé de l'alimentation forte et fortement épicée, qui présentait tous les signes d'athérome pur, dûment révélés par l'amnésie et une dysarthrie linguale transitoire, se plaignait surtout de phobies. Il était hanté constamment par la crainte qu'il arrivât malheur à lui ou à sa famille. » Nous citons cet exemple en passant parce que nous pensons que l'avènement possible à un âge avancé de la vie de ces sortes d'abaissement du niveau mental est le plus souvent dû, non à l'artériosclérose où le malade reste dans la plénitude du moi conscient et intelligent, ni même aux artérites, mais à l'athérome des artères cérébrales. Chez un autre, la révélation de l'athérome se fait par la presbytie, le gerontoxon, l'état ridé, aminci de la peau, l'hypertrophie prostatique. Un autre a les temporales sinueuses, les radiales en tuyau de pipe.

Tels sont les quelques signes révélateurs dont il importe au plus haut degré de tenir compte si l'on veut donner une étiquette exacte aux troubles que présente le malade, et ne pas, à tout propos, parler le langage courant d'artériosclérose, laquelle possède un passé tout différent de celui de l'athérome. Aussi bien est-ce avec juste raison que nous croyons devoir nous élever contre cette résurrection faite par Ruffer et rapportée par Gouget des lésions artérielles observées dans sa fouille des momies égyptiennes. Ruffer trouva parmi ces reliques qualifiées entre toutes, par la simplicité de leur genre de vie, pour n'avoir pas droit à l'« artériosclérose », de belles plaques calcifiées d'« athérome ». Toujours même confusion de l'artériosclérose avec l'athérome.

Causes de l'athérome. — Ici encore nous sommes obligé de nous séparer des classiques qui errent dans le domaine des causes infectieuses, invoquent tantôt la syphilis, tantôt l'impaludisme, etc. En réalité, le facteur essentiel de l'athérome, c'est l'agent toxique sous quelque forme qu'il se présente. La maladie, disons le vieillissement de l'individu, peut être d'origine endogène ; la goutte (STOCKES), le diabète, le rhumatisme chronique (GUENEAU DE MUSSY) ; l'uricémie, l'asthme, la colique hépatique, doivent être rangés parmi les causes de tout premier ordre.

Il y a en deuxième lieu les causes exogènes : l'alcool (PETER) figure en bon lieu, encore faut-il distinguer l'alcool aliment (DUCLAUX) qui, joint aux abus alimentaires, est surtout un facteur d'artériosclérose, de l'alcool toxique qui joue le rôle de poison, traumatisant insensiblement et de jour en jour le vaisseau artériel. Le plomb est à juste titre reconnu un facteur d'athérome. Fait remarquable, ce toxique se comporte dans l'économie comme l'acide urique, fait des gouttes saturnines, crée même des néphroscléroses. Le poison plombique est en réalité un élément curieux de transition entre l'artériosclérose et l'athérome, car il jouit de la propriété hybride de traumatiser la tunique moyenne et interne des artères. Le tabac compte aussi parmi les facteurs d'athérome et des recherches bien conduites ont démontré à des expérimentateurs tels que Gouget, Guillain, que l'infusion de tabac produit, par injections veineuses, l'athérome aortique. L'adrénaline injectée par voie hypodermique a donné à Josué, Lœper, Pic et Bonnamour, de belles plaques d'athérome aortique semblables à celles obtenues avec l'injection de nicotine (Adler). L'ergotine, les iodures à hautes doses sont considérés aujourd'hui comme des facteurs d'athérome (Thévenot et Teissier).

Le colibacille proteus, hôte familier de l'intestin, donne naissance à des dérivés toxiques (indol, scatol, paracréol) qui chez le lapin produisent des lésions athéromateuses (Metchnikoff). Lœper et Boveri, d'autre part, incriminent les aliments putréfiés, les piments, d'être une cause d'athérome artériel.

On peut résumer toute cette liste d'agents athéromatigènes en disant que toute substance introduite dans l'économie et qui ne peut plus être assimilée (déchets de nutrition) ou qui n'est pas assimilable, est destinée à produire lentement ou rapidement l'induration athéromateuse des vaisseaux nourriciers des viscères, et secondairement le manque de nutrition de ces viscères. Ces conditions se trouvent remplies dans l'athérome cardiaque et aortique que nous voulons étudier où il existe toujours une concordance entre le vaisseau dystrophiant et le viscère dystrophié.

Mais de toutes les causes d'athérome, c'est la sénilité qui tient le record. Viciés dans leur métabolisme, les poisons de la vie s'accumulent dans le système artériel, lèsent les artères, et l'athérome doit être considéré comme l'équivalent de l'âge avancé. Il est vrai que dans la pratique l'équation : âge = athérome se trouve souvent en défaut et il faut encore accorder toute confiance au mot de CAZALIS : On a l'âge de ses artères. Il en est ainsi de l'artériosclérose. Nous avons gardé le souvenir d'un homme, caissier, qui, bien que jeune (38 ans), fut frappé d'ictus, hémiplégie, aphasie transitoire, avec une tension artérielle très élevée, galop, tachycardie, tous signes en un mot de l'artériosclérose telle que nous la comprenons. De même, l'athérome peut se produire dans un âge relativement peu avancé ou inversement n'apparaître que très tard. L'hérédité joue un grand rôle : il y a des gens qui vivent vieux, d'autres pour qui 50 à 60 ans constituent un maximum d'existence. Le seul moyen de vivre vieux, a-t-on dit, et de se porter comme un chêne, c'est d'être précédé par une génération de centenaires. Il n'est pas moins vrai que si l'artériosclérose bat son plein à la cinquantaine, si les cardiartérites font fléchir le myocarde vers cet âge, c'est à dater de la cinquantaine que le plus souvent débute l'athérome.

Nous passerons successivement en revue l'athérome cardiaque et l'athérome aortique :

L'athérome cardiaque.

Nous aurons à envisager l'athérome endocardique et l'athérome myocardique.

a) *Endocardique.* — En dehors des lésions valvulaires, il peut exister, disséminées dans l'endocarde, des plaques d'athérome dont le siège est variable, occupant tantôt les régions extra-valvulaires, tantôt valvulaires. Ces plaques d'athérome ne signalent leur présence par aucun signe subjectif, par aucun retentissement sur les viscères. Mais il peut exister parfois des souffles, que l'on prend à tort, si l'on ne s'inspire pas des circonstances qui les accompagnent, pour des signes d'endocardites, pour des souffles fonctionnels ou extra-cardiaques. Il peut se faire que le cœur souffle partout, à l'orifice mitral, à l'orifice pulmonaire, et que ces souffles ne reconnaissent pas d'autre cause que l'induration de l'endocarde. Ils sont le plus souvent rugueux, et ce caractère seul suffit le plus souvent à les reconnaître.

b) *Myocardique.* — L'athérome du myocarde porte essentiellement sur les artères coronaires. L'induration qui résulte des plaques d'athérome situées sur ces vaisseaux, a pour conséquence inévitable un défaut de nutrition du myocarde, lequel peut donner lieu à une évolution clinique toute différente selon qu'il s'agit du myocarde indifférencié ou différencié.

S'il s'agit du myocarde différencié, on assiste à des *extrasystoles* précoces, à des faux pas du cœur. D'une façon générale, on peut dire que lorsque à la cinquantaine, un homme éprouve les sensations subjectives de l'extrasystole, des « arrêts du cœur » ou même des accès de *tachycardie paroxystique,* il faut penser à l'athérome coronarien et à la nutrition défectueuse du myocarde. On peut en toute assurance affirmer ce diagnostic si aucune lésion cardiosclèreuse ou endocardique ne motive ce genre d'arythmie. L'arythmie de l'affection dénommée improprement *myocardite alcoolique* est encore et ne peut être que d'origine athéromateuse. *La maladie de Stockes-Adams*, fréquente dans la cardiosclérose et dans les cardiartérites, existe également dans l'athérome cardiaque. En résumé, toutes les fois que le tissu musculaire primitif et en particulier la région du faisceau de His est intéressé par le processus athéromateux, il faut s'attendre à l'apparition de ces phénomènes que nous avons décrits au chapitre des Arythmies.

S'il s'agit du myocarde indifférencié, du muscle de la contractilité, on pourra assister à une série d'événements qui sont en rapport avec les fonctions du cœur contractile. On pourra constater, de même que dans la cardiosclérose, un *galop* du cœur gauche, mais atténué le plus souvent, indécis, donnant plutôt l'impression d'une hésitation systolique coïncidant avec un assourdissement des bruits du cœur. On pourra également constater ou l'*arythmie perpétuelle* ou le phénomène du *pouls alternant*, c'est-à-dire une pulsation forte, suivie d'une pulsation faible, et la situation, de ce fait, est grave.

Enfin, le cœur mal nourri est sujet à d'autres complications, que nous sommes en droit de faire rentrer dans le chapitre de l'Athérome. De ce nombre sont :

La dégénérescence graisseuse du cœur. — Cette affection constitue un syndrome commun à toutes les lésions qui ont adultéré les vaisseaux coronaires. C'est ainsi que les coronarites des maladies infectieuses : diphtérie, scarlatine, la sclérose coronarienne de la cardiosclérose, l'athérome coronarien, développés à la suite des intoxications variées : phosphore, chloroforme, arsenic, ont droit à la stéatose du myocarde. Néanmoins, la présence des granulations graisseuses dans la région la plus mal nourrie du myocarde, c'est-à-dire la région sous-endocardique, l'impossibilité où l'on est le plus souvent de rejeter la cause de la dégénérescence myocardique sur la cardiosclérose et les coronarites, font que cette affection, en l'absence de tout autre facteur étiologique, sera rejetée le plus souvent sur le compte de l'athérome.

Caractérisée essentiellement par le dépôt de granulations graisseuses facilement décelables par l'acide osmique, ces granulations intéressent les fibres cardiaques et les espaces interfibrillaires, se réunissent parfois dans un stade plus développé en boules graisseuses coalescentes, adoptent la forme ou d'îlots, ou d'infiltration diffuse, et compromettent de la sorte la vie du myocarde. On conçoit que les symptômes de cet état myocardique doivent être bien difficiles à observer pendant la vie, et qu'il ne faut leur accorder que sous toute réserve la dilatation des cavités cardiaques, l'assourdissement des bruits du cœur, la dyspnée, ces signes pouvant appartenir à nombre d'états différents.

La thrombose cardiaque. — Les cavités du cœur peuvent se dilater sous l'influence de deux causes principales. La première est l'obstacle mécanique tel que celui qui est créé par la présence du rétrécissement mitral, pour l'ectasie auriculaire ; par l'insuffisance tricuspidienne, pour ce qui est de l'ectasie auriculo-ventriculaire ; par le rétrécissement de l'artère pulmonaire, eu égard à l'ectasie ventriculaire droite.

La deuxième est l'altération trophique du myocarde qui, de même que la stéatose du cœur, peut résulter de trois ordres de facteurs : la sclérose, l'artérite, l'athérome des coronaires. A défaut de causes connues d'infections, d'artériosclérose, c'est encore, de même que pour la dégénérescence du cœur, à l'athérome qu'il conviendra d'attribuer cette parésie musculaire du myocarde ectasié. Le résultat de ces ectasies sera, dans le cœur, la formation de caillots qui sont les auteurs d'embolies, lesquelles peuvent se produire dans tout le domaine circulatoire. Parfois ces embolies n'émigrent pas, leur immigration a lieu sur place ; c'est le cas de ces obstructions à la façon d'un grelot signalées par LANCEREAUX, GOUGET, qui sont venues obstruer l'orifice mitral et provoquer la mort subite. Au reste, il est souvent facile de reconnaître ou prévoir cette complication par la recherche de la cavité dilatée et des signes qui dénotent la formation de caillots emboligènes. La percussion de l'oreillette gauche, le caractère de piaulement du souffle, la tachycardie, l'affolement cardiaque, que nous avons signalés au sujet du rétrécissement mitral, le contrôle radiographique sont des moyens avec lesquels il faut toujours compter.

La mort peut survenir par suite de la nature simple ou infectante des embolies, du siège de l'embolie, subite dans les embolies en grelot, les embolies pulmonaires, lente quand existent les embolies viscérales. Si elle ne survient pas par le fait de la maladie, de ses complications, le terme inévitable sera encore, comme pour la dégénérescence graisseuse du myocarde, l'asystolie ultime.

Les infarctus du cœur. — Ce terme signifie thrombose des coronaires par suite d'athérome. Cette affection, en effet, ne se réclame presque jamais ni de processus scléreux, ni artéritique du vaisseau coronarien. L'oblitération résultant du vaisseau thrombosé est suivie d'infarctus dans le territoire du myocarde et cet infarctus peut être blanc ou rouge et apoplectique suivant le développement que prend la circulation collatérale.

Aucune symptomatologie précise pour l'infarctus du cœur qui peut se terminer par syncope mortelle ou la production d'un accès d'angor pectoris.

L'anévrisme du cœur. — Bien différents des anévrismes pariétaux dus, ou à des abcès du cœur, ou à des plaques d'endocardite infectieuse pariétale, ces anévrismes sont le résultat général de la distension des plaques fibreuses qui se forment dans le myocarde par suite de la cicatrisation d'un infarctus.

La rupture du cœur. — Parfois, au contraire, au lieu de tendre à l'organisation fibreuse, l'infarctus se ramollit et peut dès lors donner lieu à la rupture du cœur. Dans ce cas, comme dans le précédent, la mort est le plus souvent sidérante.

En dehors de ces cœurs qui relèvent d'un processus athéromateux le plus souvent manifeste, il est d'autres cœurs qui se retrouvent, si l'on peut dire, sur le chemin de l'athérome et qui diffèrent totalement par leur pathogénie et leur évolution clinique des cœurs de la sclérose coronarienne et de la coronarite. Tels sont le cœur obèse, le cœur goutteux, le cœur diabétique, le cœur sénile.

Le cœur obèse. — On désigne de ce nom la polysarcie qui existe chez certains malades de la cinquantaine, chez lesquels il existe sur le trajct auriculo-ventriculaire, à l'origine des coronaires, sur le trajet de ces vaisseaux, sous le péricarde et l'endocarde, des quantités anormales de tissu adipeux. Le cœur graisseux (cœur de bière de BAUER) est le plus souvent lié à l'obésité du malade, mais telle n'est pas toujours la règle, car il peut se rencontrer aussi, mais rarement, chez les sujets anémiques, tuberculeux, qui ont un cœur graisseux comme un foie adipeux.

Malgré tout, le cœur polysarcique est l'apanage surtout des goutteux, de ceux qui n'ont pas d'exercice musculaire, des gros mangeurs, des grands buveurs, de ceux surtout qui abusent des boissons fermentées. La filiation de cette affection avec la goutte, laquelle est un facteur principal d'athérome, rend compte à elle seule de l'origine athéromateuse des artères coronaires. Et de fait, il n'est pas rare de rencontrer chez de tels malades, la simultanéité de lésions d'athérome myocardique, soit du myocarde différencié (arythmies), soit du myocarde indifférencié.

L'obésité et la dégénérescence graisseuse du myocarde ont généralement pour effet commun l'atrophie des fibres musculaires par le tissu graisseux interfasciculaire, et cliniquement ces deux états se confondent dans une seule et même symptomatologie.

Peu précis sont les signes de la polysarcie du cœur. L'obésité du malade, l'essoufflement, la faiblesse des bruits du cœur, aussi bien en position debout que couchée, la dilatation facile des cavités, l'arythmie extrasystolique sont cependant des phénomènes dont il faut tenir compte. Chez un obèse relativement jeune, nous avons observé un galop cardiaque coïncidant avec un cœur sourd et une accentuation du bruit pulmonaire. Mais quand il s'agit de faire l'interprétation exacte des faits observés, on se heurte parfois à des difficultés sérieuses, car ces signes peuvent exister dans tous les cas où, pour toutes raisons, le cœur faiblit.

Quelle que soit l'origine de la polysarcie, que le cœur soit primitivement chargé de réserves graisseuses d'ordre alimentaire compromettant la vie de la fibre myocardique, ou que cette dégénérescence graisseuse du myocarde ait une origine dystrophique, les malades n'en sont pas moins sujets aux accidents emboliques, angineux, parfois à la mort subite, ainsi qu'elle a été constatée deux fois par Brouardel chez deux élèves polysarciques de Sainte-Barbe, à la suite de l'administration d'un bain frais. D'une façon générale, ces malades, hyposystoliques pendant toute leur existence, échouent encore dans la terminaison la plus fréquente : l'asystolie.

Le cœur goutteux. — La raison d'être du cœur goutteux se trouve dans le rein goutteux. La goutte qui évolue normalement chez le goutteux se termine à un âge relativement avancé par l'athérome rénal. Le poison de la goutte est par excellence athéromateux. Mais il faut admettre néanmoins que si la lésion rénale est précoce, elle adopte la physionomie de la néphrosclérose. Le rein est rétracté dans les deux cas, mais, en cas de néphrosclérose, la lésion rénale se double de l'hypertrophie du cœur, de l'hypertension, du galop et de tous les accidents aigus de la cardiosclérose (œdème aigu du poumon, angine de poitrine). Si, au contraire, la répercussion rénale est tardive, tout se borne à une généralisation du processus athéromateux du rein au cœur. Le vieillard finit par le rein (Brouardel) et dans l'asystolie finale.

Le cœur diabétique. — Goutte et diabète se confondent dans une même évolution clinique, l'étape goutteuse précédant l'étape diabétique. Comme dans le cœur goutteux, le cœur athéromateux, le rein athéromateux sont des aboutissants naturels lorsque la maladie évolue silencieusement. Mais si en raison d'un régime trop animalisé, le diabétique, à la suite d'une longue période « dysfonctionnelle », ne transforme plus les aliments, dès lors on voit survenir dans une deuxième période « dystrophique » et parallèlement à la diminution du pouvoir du foie glycogénique et à la diminution du sucre urinaire, des symptômes d'imperméabilité rénale. Le malade de diabétique devient un cardioscléreux. Le cœur s'hypertrophie, la tension artérielle, la minima surtout, augmente, des soupçons d'albumine apparaissent, la dyspnée s'installe dans toutes ses formes, l'urémie progresse et le malade succombe à la façon des cardioscléreux.

Le cœur sénile. — Ce cœur est la plus haute personnification de l'athérome coronarien. Il est l'emblème de la vieillesse. Nous ne nous égarerons pas ni dans les théories, ni dans les considérations anatomiques qui ne servent qu'à embrouiller le sujet, si le cœur est petit ou s'il est gros. En réalité, il est plus gros que la normale et cela se comprend. Le cœur s'est dilaté jusqu'à une certaine mesure, tant par suite de l'amoindrissement fonctionnel des fibres myocardiques mal alimentées que par suite des efforts que le ventricule gauche a été obligé d'opérer pour vaincre l'élasticité artérielle diminuée. Cœur sénile = athérome cardiaque ; c'est, par cette simple formule, dire que le cœur sénile est exposé à tous les accidents de la sénilité, parmi lesquels il faut en relever deux principaux : les accidents rénaux, l'asystolie.

L'athérome aortique.

Tout différent l'athérome de l'aorte de la sclérose aortique et de l'aortite. Dans le premier cas, hypertrophie de la tunique moyenne, hypertonicité vasculaire, hypertension, éclat du second bruit, souffles orificiels de rétrécissement ou d'insuffisance aortique (maladie d'HODGSON), angine de poitrine, œdème aigu du poumon, insuffisance rénale concomittante.

Dans le deuxième cas, endopériaortite, périaortite surtout, prolifération des cellules embryonnaires, propagation du processus infectieux, syphilitique le plus souvent, au médiastin, aux ganglions médiastinaux, ectasies fréquentes, anévrismes sacciformes, douleurs poignantes, angor pectoris par aorto-coronarite dyspnée, mécanique si la maladie est localisée à l'aorte, toxique s'il existe des symptômes de néphrite.

Dans le troisième cas, athérome de la tunique interne, plaques athéromateuses, ulcérations molles, ou transformations calcaires. Pas d'hypertension nécessaire. Lésions cardiaques et rénales d'origine athéromateuse : cœur athéromateux, rein athéromateux. Eloigner l'artériosclérose, la spécificité et rechercher la complicité des intoxications : substances, médicaments toxiques, sénilité.

Symptomatologie. — L'athérome aortique possède une symptomatologie commune avec les deux états similaires de l'aorte, mais en diffère néanmoins en ce que, d'une façon générale, les réactions de l'athérome aortique sont moins vives que celles de la sclérose aortique et des aortites. La douleur, la dyspnée sont moins aiguës ou inexistantes, le bruit aortique est moins claqué, mais plus clangoreux. L'aorte peut aussi et de même que le cœur, souffler au premier et au deuxième temps, surtout si l'athérome se produit au niveau de l'orifice du vaisseau. En présence du souffle de la base, on fera aisément la distinction du souffle de l'athérome. On s'inspirera pour cela des signes d'athéromasie généralisée. Exemple : Une dame, 68 ans, se présente à nous avec un piaulement systolique à la base. Du côté droit, hémiplégie incomplète apparue progressivement, dysarthrie du langage, mais sans aphasie véritable, elle prononce des paroles mal articulées, elle pleure sans motif. Le diagnostic s'impose, il s'agit non d'artérite, non d'artériosclérose, mais d'athérome aortique.

C'est à la radiographie qu'il faudra avoir recours pour, en cas de doute, éclairer le diagnostic. Les caractères différentiels que nous avons donnés seront souvent confirmés par l'examen radiographique qui permettra d'établir avec assurance si le Wassermann reste négatif, le diagnostic d'athérome de l'aorte.

La thrombose de l'aorte. — C'est encore à l'athérome aortique qu'il faudra attribuer cette affection rare, siégeant du reste de préférence sur l'aorte abdominale et caractérisée par des plaques d'athérome ayant obstrué le vaisseau.

La rupture de l'aorte. — C'est encore à un âge relativement avancé, surtout à dater de 60 ans, que la rupture de l'aorte a été signalée. C'est dire que la cause en est le plus souvent l'athérome et non l'artérite et non l'artériosclérose. Le siège de prédilection des ruptures de l'aorte est la région intra-péricardique. Nous avons vu que la tunique interne présente parfois des ulcérations athéromateuses. Or, ce sont ces ulcérations qui vraisemblablement sont le point de départ des ruptures du vaisseau.

A la suite d'un effort violent, le malade porteur d'ulcérations aortiques, éprouve tout à coup une vive douleur, crache le sang, tombe en syncope, et meurt. Ce tableau, à part l'hémorragie, ressemble assez bien à celui de l'angine de poitrine avec lequel cependant on pourra éviter de le confondre.

L'angine de poitrine C. — L'angine C est l'angine des athéromateux. C'est l'endartère qui le plus souvent subit la calcification en plaques. Cette forme n'existe, cela va de soi, qu'à un âge avancé de la vie. On comprend aisément qu'elle n'offre pas les réactions dramatiques de ses congénères. Un malaise rétrosternal, une simple douleur de l'épaule, un fourmillement des doigts, et c'est tout. Un confrère, âgé de 66 ans, éprouvait une vague douleur de l'épaule gauche. « Demain, disait-il, si cette douleur ne se passe pas, je prendrai un cachet d'aspirine. » Le lendemain, on le retrouva inanimé dans son lit. C'est à cette classe de maladies que l'on peut attribuer « la mort sans phrase ». Ce sont les sujets que l'on retrouve morts, soit dans leur lit, soit au cours de la promenade, et chez lesquels, à l'autopsie, on trouve une oblitération athéromateuse des artères coronaires. Parler du traitement dans cette sorte d'affection est chose inutile, puisque la maladie n'est que le tribut rendu à l'âge, à moins toutefois qu'il ne soit établi que l'athérome a pour point de départ une intoxication qu'il soit dans nos moyens de combattre, c'est-à-dire le saturnisme, la goutte, l'uricémie, le tabac, l'alcool, qui sont de puissants facteurs athéromatigènes.

L'ASYSTOLIE

(Evolution terminale des Maladies du Cœur.)

Bien que cette locution soit étymologiquement fausse et destinée à rejoindre un jour dans l'oubli la classification ancienne des maladies du cœur et de l'aorte, nous la conserverons cependant, moins parce qu'elle est consacrée par l'usage que parce qu'elle résume assez bien, en un seul mot, la faillite définitive du cœur et le terme ultime des insuffisances auriculaires et ventriculaires.

Ce terme, créé par Beau (1856), représente la capitulation du cœur qui, après avoir passé par l'étape hypersystolique, se continue par l'étape hyposystolique, puis arrive à la déchéance totale de son pouvoir contractile. « Un asystolique qui meurt cesse de mourir », a dit Peter.

Causes de l'asystolie. — Ce chapitre signifie en effet insuffisance cardiaque définitive et n'est pour ainsi dire que le point terminus de l'évolution pathologique des maladies que nous avons passées en revue et qui toutes, à moins de complications, étaient en marche vers l'asystolie finale. Chaque chapitre que nous avons étudié a pour terminaison invariable, au point de vue de son évolution pathologique, l'asystolie. Si nous voulons faire un petit retour en arrière, nous remarquerons que nous avons eu affaire en réalité à quatre groupes de maladies principales.

Dans un premier groupe, où figurent la plupart des maladies fonctionnelles, nous avons déjà surpris l'insuffisance du cœur dans l'intimité de ses rouages. La percussion, l'auscultation surtout nous a initié déjà à un premier degré d'insuffisance qui s'est traduite à notre oreille, soit par des modifications de timbre, soit par des modifications de fréquence ou du rythme du cœur. Et nous avons enregistré particulièrement toutes les défaillances du cœur au fur et à mesure qu'elles se sont présentées. Nous avons vu en particulier que les palpitations, l'extrasystole, la tachycardie paroxystique, la bradycardie, le pouls lent permanent, le pouls alternant, le pouls arythmique permanent, n'étaient que des modalités souvent de l'impuissance cardiaque pouvant échouer un jour dans l'asystolie.

Dans un deuxième groupe, nous avons noté l'insuffisance cardiaque résultant de la cardiosclérose, des affections valvulaires artérielles : rétrécissement aortique, maladie d'Hodgson, rétrécissement mitral, insuffisance mitrale artérielle, angor pectoris, et nous avons vu que fort souvent ces maladies, si nulle complication d'origine hypertensive ou rénale ne survenait, finissaient aussi dans l'asystolie, ou lente, ou rapide comme dans l'œdème aigu pulmonaire qui est la complication la plus rapidement asystolisante.

Dans un troisième groupe, nous sommes entré dans le domaine des cardiartérites, des maladies asystolisantes par excellence, telles que le rétrécissement, l'insuffisance mitrale, le rétrécissement, l'insuffisance aortique, le rétrécissement et l'insuffisance pulmonaire, le rétrécissement et l'insuffisance tricuspidienne, les péricardites aiguës, la symphyse du péricarde, la médiastino-péricardite de KUSSMAUL à forme hépatique, les myocardites aiguës ou chroniques (coronarites, STOCKES-ADAMS), l'aortite chronique, les anévrismes de l'aorte.

Toutes ces affections sont asystolisantes au premier chef et chacun des chapitres réservé à leur étude se termine invariablement par ce mode d'insuffisance cardiaque définitive. Mais il existe dans ce groupe, un certain nombre d'affections qui sont particulièrement asystolisantes : ce sont, par ordre d'importance, et pour des raisons qu'il est superflu de développer : la symphyse péricardique, le rétrécissement mitral, l'insuffisance mitrale, l'insuffisance tricuspidienne, la médiastino-péricardite, les péricardites et les myocardites aiguës.

Dans un quatrième groupe : l'athérome cardio-aortique, nous avons vu, d'après l'historique de chaque cas particulier : l'athérome cardiaque, la thrombose, les infarctus, les anévrismes du cœur, les cœurs obèses, goutteux, diabétiques, séniles, la thrombose aortique même sombrer à moins de complication intercurrente dans l'asystolie finale.

Evolution clinique. — Il faut donc admettre que toutes les maladies du cœur sont hyposystoliques par nature, portent en elles le germe de l'asystolie à laquelle elles doivent aboutir un jour, si une complication ne vient pas hâter le dénouement fatal. Néanmoins, on a signalé des asystolies de causes nerveuses (maladie de Basedow), ou consécutives aux réflexes se passant en dehors du cœur et nous avons noté la possibilité de ce fait lorsque l'occasion s'en est présentée. Mais le plus souvent, si l'on cherche la raison principale de ces asystolies, on ne tarde à voir qu'elles reconnaissent pour cause première une altération plus ou moins évidente du myocarde ou un trouble préexistant dans l'équilibre circulatoire. Le cœur ne se dilate que parce qu'il est dilatable; et s'il ne répond plus aux sommations périphériques normales, c'est qu'il a faibli dans son pouvoir contractile.

Quoi qu'il en soit, nous admettons que sous l'influence de causes variables, le cœur puisse momentanément faiblir à sa tâche. C'est le cas de l'asystolie aiguë venant après une danse folle (cas de Maurice Raynaud) : une prostituée se livre à une danse effrénée, à des orgies sans fin. Cette fille fut prise sans raison d'asystolie aiguë. C'est encore le cas de toutes les infections (grippe), intoxications, repas copieux, etc., qui placent le cœur en moindre résistance.

L'asystolie peut prendre la forme d'asystolie ou progressive, ou à répétition, évoluant avec une progression rigoureuse vers la mort dans le premier cas (symphyse, myocardite, péricardite aiguë) et procédant dans le deuxième cas par étapes successives jusqu'à l'asystolie finale. Mais généralement elle adopte une évolution clinique que l'on peut diviser en asystolies du ventricule gauche ou asystolies du ventricule droit, asystolies auriculaires, asystolies totales; asystolies réductibles (mitrales), irréductibles (aortiques) ; asystolies mécaniques, chimiques, dynamiques, cachectiques. Nous passerons successivement en revue l'asystolie périphérique, viscérale et centrale.

a) *L'asystolie périphérique.* — Dans ce cas, le myocarde fléchit, le cœur gauche se dilate le premier dans les affections artérielles et crée l'insuffisance mitrale fonctionnelle, le cœur droit se dilate le dernier et constitue la dernière étape des cardiopathies, soit artérielles, soit valvulaires, en même temps qu'il faut, avec Debove, compter sur la toxi-asystolie qui, par suite de l'action inopérante du foie et du rein congestionnés, envahit l'organisme.

Le cœur dilaté est frappé de tachyarythmie, période d'emballement pendant laquelle tout souffle, tout caractère de maladie disparaît. Il existe parallèlement à une hyperviscosité sanguine et une résistance globulaire plus considérable, un écart entre la pression maxima qui mollit, bien que pouvant rester haute (Portocalis), et la pression minima qui reste élevée. Le faible écart qui existe entre ces deux pressions (pression différentielle) est l'indice d'un affaiblissement progressif du myocarde d'une part, de l'augmentation de résistance périphérique d'autre part. En même temps que le pouls artériel devient petit, irrégulier, désordonné, on observe des battements jugulaires synchrones du pouls radial, et l'on retrouve le pouls ventriculaire dans le phlébogramme jugulaire qui révèle une fibrillation auriculaire allant jusqu'à l'agonie de l'oreillette, telle que nous l'avons observée dans l'arythmie perpétuelle (fig. x).

Puis la dyspnée s'installe, dyspnée bleue des mitraux ou blanche des cardioscléreux, les crachats hémoptoïques apparaissent, le foie se congestionne, les conjonctives prennent une teinte subictérique, les reins se congestionnent à leur tour, l'albumine apparaît dans les urines, celles-ci deviennent rares, riches en urates, pauvres en urée, en chlorures, en phosphates et l'urination adopte le caractère nocturne (nycturie). Par suite de la gêne mécanique de la circulation et de la perturbation dans les échanges osmotiques dus surtout à la rétention des chlorures, il se produit rapidement, soit le préœdème (Widal) caractérisé par des augmentations sensibles de poids, soit l'œdème périphérique qui débute par de l'œdème prétibial ou malléolaire s'observant surtout à la fin de la journée, pour se terminer par l'ascite, l'hydrothorax, l'anasarque généralisée. A signaler dans cette période la thrombose jugulo-sous-clavière droite fréquente chez la femme à la suite du rétrécissement mitral et caractérisée par un œdème correspondant de la face.

b) *L'asystolie viscérale.* — Mais l'asystolie ne se présente pas toujours sous cette forme classique d'asystolie périphérique, il conviendrait mieux de dire généralisée. Parfois, en effet, elle a une tendance à se localiser, à se centraliser dans tel ou tel organe, selon des lois d'affinité physiologique ou d'attraction pathologique qui restent encore à déterminer. Le cœur, au lieu de répartir uniformément sa surcharge veineuse dans la circulation périphérique générale, l'accumule de préférence dans le foie, le poumon, le rein, le cerveau, l'estomac, et dès lors, la symptomatologie emprunte à ces divers modes d'asystolie des caractères particuliers.

L'*asystolie cérébrale* se caractérise par un ensemble de phénomènes liés à la gêne de circulation veineuse intra-encéphalique : œdème, congestion, hydropisie sous-arachnoïdienne, céphalée, facies congestif ou pâle selon qu'il s'agit de mitraux ou d'aortiques ; insomnie qui empruntera également des caractères particuliers selon qu'il s'agit de telle ou telle affection cardiaque ; rythme de CHEYNE-STOCKES, c'est-à-dire de l'apnée suivie de polypnée, commun aux affections cérébrales et aux intoxications urémiques ; folie cardiaque, vésanies qui ne sont pas rares non plus dans ce genre d'asystolie. « Il nous reste pour notre compte le souvenir d'une femme atteinte de la classique insuffisance mitrale, dont l'anxiété a toujours été croissante avec la décompensation cardiaque et qui, dans la période asystolique, s'est jetée par sa fenêtre pour mettre fin à l'angoisse cérébrale dont elle était sans cesse tourmentée. »

L'*asystolie rénale* est aussi bien symptôme et forme

de la maladie. De même, elle est tantôt cause et effet : rein cardiaque lorsque le cœur est primitivement lésé ; cœur rénal lorsque, au contraire, la sclérose rénale a été le point de départ de l'asystolie cardiaque.

Il est évident que si le rein fonctionne peu, si la dépuration urinaire est particulièrement compromise, des symptômes néphro-toxémiques ou de rétention chlorurée et uréique ne manqueront pas d'ajouter un caractère de gravité tout particulier à l'asystolie.

L'*asystolie gastro-intestinale* mérite aussi une mention particulière en raison des troubles dyspeptiques (vomissements, diarrhées incoercibles) qui dominent chez certains sujets, troubles qu'il convient de respecter dans une juste mesure parce qu'ils constituent un véritable exutoire, une soupape de sûreté pour le trop-plein de la circulation veineuse.

Mais c'est surtout dans le poumon et le foie, et cela en raison du voisinage immédiat de ces deux organes, l'un au-dessus, et l'autre au-dessous, autant que de leur grande surface et de leur puissante extensibilité, que le cœur emmagasine, quand il ne la répartit pas périphériquement, la surabondance de son trop-plein de sang noir.

L'*asystolie pulmonaire* aura pour caractère principal la dyspnée, laquelle sera ou mécanique et due à la rétrostase veineuse, ou toxique (urémique ou chlorurique) et due au vice du fonctionnement rénal, ou réflexe et caractérisée par des accès de dyspnée survenant après le repas et dus au même mécanisme que celui que nous avons indiqué plus haut, ou enfin suraiguë et survenant sous forme d'œdème du poumon dans le cours surtout des affections cardio-rénales à forme hypertensive. Quelle que soit la forme de dyspnée qu'affecte ainsi le poumon cardiaque, l'asystolie prendra la forme d'asthme, d'emphysème pulmonaire, de bronchite, de congestion, d'œdème pulmonaire, d'épanchement pleural, péricardique, d'hydrothorax, d'infarctus emboligènes et même de pneumonie inflammatoire. La fièvre dans cette dernière affection n'a du reste pas lieu de nous surprendre si nous reportons nos souvenirs à ce qui se passe dans l'hémorragie cérébrale, les fractures du rocher où le sang épanché offre par là même un excellent milieu de culture microbienne.

L'*asystolie hépatique* peut revêtir différentes formes suivant les degrés de l'asystolie.

Dans un premier degré, il s'agit d'une simple congestion de l'organe qui est commune avec toutes les asystolies périphériques que nous avons étudiées. Le foie est volumineux, l'encoche vésiculaire plus accusée ; il est, à gauche surtout, douloureux, la région épigastrique est déjà météorisée, les conjonctives présentent une teinte sale, l'urine est sédimenteuse et contient une plus grande quantité d'indican, d'urobiline coïncidant avec une diminution appréciable du taux de l'urée, signes d'une insuffisance relative, fonctionnelle de l'organe et d'une toxémie en voie d'évolution.

Dans un deuxième degré, l'asystolie hépatique se

révélera par les seuls signes propres à l'organe. Le foie, après avoir subi les alternatives de distension et de retrait, après avoir fait l'accordéon (selon l'expression de Hanot), se maintiendra au stade hypertrophique. Ce sera dès lors la vraie asystolie hépatique ; l'urée diminuera de plus en plus dans l'urine, on constatera l'existence de plus en plus abondante d'urates, de chlorures, de phosphates, d'urobiline qui traduiront une dyshépathie fonctionnelle avancée ; l'épreuve de la glycosurie, des acides aminés, de l'ammoniurie deviendront positives, les troubles digestifs seront très accusés, le ventre météorisé. Par suite de ces troubles d'insuffisance hépatique, la dyspnée hépatotoxémique s'ajoutera à la dyspnée mécanique et urémique et imprimera à cette dernière les caractères qui lui sont propres ; la dyspnée sera dès lors autant nocturne que diurne et ne sera pas plus influencée par l'effort, que proportionnée à l'étendue des troubles pulmonaires. Dans cette forme d'asystolie, pas ou peu d'œdème des membres inférieurs comme dans la forme précédente, pas encore d'ascite comme dans la forme qui va suivre, toute l'asystolie se passe dans le foie et n'a pour témoins que le cœur et le foie.

Dans un troisième degré, l'adultération du foie atteint son maximum. Ce n'est plus la congestion, le « foie muscade », mais le foie cirrhotique. Par suite de la stase hépatique prolongée, la cellule hépatique s'altère, après elle le tissu connectif (espaces de Kiernan), et l'on peut assister à toute l'évolution associée ou séparée d'une cirrhose hypertrophique ou atrophique, biliaire ou veineuse.

Aux symptômes habituels de l'insuffisance, on verra s'ajouter les signes propres à l'hypertension porte : l'ascite, l'opsiurie, et l'asystolie du cœur pourra se compléter des méfaits de la maladie du foie, même de l'ictère grave qui en est la plus haute expression morbide.

c) *L'asystolie centrale.* —Ici l'asystolie se concentre dans le cœur. Le chemin parcouru est le suivant : De même que nous avons vu le poumon dans l'évolution de son processus phlogosique et scléreux faire de la sclérose pulmonaire, des adhérences pleurales, médiastiniques, de même aussi le foie, qui n'échappe pas plus que le poumon aux poussées inflammatoires fébriles, aux hépatites aiguës, pourra aboutir en dernier ressort à la sclérose de l'organe, et aux périhépatites consécutives ; et l'on pourra voir sous l'influence de périviscérites adhésives le foie se marsupialiser dans une poche adhérente qui limitera jusqu'à les anéantir les mouvements d'expansion de l'organe. Ce sera le foie de glace, le « Eisleber » des Allemands. Par suite de l'extension du processus sclérosant, le processus périviscérique pourra s'étendre au péritoine, à la plèvre, au péricarde même. Dès lors, on comprend que l'organe hépatique, garrotté dans sa gangue, ne puisse plus venir en aide au cœur, et que celui-ci prenne un développement d'autant plus considérable que la sclérose hépatique ou périhépatique est plus complète. Dès lors, l'asystolie constitue un phénomène essentiellement cardiaque. A l'appui de cette théorie, nous citerons l'observation suivante : « Un malade d'hôpital présentait une asystolie due à un rétrécissement mitral et une insuffisance aortique. Foie de glace, extrêmement douloureux à la pression, sensibilité péritonéale vive. Dilatation considérable du cœur. A l'autopsie, on trouva des adhérences de la capsule de Glisson, un véritable cœur de bœuf, c'est-à-dire de volume plus que doublé. Dans ce cas, l'asystolie avait donc été obligée, faute du foie qui lui était refusé, faute de voie pulmonaire pour laquelle il n'y avait aucune adaptation, d'évoluer dans le cœur même, et c'est ce qui nous explique les détails cliniques et nécropsiques, constatés dans ce cas particulier. »

TROISIÈME PARTIE

TRAITEMENT

DES MALADIES DU CŒUR ET DE L'AORTE

Prise dans l'interprétation philosophique du mot, l'étude que nous avons faite des maladies du cœur nous démontre qu'il en existe en réalité deux : les maladies *évitables* et les maladies *inévitables*. La cardiosclérose « vraie » est une maladie créée par l'homme, qu'il peut éviter si par une hygiène rigoureuse, une hygiène alimentaire, il sait se mettre à l'abri de la goutte, du diabète, qui en sont les précurseurs par ordre chronologique. Les maladies inévitables sont les infections et les intoxications, les cardiartérites d'une part, et l'athérome cardio-aortique d'autre part. Encore y a-t-il lieu de faire appel à la sévérité d'une telle appréciation. Grâce aux progrès les plus récents, aux découvertes des chercheurs inlassables, on peut éviter aujourd'hui bien des cardiartérites, et pour ne citer que deux exemples : le rhumatisme articulaire aigu et la syphilis, qui en sont les deux facteurs étiologiques de premier ordre, nous ont livré une grande partie de leurs secrets.

Si l'on n'est pas fixé sur le microbe d'ACHALME ou autre de l'infection rhumatismale, nous avons dans le salicylate de soude une arme de combat fort précieuse pour combattre cette affection et faire échec le plus souvent à l'inexorable loi de BOUILLAUD. Nous sommes bien mieux informés également sur les affections pararhumatismales qui peuvent avoir un retentissement sur l'appareil endocardique et valvulaire du cœur.

Quant à la syphilis, qui joue un si grand rôle dans les infections coronariennes et périaortiques, à tel point que l'on peut aujourd'hui dire avec vraisemblance que toutes les manifestations aortiques qui n'ont pas fait leur preuve, qui ne rentrent pas dans le cadre de la cardiosclérose et de l'athérome, sont presque toujours syphilitiques, nous savons de quel profit sont pour le cardiologue les découvertes les plus récentes. Grâce à la connaissance exacte du tréponème, grâce à la réaction de Wassermann, on peut aujourd'hui déceler la nature vraie de la plupart des affections de l'aorte et si l'on n'obtient pas de guérison anatomique dans le vrai sens du mot, au moins obtient-on presque toujours des guérisons fonctionnelles et la disparition de nombre de ces douleurs angoissantes, de ces accès d'angine de poitrine qui font le désespoir des gens de la cinquantaine qui ont contracté la syphilis quinze, vingt ans plus tôt. Il est permis d'espérer même que, grâce à ces découvertes, le nombre de ces manifestations du tertiarisme syphilitique ira toujours décroissant d'année en année.

Peut-on tenir le même raisonnement de l'athérome et espérer que par les progrès croissants de l'hygiène alimentaire, la restriction de l'alimentation carnée, des aliments toxinifères, de l'alcool, du tabac, etc..., on arrivera à retarder la sénilité artérielle et promettre une longévité plus grande? Cette conception n'est pas une utopie et nous sommes de ceux qui osent croire que dans l'aptitude à contracter ces trois classes de maladies du cœur, le dernier mot restera toujours, à la lueur des progrès scientifiques, au libre arbitre de l'homme pensant et voulant.

Il y a donc trois maladies du cœur : celles que l'homme se crée, celles qui l'infectent, celles qui l'intoxiquent. Mais en dehors de ces trois états anatomiques bien caractérisés : la cardiosclérose, les cardiartérites et l'athérome cardio-aortique, il existe une série de troubles fonctionnels, que l'on ne peut pas encore dénommer maladies du cœur, mais qui, tant par leur analogie avec les symptômes cardiaques, que par la présomption de lésions souvent occultes, « dans l'œuf » peuvent être considérés comme les préfaces symptomatiques des maladies que l'on peut retrouver plus tard à l'état anatomique constitué. Tels sont les troubles fonctionnels que l'auscultation, l'examen orthodiagraphique, les autres moyens nous ont révélés et que nous avons décrits avant l'étude des cardiopathies. Nous suivrons donc rigoureusement, pour l'étude du traitement des maladies du cœur, l'ordre que nous avons adopté, et nous décrirons successivement :

I. Le traitement général hygiénique et diététique des maladies du cœur et de l'aorte ;

II. Le traitement des troubles fonctionnels ;

III. Le traitement de la cardiosclérose, de ses incidents aortiques et divers.

IV. Le traitement des cardiartérites et des aortites ;

V. Le traitement de l'athérome cardiaque et aortique ;

VI. Le traitement de l'asystolie.

Tel est le cadre dans lequel évoluera notre étude, laquelle comportera en même temps la revue des cas particuliers appartenant à chacune de ces subdivisions.

I

Traitement général hygiénique et diététique.

Le genre de vie. — Qu'il soit simplement atteint de troubles fonctionnels, qu'il soit cardioscléreux, qu'il soit porteur d'une cardiartérite ou d'un athérome cardio-aortique, le genre de vie du malade doit être exempt de travaux physiques pénibles. Car les travaux physiques non disciplinés mènent à l'une ou à l'autre de ces maladies ou les exagèrent fonctionnellement. Si les citadins sont plus enclins par leur surmenage intellectuel, leur vie outrancière aux troubles fonctionnels et à la cardiosclérose, en revanche, nous croyons avoir remarqué que l'athérome est surtout le propre de nos campagnards qui se livrent aux pénibles travaux des champs.

Mais à côté du cœur physique, il y a, disait Peter, le cœur moral, et il est de toute nécessité de réfréner ce cœur moral. Les émotions, les soirées, le surmenage intellectuel ont une fatale répercussion sur le cœur physique, et celui-ci, avons-nous dit, doit être considéré comme le récepteur le plus fidèle de toutes les impressions qui se passent dans le domaine de ses influences. Avoir le cœur gros, conserver un secret au fond de son cœur, aimer de tout son cœur, détester cordialement, travailler de tout cœur, sont autant de légendes qui indiquent assez fidèlement la série des émotivités qui peuvent avoir une influence fâcheuse sur un cœur déjà éprouvé.

L'*habitation du cardiaque* doit être saine, exposée au bon soleil vaso-dilatateur et pourvoyeur de l'euphorie dont manque souvent le cardiaque.

Le *climat* dans lequel il vit doit être sec, à l'abri des vents du nord et de l'ouest. Il doit éviter les plages de la mer, surtout celles de la Manche qui ont des températures trop variables. Le climat du Midi, bien dosé, est recommandable en tous points.

L'*altitude* ne doit pas être trop élevée. Au-dessus de 600 mètres, l'air est trop raréfié et le cardiaque souffre d'anhélation (Lagrange).

Les *exercices physiques* doivent être bien réglementés. Aux sports, tels que l'équitation, le canotage, l'escrime, la bicyclette, le tennis, etc., on substituera ceux qui exigent le moins d'activité cardiaque, tels que le billard, le jardinage, etc.

La *cure d'Œrtel*, utile contre l'obésité, recommande la sudation, la restriction des liquides, la cure de terrain où les malades peuvent gravir les côtes par une série d'exercices méthodiquement réglés.

La *cure de Schott* repose sur les expériences de Chauveau et de Marey, établissant que les mouvements musculaires partiels, loin de surmener le cœur, exercent une dérivation périphérique salutaire. L'auteur procède d'abord par le pétrissage des muscles, puis continue par des mouvements actifs, puis passifs.

La *gymnastique suédoise*, imaginée par Ling, fait également opérer par un aide des mouvements passifs d'abord, puis actifs, dans lesquels le malade oppose une résistance active aux mouvements que lui imprime le gymnaste.

La *mécanothérapie de Zander* n'est que la gymnastique suédoise dans laquelle les mouvements sont accomplis par des appareils perfectionnés.

La *cure plus récente d'Heckel* (culture physique) prescrit l'exercice bien réglementé aux cardiaques.

Tous ces exercices sont des armes à double tranchant pouvant être extrêmement nuisibles et parfois utiles au malade. Il faut savoir que chaque cardiaque possède, relativement au dosage de l'exercice musculaire, un coefficient d'aptitude tout personnel qui varie suivant le genre de cardiopathie, l'âge de la cardiopathie, et le degré d'insuffisance cardiaque que seul le médecin a qualité pour évaluer.

Le *repos au lit*, par contre, s'il constitue une ressource précieuse pour éviter toute activité cardiaque à un cœur dilaté, peut dans certains cas encourir le grave inconvénient de rendre le cœur paresseux, de le laisser s'endormir dans un farniente dangereux et d'être l'auteur responsable de nombre de congestions pulmonaires et nombre de dyspnées de décubitus.

Le *massage* bien réglé est une arme thérapeutique de premier ordre, car elle supprime l'effort physique du malade. On peut dans certains cas de stase portale, pratiquer le massage abdominal; dans d'autres cas, activer la circulation par le massage périphérique. Enfin, on peut, en cas de dilatation transitoire ou de cœur forcé, pratiquer avec avantage le massage ou le tapotage précordial, lequel, à la condition que le cœur ne soit pas trop asthénié, peut provoquer le réflexe d'Abrams et réveiller la contractilité cardiaque.

L'électrothérapie a eu, comme toute méthode nouvelle, son moment de célébrité. D'Arsonval, Challamel, Doumer en ont constaté de bons résultats. Moutier aurait assisté à des chutes de tension artérielle sous l'influence de la haute fréquence. Cette méthode, comme on le sait, consiste à placer le malade dans la cage du solénoïde reliée à l'armature externe d'une bouteille de Leyde, tandis que l'armature interne contenant des boules est reliée à une bobine donnant des mouvements alternatifs. Le malade, sans rien percevoir, est traversé par des courants alternatifs de très grande intensité. Cette méthode, par contre, a trouvé des contradicteurs. Widal et Vaquez, Huchard, Bergonié, Ferrier et Broca se sont inscrits ouvertement contre la haute fréquence. On comprendra facilement que la fée électricité puisse, grâce à son influence suggestive, ramener la confiance chez un malade et modifier dans un sens favorable son influx moteur. Mais on ne comprendra pas moins que cette influence ne puisse qu'être de courte durée et que le traitement des cardiopathies relève avant tout d'une médication plus tangible, plus réelle, et plus durable ; qu'en ce qui est des cardiopathies artérielles, c'est à un régime diététique tout particulier, à un traitement éliminateur et rénal qu'il convient avant tout de s'adresser.

Le *régime alimentaire* possède une importance de tout premier ordre dans l'étude des cardiopathies.

Dans les troubles fonctionnels, il faut supprimer d'une façon générale les toxiques : thé, café, alcool, tabac et soumettre les malades à un régime peu animalisé. On conseillera de manger peu à chaque repas, de bien faire l'insalivation des aliments. Nombre de malades sont des tachyphages et inglutissent de l'air avec les aliments. De là, nombre de ces extrasystoles, de ces aérophagies qui, par la compression de la poche à air stomacale révélée par l'examen radiographique, sont la cause de douleurs angineuses, de serrements, de poids à la région du cœur. D'où encore la nécessité d'interdire les aliments qui contiennent de l'air, tels que les soupes épaisses, les bouillies, les purées.

Régime diététique général des maladies du cœur.

Les régimes divers des maladies du cœur tels qu'ils ont été formulés jusqu'à ce jour, ne pouvaient être que systématiques tant qu'ils étaient subordonnés à l'interprétation souvent erronée que nous fournissent cliniquement nos sens. Il en est ainsi du régime lacté qui a été de tout temps considéré comme le régime exclusif des cardiaques. On connaît la formule de

CHRESTIEN : le lait ou la mort; et celle d'HUCHARD : se soumettre ou se démettre. Puis est venu le régime végétarien qui, comme le lait, est bien le régime idéal des cardiaques mais demande à être soumis à des indications qu'il importe de préciser. On peut en dire autant du régime déchloruré que l'on a grand tort d'appliquer à toutes les cardiopathies sans distinction d'âge ni de forme. Les régimes diététiques de nos jours sont plus rationnels, ne se contentent plus d'indications cliniques, telles que nous les percevons, mais demandent aux procédés techniques le contrôle de notre premier jugement clinique. En matière de diététique, comme en matière de diagnostic séméiologique, d'indications pronostiques ou thérapeutiques, la cardiologie a tiré sa raison d'être des découvertes physio-pathologiques et techniques de ces dernières années et a pu, grâce à leur collaboration, s'élever à la hauteur des méthodes scientifiques les plus rigoureuses.

La note dominante des affections du cœur consistant essentiellement dans la rétention de l'eau, de l'urée, des chlorures, on a demandé à l'épreuve de la diurèse, à la recherche de l'urée sanguine, du coefficient d'AMBARD, à l'épreuve de l'élimination des chlorures, le moyen de doser rigoureusement la quantité de ces éléments que pouvaient comporter les régimes des cardiaques. Si, en agissant de la sorte, on se voit obligé parfois de ramener à la raison des malades que leurs coefficients aqueux, uréiques ou chlorurés condamnent à une sage restriction, d'autre part, on ne s'expose plus d'inanitier vainement tels malades qui pourraient bénéficier d'un régime plus large.

L'institution du régime des cardiaques, pour être complète, doit tenir compte non seulement de l'imperméabilité rénale, mais aussi du mode et de l'âge de cette imperméabilité. Y a-t-il bloquage rénal dans le vrai sens du mot ? Dès lors on pourra dire qu'il y a participation du rein sécréteur, canaliculaire, grosse albuminurie, rétention chlorurée. Y a-t-il prédominance de lésions artérielles ? En ce cas il faut parler de néphrosclérose à forme glomérulaire et penser à la rétention de l'eau et de l'urée. Mais pour classiques et vraies théoriquement que soient ces dissociations, il est fréquent de voir évoluer dans le sens artériel et urémigène d'aucunes lésions de néphrite parenchymateuse ; et réciproquement il est non moins fréquent, surtout dans la période de décompensation des cardiopathies artérielles, de voir la rétention chlorurée compliquer par suite d'un plus grand bloquage rénal la rétention uréique. Il faut donc compter dans l'institution d'un régime, non seulement avec la variété et l'âge de l'imperméabilité rénale dans les affections valvulaires et artérielles, mais aussi, avec la nature de la cardiopathie, l'âge de la cardiopathie. Enfin, il importe aussi dans le traitement des maladies de cœur de tenir compte non seulement des substances mal éliminées et retenues dans l'organisme, mais aussi des substances à transformer. Il faut prendre bonne note des organes de l'élaboration alimentaire, du foie qui, soit par suite de son état de sclérose contemporaine de la cardiosclérose, soit par suite de la stase veineuse qu'il est appelé à subir un jour, non seulement ne forme plus l'urée, mais libère dans le milieu sanguin nombre de dérivés toxiques qui sont toujours pour nous, et bien que cette façon de voir soit battue en brèche aujourd'hui, à l'origine principale de la dyspnée chez les artérioscléreux. Pour les mêmes raisons, il faut encore compter avec le poumon qui, frappé ou de sclérose ou de stase, voit s'amoindrir son double rôle d'hématose et d'élimination et se développer encore, par ce moyen, les accidents toxémiques de l'organisme.

Un second principe domine la réglementation du régime des cardiaques ; il consiste en ce fait que si l'on veut éliminer de l'organisme les substances qu'il retient, il faut, dans le régime alimentaire, en diminuer spécifiquement la quantité. Nous verrons plus loin cette méthode se poursuivre jusque dans le traitement médicamenteux qui pour chaque substance non éliminée possède des moyens que l'on peut dire spécifiques de drainage rénal. La restriction dans l'alimentation des substances retenues dans le milieu organique a pour premier effet de mobiliser ces substances qui dès lors cherchent leur voie d'effraction par le rein. Mais si l'on institue un régime initial trop strict, le rein ne pourra suffire à cette élimination massive et le résultat sera, non plus une élimination totale, mais une transposition de ces substances. On a remarqué, pour ne citer qu'un exemple, qu'à la suite d'un régime achlorurique trop sévère, la transposition des chlorures n'avait d'autre effet que de provoquer soit des accidents d'œdème aigu pulmonaire, soit des accidents convulsifs, soit ceux-mêmes que l'on voulait combattre. Il convient donc dans tout régime, quelle que soit la substance à éliminer, à moins de cas particulièrement urgents, de n'intervenir que prudemment, et, en ce qui concerne les chlorures, de conseiller non la cure achlorurique radicale, mais celle plus rationnelle de la déchloruration méthodique. Il nous est facile maintenant d'appliquer ces données à l'étude des cardiopathies dans l'ordre que nous nous sommes imposé.

Dans la cardiosclérose, il y a lieu de distinguer trois périodes évolutives où le traitement variera avec elles. Dans une *première période*, que l'on pourrait appeler la période « d'adaptation physiologique », le sujet s'adapte à son régime circulatoire nouveau. Aucune lésion appréciable du cœur et du rein, mais hyperfonctionnement général du foie pour élaborer les aliments, du rein pour éliminer les déchets, tension maxima surélevée, hyperviscosité sanguine. C'est l'étape de la « présclérose » d'HUCHARD, des crises angiospasmodiques qui sont le prélude des lésions artérielles. A cette période, le malade peut encore éviter l'artério, la cardiosclérose qui le guette, s'il veut bien se soumettre à un régime sévère. A ce stade encore, pas d'hydrurie, de rétention uréique ou chlorurée ; le régime se bornera à la restriction quantitative et qualitative des aliments et à réfréner le flot montant de la pléthore alimentaire. Un individu qui mange moins, utilise mieux ses aliments. Il évite le gaspillage alimentaire et ses conséquences, la goutte, l'obésité, le diabète qui ne sont que des étapes évolutives vers la cardiosclérose. Point n'est besoin de 3.000 calories pour faire vivre un homme et fonctionner la machine humaine ; il faut de ce chiffre défalquer celles qui ne sont pas utilisées et nous estimons avec Bardet qu'un chiffre de 30 calories par kilogramme de poids corporel peut suffire pour un travail modéré. A cette période, encore il est nécessaire de restreindre, pour ne pas dire supprimer totalement, l'alimentation carnée. Il est bon de rappeler à ce sujet que 14 grammes d'albumine ont permis à certains expérimentateurs, tels que H. Labbé et Morchoisne, de maintenir l'équilibre azoté à la condition de compléter le total des calories par l'usage des principes ternaires. Pettenkoffer, Voit, Landouzy ont établi que les besoins d'albumine et la désassimilation azotée n'augmentent point chez un homme qui fait une grande dépense d'énergie pourvu que l'ingestion graisseuse ou hydrocarbonée suffise à couvrir les dépenses caloriques et énergétiques de l'économie.

A cette classe de malades on conseillera donc, en raison même de leur dystrophie hépatique, un régime sobre où dominera surtout l'alimentation lactée ou végétarienne ; et si l'on a recours à de rares intervalles, deux ou trois fois la semaine, au régime carné, on évitera, ce faisant, les viandes de haut goût, toxinifères, qui en raison même de la débilité hépatique acquise deviennent une source d'intoxication pour le malade. On pourra, du reste, remplacer les albumines dites spécifiques par les albumines moins toxiques, celles que nous fournit le régime dit végétarien (lait, œufs) ou végétalien proprement dit.

Dans une *seconde période,* que l'on peut appeler « d'adaptation pathologique » de la cardiosclérose, le rein est lésionné, les artères rénales sont atrésiées et ne peuvent plus que donner un débit urinaire réduit. Parallèlement, le cœur s'hypertrophie; la tension artérielle s'élève encore, moins par suite de la rétention uréique ou chlorurée que du fait de la rétention hydrique, de l'hypoviscosité sanguine. C'est la période surtout des accidents graves d'hypertension, la vraie forme hypertensive de Widal où l'on peut voir éclater des accidents d'hémorragie cérébrale, d'œdème aigu du poumon, et pour peu que le cœur fléchisse, d'angine de poitrine.

A cette forme on opposera la réduction globale des aliments, la restriction des liquides. Ici point n'est besoin de diminuer dans la ration journalière, le sel qui ne donne lieu à aucune rétention, ni même les aliments azotés si l'urée est bien éliminée. Mais il nous paraît nécessaire, dans cette période de la cardiosclérose, de puiser les albumines dans le régime lacté ou végétarien. Cette opinion que nous émettons n'est peut-être pas la plus accréditée en ce moment où la tendance des cardiologues les plus autorisés, après avoir décrété les abus du lait ou du régime végétarien, autorisent dans une trop large mesure la viande, dont la privation constituerait une cause de débilitation pour l'organisme. Bien des raisons cependant nous paraissent légitimer nos préférences pour le régime lacto-végétarien. Le tout est de s'entendre sur la valeur même du terme cardiosclérose et de ne plus confondre, comme le font la généralité des auteurs, l'artériosclérose vraie qui est une entité morbide à point de départ hépatique, résultant de fautes alimentaires, de l'abus de la viande, avec les artérioscléroses secondaires du genre des cardiartérites. Celles-ci peuvent bien, il est vrai, donner lieu aux formes cardiaques, hypertensives de l'artériosclérose typique si surtout l'infection intéresse le rein ou l'aorte, mais elles sont dues à des infections exogènes, n'intéressent pas nécessairement le rein et se distribuent au hasard des localisations. Il faut encore savoir faire la distinction de l'artériosclérose vraie avec l'athérome qui est une maladie due aux intoxications variées exo ou endogènes, à la sénilité. C'est faute d'avoir fait cette distinction que l'on a, bien à tort, invoqué à l'avantage du régime carné les plaques calcaires que l'on a trouvées chez des individus végétariens par raison ou condition sociale : confusion regrettable, s'il en est, qui prend l'athérome pour l'artériosclérose ou plutôt qui emmêle les deux notions pathologiques alors que cliniquement un abîme les sépare.

Si après ces données la cardiosclérose n'est pas d'origine hépatique, que peut-elle être ? Si par contre la viande et les toxines alimentaires sont bien la cause de la cardiosclérose essentielle, leur prohibition ne doit-elle pas dominer toute la diététique de la cardiosclérose ? Et, puisque le caractère essentiel de la maladie consiste en une rétention ultérieure, moins de l'urée qui n'est pas ou peu toxique que de ses homologues supérieurs qui n'ont pu grâce à l'insuffisance du foie, arriver au stade d'urée, qui nous dira le moment précis où cette rétention doit se produire ? Et pourquoi ne pas la devancer par un régime approprié ? Huchard avait raison quand il disait à ses malades qui se plaignaient de ne pas dormir : « Vous ne dormez pas parce que vous êtes oppressé ou vous êtes oppressé parce que vous êtes intoxiqué. Pas de viande, du lait. » Et encore aux malades qui invoquaient l'état de faiblesse qui leur semblait pouvoir résulter du lait, il répondait : « On meurt d'intoxication, non de faiblesse. » Et au fait tous les cardiosclèreux dont l'intoxication n'était pas trop profonde, revenaient après huit jours de régime lacté exclusif, complètement transformés.

Dans une *troisième période*, celle qu'on peut appeler de « décompensation », le myocarde, après avoir lutté victorieusement par l'hypertrophie, subit parallèlement à l'atrophie fonctionnelle de son tissu noble la sclérose hypertrophique de son tissu conjonctif. Le muscle du cœur cède pendant que le rein s'atrésie de plus en plus, et cette période de fléchissement myocardique coïncide cliniquement avec les accidents d'angine de poitrine, d'œdème aigu pulmonaire et, en particulier, grâce à l'imperméabilité croissante du rein avec l'azotémie.

On peut voir, à cette période, une chute de la tension maxima coïncider avec une minima forte ; et à cette toxémie d'origine rénale, se joint une hépatotoxémie « de retour » et due à la congestion que le foie subit à son tour par suite de la dilatation des cavités cardiaques. Le rein, enfin, subit le bloquage des affections valvulaires, offre dès lors le double aspect de rein atrophié et de rein congestionné, et l'on peut voir à son tour la rétention chlorurée compliquer les autres rétentions.

La diététique alimentaire fera siennes ces données. Ici plus de viande, tout le monde est d'accord. Deux indications principales sont à remplir : l'une éliminer les toxiques, l'autre soulager le cœur. Cette division n'est que théorique, car les deux se confondent. On y parviendra en réduisant l'hydrémie, en favorisant l'élimination des protéiques, des chlorures même ; et cette triple indication sera remplie par la diète hydrique, la restriction des liquides, la cure lactée, puis, enfin, l'institution d'un régime végétarien et, s'il le faut, déchloruré.

Le même raisonnement s'appliquera à la conception du régime des *cardiartérites*, lesquelles comprennent, pour une très grande part, les cardiopathies valvulaires. Dans la période d'adaptation de ces affections où les organes de la vie sont restés intacts, nul besoin d'instituer aucun régime spécial. Le malade pourra s'alimenter à sa guise, tout en modérant cependant la quantité globale des aliments tant solides que liquides afin d'éviter une surcharge inutile au cœur adapté déjà pour un plus gros travail. Il n'en saurait être de même dans la période de fléchissement du myocarde. Dans ce stade, en effet, il faut compter consécutivement à la gêne de la circulation veineuse, périphérique, sur la stase rénale qui a pour résultat premier le blocage du rein aux chlorures. Mais si de la décompensation cardiaque résulte la rétention du sel, inversement la rétention de cette substance favorise éminemment l'asystolie.

Le régime de tels malades sera donc avant tout déchloruré. Par suite de l'inondation sanguine des chlorures se produit la rétention aqueuse, puis pour peu que l'imperméabilité du rein s'accentue, la rétention uréique. Cela signifie que la restriction des chlorures doit se compléter de la restriction des liquides, d'un régime peu animalisé ou lacté que l'on pourra alterner du reste avec un régime végétarien. Ces derniers régimes s'imposeront d'autant plus qu'en dehors du rein qui n'élimine plus, il faut ici encore faire le plus grand état du foie qui, à la période de « foie muscade », ne transforme plus entièrement en urée les protéiques de la viande, et libère dans le milieu sanguin une série d'homologues supérieurs de l'urée. Il en résulte encore une période d'hépatotoxémie où l'asystolie mécanique se double d'une asystolie toxique pour le plus grand danger du malade. Si l'asystolie paraît irréductible au régime lacté, force sera de revenir à une réduction plus complète des liquides, soit à la diète hydrique.

Dans le *cardiathérome*, l'usage bien réglementé des aliments, l'astriction du malade à un régime globalement diminué, l'usage presque exclusif du régime lacto-végétarien, peu chloruré, s'impose de toute nécessité. Car, qui dira l'état du myocarde, du fonctionnement rénal chez un athéromateux de 60 ans? Si l'homme meurt le plus souvent par son rein (Brouardel), il faut admettre que le fonctionnement de celui-ci se trouve singulièrement réduit en cas d'athérome ou pathologique ou sénile, cas dans lesquels le cœur et le rein ne sont plus adaptés que pour un petit travail.

Après ces considérations sur la diététique générale des maladies de cœur, il nous est permis de mettre au point la valeur de chaque régime particulier en tant qu'adapté à chaque cas pathologique.

Le *régime carné* ne sera autorisé que dans la première période des cardiopathies artérielles, et banni entièrement dans la période rénale de ces affections. Dans les cardiopathies valvulaires, nulle prohibition dans la première période ; réserve prudente dans la période d'inadaptation. Dans les cas où l'on peut autoriser la viande, il convient d'en limiter l'usage au repas du matin ; et deux ou trois fois la semaine seulement.

C'est moins encore la teneur de la viande en albumine que les poisons qu'elle produit (indol, phénol, scatol), qui en contre-indiquent l'usage. On évitera avec soin les viandes faisandées, les venaisons, les poissons gras, les crustacés, le caviar, le homard, le canard rouennaise, les conserves alimentaires. On aura recours de préférence aux viandes blanches, dinde, poulet, agneau, porc frais, jambon ; aux poissons maigres (sole, turbot, merlan, dorade, barbue), cuits à l'eau, aux poissons de rivière.

Le *régime végétarien*, qui vient après le régime carné, est le régime idéal des cardiopathies. Il épargne la consommation des aliments azotés, offre à l'homme des albumines simplifiées résultant du premier produit synthétique de la transformation de C, H^2, O, réduit au minimum l'intoxication de l'organisme, évite la spoliation des viscères, la sclérose ou l'athérome vasculaire ; il est de digestion facile, peut être varié à l'infini, sollicite mieux que le régime carné l'exonération intestinale, permet de régler la dose des chlorures mieux qu'avec le lait ou l'usage des viandes. Ce régime peut nourrir son homme et l'on peut y trouver réunie la somme d'albumine, de matières grasses et d'hydrocarbones nécessaire à l'économie. La dose de ces dernières substances peut, si elle se trouve insuffisante dans un régime donné, être complétée par l'addition du beurre et du sucre. Quant aux albumines, le végétarisme est loin d'être un régime de famine puisqu'on peut rencontrer dans le régime végétal ou dans les extraits animaux, une source de matières albuminoïdes où l'on pourra puiser sans réserve.

C'est ainsi qu'après la diète hydrique on pourra commencer, en cas d'azotémie surtout, par le lait de vache qui contient environ 3,50 0/0 d'albumine ; puis viennent les haricots verts, chicorée, endive, artichauts, laitue, pissenlits cuits qui ne contiennent également que peu d'albumine. Viennent ensuite les pommes de terre cuites au four, rissolées au beurre ou en purée avec du lait. Les farineux, les crêpes, les bouillies, les pois, les carottes, les poireaux, les oignons surtout seront encore des aliments de choix. Toutes ces substances sont particulièrement recommandables en raison de leur teneur en sucre, substance éminemment diurétique et désazoturante (Ch. Richet, Achard). On pourra, suivant les indications, continuer le régime par les céréales, le blé, l'orge, le seigle, l'avoine, le maïs, qui contiennent environ 15 0/0 d'albumine, les amandes sèches 20 0/0, pour s'élever même jusqu'aux légumineuses (lentilles, fèves, haricots), qui contiennent 21 0/0, la châtaigne qui contient 25 0/0, le soya 26 0/0.

On pourra adjoindre à ce régime quelques pâtisseries, le chocolat, en raison de la théobromine (0 gr. 67 0/0) qu'il contient. On évitera avec soin les crudités, les fromages faits (roquefort, gorgonzola, camembert, brie) pour n'autoriser que les fromages à la crème, bondon, gervais, suisse. Au repas, on conseillera de boire peu, des eaux indifférentes, mais surtout pas de lait qui englue les aliments. On pourra permettre aussi l'usage modéré du vin, du thé ou du café, quitte à se conformer aux contre-indications telles que l'extra-systole, les palpitations qui doivent en prohiber l'usage.

Le *régime lacté* est comme le régime végétarien qu'il suit immédiatement un régime idéal pour les cardiaques. Beaucoup de graisse, ce qui ne nuit pas à la nutrition des cardiaques ; peu d'albumine, ce qui est utile en cas d'azotémie ; peu de chlorures, beaucoup de sucre. La présence de ces divers composants en fait un régime alimentaire désintoxicant et diurétique par excellence. Peut-être est-il, dans certains cas, trop chlorurique (1 gr. 40 par litre) et l'on peut parfois mieux doser le sel en adoptant les végétaux (ou même la viande qui ne contient que 1 gramme par kilogramme. Le lait qui n'est pas bien insalivé provoque à l'état cru, surtout chez les hyperchlorhydriques, un caillot trop vite formé ; chez les hypochlorhydriques, ou les insuffisants hépatiques, de la dyspepsie et de l'albuminurie lactée, en donnant naissance à des hépatotoxines et des néphrotoxines ; mais, fait remarquable, pendant qu'augmente l'albumine urinaire, la désintoxication poursuit son cours. Il provoque souvent de la constipation ou de la diarrhée et le plus souvent le dégoût. Il est vrai que l'on peut recourir à différents artifices qui le rendent acceptable. On peut l'ingérer cru : il est plus digestif. Bouilli, on peut le faire prendre avec une eau minérale indifférente (Evian, Alet, Pougues), avec l'eau de chaux médicinale. On peut prescrire un cachet avant chaque repas de pancréatine à 10 centigrammes, ou un mélange de bicarbonate de soude et de craie lavée. On peut encore y ajouter une goutte de kirsch, de rhum, d'anisette, d'essence de menthe, quelques gouttes de teinture de badiane, café noir, caramel, etc. S'il donne de la constipation, solliciter les garde-robes avec la rhubarbe (50 centigrammes en cachet) ou une cuillerée à café de magnésie. Si, au contraire, il détermine la diarrhée, on pourra recourir au bismuth associé à la poudre de cachou et l'opium. Enfin, on peut remplacer le lait de vache par le lait d'ânesse qui ne contient que 0 gr. 60 de caséine ou par le képhir n° 2 : un litre par jour.

Le *régime déchloruré* est basé sur ce principe que lorsque le cœur devient insuffisant et qu'il y a début de stase rénale, le sel s'accumule dans le milieu sanguin et de là se porte dans des lacunes conjonctives des tissus où, pour l'établissement de l'équilibre osmotique, il attire l'eau à lui, d'où production du pré-œdème, puis de l'œdème chlorurique. On peut, à ce sujet, avec VAQUEZ et DIGNE, diviser la maladie en trois catégories. Dans une première période, l'adaptation est parfaite, et le sujet élimine autant de sel qu'il en prend ; dans la deuxième période existent de petits accidents de rétention chlorurée : gêne respiratoire, insomnie, augmentation de poids. Dans une troisième période, asystolique : anurie, augmentation de la rétention chlorurée, des œdèmes. La déchloruration remet les choses au point. D'où la nécessité, dans les cardiopathies valvulaires surtout, de restreindre la dose des chlorures ; on pourra, à cet effet, autoriser selon les cas le lait (1 gr. 40 par litre), la viande (1 gr. par kilo), surtout les poissons de rivière qui en sont dépourvus ; le pain déchloruré (0 gr. 70 au lieu de 10 à 15 gr. ; les œufs 0 gr. 07 par œuf). Interdire le bouillon à cause du sel qu'on y ajoute ; on pourra, du reste, remplacer le sel par les gelées de viande dont on pourra parfois se servir pour préparer les légumes et les sauces béarnaises, hollandaises, mousselines. On complétera l'assaisonnement des légumes par le thym, le laurier, l'estragon, le persil, et l'on aura de la sorte un régime qui pourra provoquer la gourmandise des gourmets les plus qualifiés.

La *réduction des liquides* d'Œrtel qui consiste à réduire à 600 grammes le liquide ingéré, s'impose parfois dans le traitement de toutes les cardiopathies. A côté du péril azoté et chloruré, existe le péril hydrique (Widal et Javal). Dans la cardiosclérose, le rein du malade n'est adapté que pour un petit travail. Ces malades n'ont qu'un débit glomérulaire réduit, ainsi que l'établit l'épreuve de la diurèse provoquée. L'eau n'est pas bien éliminée par les organes d'élimination, poumon, peau, qui peuvent normalement en éliminer 1/5e. Il en résulte une hydrémie permanente qui augmente la tension artérielle, la diminution de la viscosité sanguine, et facilite le développement des accidents hypertensifs ou asystoliques si le malade est arrivé dans la période de décompensation et que le myocarde fléchit. Dans les cardiartérites, l'usage immodéré des boissons impose une surcharge pour le cœur insuffisant. En outre, la rétention chlorurée facilite l'accumulation de l'eau dans les tissus pour provoquer l'augmentation anormale de poids, le préœdème, l'œdème interstitiel. Il faut en revenir de ces débauches de boissons où, pour « pousser à l'urine », on absorbait de grandes quantités de liquide soi-disant diurétiques. Ce n'est pas le moindre mérite des observateurs tels que Œrtel, Karell, Merklen, Huchard, Ch. Fiessinger, d'avoir établi en principe : que l'ingestion trop abondante de liquides augmente la stase du cœur et en facilite la dilatation.

La *cure* de Karell consiste à donner au malade, quatre fois le jour à deux heures d'intervalle, 60 à 200 grammes de lait, de continuer pendant six semaines, quitte dès la deuxième semaine à joindre au régime quelques biscottes, œufs ou pâtes alimentaires. C'est une cure lactée restreinte et mitigée.

La *cure* de Huchard et Ch. Fiessinger consiste à donner dans le premier jour 800 grammes d'eau, au bout de quelques jours, un total de 1.500 grammes de liquide, soit 2/3 d'eau et 1/3 de lait, à augmenter ensuite progressivement la dose de lait jusqu'à 1.500, 2.000 grammes. Cette cure se continue par la méthode des « petits repas » dont le but est également de réduire la dilatation des cavités du cœur.

Les résultats de ces cures de réduction sont d'être en même temps des cures de déchloruration. Widal a pu voir un malade qui, soumis à la restriction des liquides, urinait jusqu'à 25 grammes de sel par jour. Les indications de ce régime se baseront sur l'épreuve de la diurèse provoquée. En cas d'affection du cœur bien compensée ou d'hypertension sans lésion rénale, la réduction ne s'impose pas. Par contre, elle devient une nécessité, sous peine d'encourir les accidents les plus fâcheux, vertiges, vomissements, congestions, œdème aigu du poumon, aux cardioscléreux rénaux, ceux surtout qui sont obligés de rester debout une partie de la journée ; à ceux-là il sera permis de boire davantage, mais seulement dans le lit et à la condition d'être sobres de liquides dans la journée.

La *diète hydrique* peut être considérée comme une cure hypoazotée, une cure de déchloruration, et peut servir de cure de réduction des liquides. Elle trouve sa principale indication dans la cardiosclérose lorsque par suite du défaut de l'élimination rénale, par suite du défaut de fonctionnement hépatique, l'intoxication uréique bat son plein. On assiste parfois par cette méthode à des débâcles urinaires, à des décharges uréiques, chlorurées qui permettent de cette façon de revenir au régime lacto-végétarien.

Il nous reste, pour clore la liste des méthodes générales du traitement des maladies du cœur, à parler de l'action hydrothérapique des bains, des douches, des eaux minérales prises à la source. La pratique des *bains*, des douches, peut être utile aux cardiaques, mais à la condition que l'eau soit tiède à 35°, que le bain ne soit pas trop prolongé et que le malade soit l'objet d'une surveillance discrète. Les bains carbo-gazeux utiles dans les cardiopathies valvulaires fonctionnelles ou même hypertensives, peuvent être pris à domicile. On peut faire un bain de Royat chez soi avec, pour 250 litres d'eau :

Chlorure de sodium	3 kilos.
Chlorure de calcium	300 grammes.

et au moment du bain on ajoute dans la baignoire, un mélange à parties égales de bicarbonate de soude et d'acide chlorhydrique à 22°, de chaque 350 grammes (Heitz, Mougeot).

Les eaux minérales.

En dehors de l'hygiène chez soi, le cardiaque peut obtenir hors de son domicile, dans des stations minérales appropriées, le complément de soulagement qui lui manque.

Les *cardiopathies fonctionnelles* sont susceptibles des eaux bicarbonatées sulfatées, calciques et même radioactives. Aux gens nerveux : Néris, Royat, Plombières. Aux dyspeptiques et aérophages : Vichy, Vals, Pougues, Plombières, La Bourboule, Saint-Nectaire.

Les *cardiopathies artérielles* dans la période présclreuse ou hypertensive, alors qu'il n'y a pas d'imperméabilité rénale, seront justiciables des eaux bicarbonatées calciques, et des bains carbo-gazeux de Royat qui remplacent avantageusement Nauheim.

Dans la période rénale, on donnera le choix selon les circonstances aux eaux sulfatées calciques faibles, dont le dosage doit être soigneusement réglementé : Evian, Thonon, Vittel, Saint-Nectaire.

Les *cardiopathies valvulaires* au début se réclament des eaux légèrement sulfureuses de Bagnoles-s.-Lozère.

Dans la période d'état, elles se trouveront bien des eaux chlorurées sodiques, telles que Bourbon-Lancy, où le baigneur trouvera l'association du massage et de la gymnastique, ou des eaux radioactives, telles que Royat, Salins-Moutiers, Châtel-Guyon, Châteauneuf, Saint-Nectaire, Saint-Alban, et à l'étranger Spa et Nauheim.

Ces eaux radioactives sont indiquées, non seulement dans les cardiopathies valvulaires, mais fonctionnelles, et dans tous les cas où le cœur peut être soulagé par suite de la vaso-dilatation périphérique qu'elles provoquent. De ce nombre sont encore les troubles fonctionnels, l'hypertension artérielle au début.

Mais nombre de modalités cliniques peuvent s'associer aux maladies du cœur au point d'attirer sur elles l'attention thérapeutique. Les malades n'auront que le choix pour traiter l'état diathésique particulier qui accompagne leur cardiopathie.

Les obèses, adipeux, iront à Brides, Châtel-Guyon, à l'étranger Marienbad.

Les variqueux à Bagnoles-de-l'Orne.

Les lithiasiques à Vittel, Martigny, Contrexéville

Les rhumatisants à Bourbon-l'Archambault.

Les affaiblis à Royat.

Telles sont les cures hydriatiques.

Il convient d'ajouter que ces cures doivent être savamment dosées et se conformer à la nature, à l'âge, au degré de l'affection cardio-rénale. Ces eaux peuvent, dans certaines conditions de fractionnement des doses, de décubitus horizontal, produire en cas de cardiosclérose, un vrai drainage rénal, une diurèse libératrice accompagnée de diminution de poids, de baisse sensible de la pression minima d'abord, maxima ensuite. Dans d'autres cas, au contraire, les débauches de liquide jointes à l'inobservation des règles précédentes ne pourront que fermer le rein, ajouter une nouvelle hypertension d'origine aqueuse et provoquer l'explosion des accidents hypertensifs (œdème aigu pulmonaire).

Lorsque, d'autre part, quel que soit le genre de cardiopathie, artérielle ou valvulaire, le cœur a fléchi, en ce cas la plus extrême prudence s'impose, car l'on peut voir sous l'influence d'une cure mal dirigée éclater avec une baisse successive de la maxima et quel que soit le taux de la minima, des accidents urémiques, chloruriques et asystoliques.

II

Traitement des troubles fonctionnels.

Les palpitations, les extrasystoles, les douleurs précordiales. — Ce mode d'irrégularité est dû à des influences héréditaires ou diathésiques (obésité, nervosité, hystérie, neurasthénie, obsessions) ; à l'abus des toxiques (café, thé, tabac) ; à des troubles digestifs (aérophagie, aérocolie) ; ou peut être l'indice d'une cardiopathie latente. D'où quatre indications thérapeutiques :

a) *Contre les influences diathésiques*, modifier l'état constitutionnel : le nervosisme, par le traitement suggestif, l'hygiène corporelle et intellectuelle ; traiter l'obésité, qui entre pour une grande part dans les formes atypiques de l'angine de poitrine, par un régime ad hoc ;

b) *Contre l'abus des toxiques*, suggestion, hydrothérapie, isolement ;

c) *Contre la dyspepsie, l'aérophagie ou la distension colique*, prescrire un régime d'où sont exclus les corps gras, sauces, fritures, viandes denses, haricots verts, crudités, pain, vin, thé, café, alcool. Remplacer le pain par des pommes de terre ou des biscottes. Boire peu aux repas, et à la fin des repas une infusion de tilleul chaude et sucrée. On prescrira :

Bicarbonate de soude. . . .	0 gr. 30
Craie préparée	0 gr. 30
Poudre de belladone	0 gr. 02

Pour un cachet; trois par jour et aux repas.

ou, s'il y a distension gazeuse :

Carbonate de bismuth. . . .	10 grammes.
Gomme arabique	20 —
Eau distillée stérilisée. . . .	300 —

Par cuillerée à café toutes les heures entre les repas.

ou : Dyspeptine Hepp ou pancréatine Frémont.

Une cuillerée avant les repas.

ou :

Fluorure d'ammonium . . .	0 gr. 50
Eau distillée	150 grammes.

Une cuillerée à soupe aux repas.

ou :

Extrait fluide de condurango .	XXX gouttes.
Sirop d'écorce d'orange amère.	20 grammes.
Eau distillée	120 —

Deux cuillerées à soupe avant chaque repas.

ou :

Persulfate de soude	2 grammes.
Eau distillée.	300 —.

Une cuillerée à soupe avant les repas.

ou :

Métavanadate de soude . . .	0 gr. 02
Eau distillée	300 grammes

Une cuillerée à soupe avant les repas.

d) *Contre l'éréthisme cardiaque* :

Bromure de sodium	10 grammes.
Eau de laurier-cerise	10 —
Sirop d'éther.	30 —
Hydrolat de valériane . . .	120 —

Une à trois cuillerées à soupe par jour.

ou :

Extrait de valériane . . .	ââ 0 gr. 05
— de jusquiame. . .	

Pour une pilule ; trois par jour.

ou :

Valérianate d'ammoniaque. . .	1 gramme.
Extrait de valériane	1 —
Poudre de valériane	1 —

Pour faire 40 pilules (deux à chaque repas).

ou :

Teinture de cratœgus oxycantha	X à XV gouttes

3 fois par jour dans un peu d'eau.

ou :

Sulfate neutre d'atropine . .	0 gr. 004
Eau distillée.	100 grammes.

Une à deux cuillerées à café par jour, (une cuillerée à café représente 1/5e de milligr.)

e) *Contre les douleurs précordiales* :

Salicylate d'antipyrine . . .	0 gr. 20.
Bromhydrate de quinine. . .	0 gr. 10.
Caféine.	0 gr. 05.
Extrait d'opium	0 gr. 01.

Pour un cachet ; un ou deux avant les repas.

f) *Contre la cardiopathie latente :*

	Extrait de convallaria . . .	0 gr. 05
	Extrait de valériane	0 gr. 10

Pour une pilule ; deux à trois par jour.

ou :	Extrait de strophantus . . .	1 milligr.
	Bromhydrate de quinine. . .	0 gr. 05

Pour une pilule ; trois par jour.

ou : VIII à X gouttes de solution de digitaline cristallisée au millième.

Telles sont les formules variées qui peuvent trouver leurs indications en cas de troubles fonctionnels, arythmiques du cœur ; telle l'extrasystole, telles les palpitations, telle l'angine de poitrine fonctionnelle. Celle-ci procède souvent d'un mécanisme analogue, c'est-à-dire d'une distension du cœur due aux mêmes causes que l'extrasystole. Souvent même elle est accompagnée de troubles extrasystoliques.

La tachycardie paroxystique. — Celle-ci n'est par définition qu'une série d'extrasystoles massées reconnaissant les mêmes causes que l'extrasystole et susceptible d'un traitement similaire. En raison de l'emballement du cœur, il est particulièrement indiqué, surtout si la crise ne reconnaît pas de lésion matérielle, d'agir sur le pneumogastrique pour réfréner la tachycardie.

On pourra donner les conseils ci-après :

a) Au moment des crises, s'allonger et faire des inspirations lentes et prolongées en maintenant le thorax gonflé; *b*) prendre une boisson quelconque en faisant des mouvements profonds de déglutition, faire prendre de dix en dix minutes, avec une gorgée d'eau, trois cachets d'extrait d'hypophyse à 0 g. 15; *c*) faire dans une bouteille, pour vider l'eau, des inspirations et expirations prolongées (procédé de la bouteille de Pescher); *d*) si l'on assiste à la crise, comprimer au cou le pneumogastrique droit; *e*) si au bout de vingt-quatre heures la crise n'est pas enrayée, prendre une cuillerée à soupe de sirop d'ipéca à 10 minutes d'intervalle pour déterminer un vomissement que l'on favorisera avec un peu d'eau tiède; *f*) si malgré tout la crise se prolonge au delà de trois à quatre jours, avec menace d'insuffisance cardiaque, on pourrait avec VAQUEZ pratiquer une injection intramusculaire de 1 demi-milligramme de strophantine amorphe que l'on renouvellera selon les cas; *g*) si la tachycardie est symptomatique d'une cardiopathie, il faut avoir recours, comme dans l'extrasystole, aux préparations toni-cardiaques ou digitaliques.

Le goitre exophtalmique. — Si la tachycardie est due à l'existence de la maladie de BASEDOW, complétée par ses autres signes : exophtalmie, tremblement, dyspnée, troubles intestinaux, menstruels, psychiques, oculaires (œil tragique de MARCHAL DE CALVI); ophtalmoplégie externe (facies d'HUTCHINSON); signe de GRÆFE (défaut de synergie des mouvements de l'œil et des paupières; signe de MŒBIUS, défaut de convergence des deux yeux; signe de STELLWAG (élargissement de la fente palpébrale, occlusion incomplète des paupières dans le sommeil, on pourra conseiller : *a*) le sang complet de chèvre éthyroïdée(procédé de GILBERT-BALLET et ENRIQUEZ, que l'on donne sous forme d'hémato-éthyroïdine CARRION, deux à trois cuillerées à café par jour) ; *b*) l'injection de ce sérum pur additionné d'acide phénique (procédé de MŒBIUS) ; *c*) l'injection du sérum même du malade (procédé douloureux) ; *d*) l'opothérapie par le thymus, l'hypophyse (RÉNON), l'ovaire, la surrénale. L'opothérapie thyroïdienne même a été tentée par GAUTHIER de Charolles et MOSSÉ, sous forme d'iodothyrine à la dose de 2 à 3 grammes par jour ; *e*) l'administration du salicylate de soude (BABINSKI) :

Salicylate de soude.	10 grammes.
Sirop de limon	100 —
Eau distillée de tilleul . . .	50 —

Deux cuillerées à soupe par jour.

f) on a aussi administré la quinine (LANCEREAUX et PAULESCO), la valériane, la belladone, la jusquiame, les bromures, avec des fortunes diverses ; *g*) on peut avoir recours à l'électricité faradique (méthode de VIGOUROUX) qui consiste à l'aide d'une pile portative à électriser pendant dix minutes avec un électrode sur la nuque, l'autre sur le goitre. On a utilisé de la même manière l'électricité galvanique pendant cinq à dix minutes avec un courant de 5 à 10 milliampères ou l'électrisation galvano-faradique, galvanisation du goitre et faradisation de la région orbiculaire, carotidienne ; *h*) en cas de complication asystolique, repos, digitale.

Les opérations chirurgicales qui ont été tentées ont

eu des succès contestables. L'avulsion partielle du corps thyroïde a eu des résultats heureux dans les mains de TILLAUX, TUFFIER ; malheureux avec PONCET, LEJARS. La sympathitectomie a compté quelques bons résultats avec JABOULAY, RENDU, douteux avec CHAUFFARD et QUÉNU.

La *bradycardie symptomatique*, c'est-à-dire fonctionnelle. D'après ce que nous avons dit, la bradycardie peut être symptomatique ou révéler une lésion anatomique du faisceau de His (STOCKES-ADAMS). Les épreuves de l'atropine, du nitrite d'amyle et même du réflexe oculo-cardiaque de LŒPER et MOUGEOT (ralentissement du pouls par la compression oculaire) seront négatives s'il y a lésion. Nous n'avons à nous occuper ici que de la première.

Si la bradycardie est d'origine infectieuse, traiter la cause : grippe, rhumatisme articulaire, appendicite, pratiquer des injections d'huile camphrée, caféine, etc.

Si elle est d'origine intoxicante, supprimer la cause. La digitale, en général, ne sera prescrite qu'à petites doses, dans le but d'éviter les extrasystoles ou les dissociations auriculo-ventriculaires.

Si elle est d'origine nerveuse, dépister la mélancolie, la paralysie générale, la neurasthénie addisonnienne, relever l'état général (phosphates, strychnine).

Si elle est d'origine dyspeptique, suivre le traitement indiqué plus haut de l'extrasystole, poudres absorbantes, magnésie, etc., régime alimentaire spécial : on prescrira avec avantage la belladone ou l'atropine selon les formules que nous avons données pour le traitement de l'extrasystole.

Le pouls arythmique permanent. — Nombre de sujets présentent, à l'occasion des troubles nerveux, dyspeptiques, des accès d'arythmie paroxystique ou permanente, qui n'ont de commun avec l'arythmie perpétuelle des affections valvulaires ou myocardiques que le caractère désordonné du pouls.

A ces malades conviendra le traitement de l'extrasystole ou de la tachycardie paroxystique, affections qui paraissent, à l'état fonctionnel, relever de causes similaires.

On peut prescrire :

Hydrolat de tilleul. . . Sirop d'éther	āā 60 grammes.
Teinture de cratœgus . . Teinture éthérée de valériane	āā 2 grammes.

Deux à quatre cuillerées à café par jour.

Si ce trouble existe avec une affection valvulaire ou hypertensive, la digitale à faibles doses pourra dès le début rendre service et enrayer ou modérer cette arythmie. Le sujet pourra même, jusqu'à un certain point, comme dans la maladie de STOCKES-ADAMS, s'adapter à cette arythmie, mais cette affection a une tendance manifeste à la permanence, à l'asystolie, à la mort subite même.

III

Traitement de la cardiosclérose.

Une note domine le traitement des incidents divers : cardiaques, aortiques, péricardiques, médiastiniques, pleurétiques, etc., que nous allons passer en revue sous le titre de Cardiosclérose. Cette note, c'est l'envahissement de tous les viscères de l'économie par la sclérose : c'est la panvicérosclérose ; c'est le foie qui n'élabore plus complètement les aliments divers et surtout les aliments protéiques : c'est le rein qui ne les élimine plus ; ce sont les organes éliminateurs accessoires : le poumon et la peau qui ne suffisent plus à leur rôle émonctorial. Les déchets s'accumulent dans l'organisme, une ligne d'investissement général s'oppose à leur effraction au dehors. Parmi eux, il en est trois surtout dont l'élimination est retardée : l'eau, l'urée et ses dérivés toxiques, les chlorures.

Le régime alimentaire de la cardiosclérose.

Le régime alimentaire, d'après ce qui a été dit dans le régime diététique général, devra souvent avoir trois buts : I. Restreindre les liquides ; II. Restreindre les substances azotées ; III. Restreindre la quantité de chlorures.

La *première indication*, la restriction aqueuse, est remplie par la restriction de l'eau et des aliments aqueux. Il en est de l'eau comme du sel, comme de l'urée. L'eau est retenue dans le milieu sanguin par suite du rein qui ne l'élimine plus, du poumon et de la peau qui ne viennent plus en aide à la fonction rénale, et qui éliminent normalement le 1/5e environ de l'eau ingérée. Aussi, l'hydrémie sanguine est-elle due pour nous moins à la soif que produirait chez les cardio-rénaux l'excès d'urée dans le sang, qu'à l'excès d'eau alimentaire ingérée et non éliminée par les organes, tels que le rein, le poumon, la peau, devenus des émonctoires insuffisants. Avec elle, l'eau retient secondairement l'urée, les chlorures, d'où triple rétention dans l'organisme. Le résultat est l'inondation des tissus et du milieu sanguin par des matériaux impropres à la nutrition. La pression artérielle s'élève, les pires accidents sont à craindre (œdème pulmonaire aigu, hypertension cérébrale), et le cœur fait effort pour livrer au rein l'eau et les déchets qui l'inondent. Il en résulte encore du côté du sang l'hydrémie, la diminution de la viscosité sanguine ; du côté du rein une polyurie à forme nocturne, une pollakiurie, sorte de bégaiement urinaire correspondant à l'excitation du liquide sur le rein. Mais la polyurie n'est qu'une sorte d'urination par regorgement et si l'on veut diminuer réellement l'hydrémie sanguine, chasser l'eau de l'organisme et augmenter la diurèse, il faut, comme pour le sel, comme pour l'urée, comme pour le sucre, comme en un mot pour les grandes rétentions, diminuer l'eau des aliments.

Nous avons indiqué plus haut (cures d'ŒRTEL, KARELL, HUCHARD, CH. FIESSINGER) la méthode à suivre : 800 grammes d'eau d'Evian le premier jour ; 1.500 grammes moitié lait et moitié eau les jours suivants ; augmenter progressivement pour arriver au régime lacté, lacto-végétarien, végétarien, légèrement animalisé même. La restriction des liquides n'entraîne pas seulement l'eau au dehors de l'organisme, elle élimine aussi par voie de sécrétion les substances non éliminées. Le rein ne reste pas inactif ; et LAMY et MAYER ont démontré qu'il existe, dans la partie sécrétante du rein, des modifications intracellulaires, des formations de vacuoles correspondant à un travail sécrétoire.

Plusieurs obstacles aux bons effets de la cure de la réduction des liquides sont produits, soit par la lésion avancée du rein, soit à la suite de la déchéance complète du cœur. Dans ces cas, la perméabilité rénale est bloquée, la tension maxima fléchit pendant que la minima reste élevée, double raison pour faciliter le travail du cœur par la restriction aqueuse. Il est un autre obstacle, c'est celui où les liquides au lieu de s'extravaser dans le tissu cellulaire, inondent les muqueuses : plèvre, péricarde, la peau (éléphantiasis). En ce cas, la soustraction du liquide opérée dans les organes a pour effet, sous réserve de reproduction rapide de ce liquide, de détourner le cours de l'épanchement et, si le rein n'est pas trop lésionné, de rétablir la diurèse. Dès lors, le cœur soulagé de ces barrages périphériques (Peter) reprend sa tonicité et la cure de réduction des liquides surtout aidée par la médication diurétique a bientôt pour effet le relèvement de la quantité d'urine.

Mais, de même que pour le sel, de même que pour l'azote, il ne faut pourtant pas prolonger trop loin la cure de réduction des liquides, car on a vu sous l'influence d'une cure trop intensive des accidents cérébraux se produire. Le mieux est d'agir selon les circonstances, et, comme pour le régime lacté, de la prescrire à bon escient intercalée au milieu d'un régime végétarien par exemple.

La *deuxième indication*, le régime hypoazoté, commencera par la diète hydrique, applicable surtout quand l'intoxication urémique est forte, puis la diète lactée qui a l'avantage d'être très diurétique, de produire une élimination rapide et, sous un petit volume, de fournir une alimentation complète, mais qui contient encore trop d'albumines animales, parfois trop de sel. Aussi, ce régime ne sera qu'un régime d'attente, intermédiaire entre le régime hydrique et le régime végétarien. Ce dernier régime, avons-nous dit, est le régime idéal des cardioscléreux, parce qu'il permet d'offrir au malade dont le rein ou le foie sont intéressés, des albumines simplifiées qui n'offrent pas l'intoxication des viandes, parce que le malade peut y puiser la quantité d'albumines et de chlorures qu'il dosera selon ses besoins ou selon le degré de rétention du rein pour les substances, et parce qu'il constitue un régime qui peut être définitif. On a reproché à ce régime qu'il fallait pour 50 grammes d'albumine, ration de l'homme *pro die*, ingérer une grande quantité de légumes : 600 grammes de pain et 300 grammes de pommes de terre, ce qui exigerait un travail digestif considérable. Nous avons fait justice de cette assertion, en établissant que le besoin d'albumine, très relatif du reste, peut trouver son entière satisfaction dans le régime végétal où nous avons vu la proportion des albumines s'élever depuis 0 jusqu'à 25 0/0.

La *troisième indication* (restriction des chlorures), sur laquelle nous avons également insisté dans les règles du régime diétectique des maladies du cœur, est fournie par l'usage de l'eau qui n'en contient pas, du lait qui n'en contient que peu (1 gr. 5 par litre), des légumes que l'on sale à volonté. Cependant, il ne convient pas de poursuivre trop longtemps la cure de déchloruration ni restreindre trop la quantité de sel alimentaire, car, d'une part, la privation de sel alimentaire (Loeb) modifie désavantageusement les échanges osmotiques et peut donner lieu, outre l'anorexie, le scorbut, à des ictus cérébraux, et, d'autre part, la déchloruration trop rapide peut, ainsi qu'il a été dit, avoir pour effet, grâce à la transposition brusque des chlorures (Heitz et Merklen), de favoriser l'œdème aigu pulmonaire. Au surplus, c'est surtout dans la néphrite parenchymateuse qu'existe au maximum l'imperméabilité aux chlorures, laquelle est variable dans la néphrite interstitielle, caractérisée surtout par la rétention uréigène, et ce n'est qu'à une période avancée de la cardiosclérose, que la rétention chlorurée peut venir compliquer la rétention azotée. Règle générale, quand fléchit le cœur, il faut diminuer les chlorures, quitte de temps à autre à faire des cures transitoires de déchloruration.

Les médicaments diurétiques.

Il est un fait digne de remarque : c'est qu'à ces trois régimes correspondent trois espèces de diurétiques : I. Les diurétiques hydruriques ; II. Les diurétiques azoturiques ; III. Les diurétiques chloruriques. C'est à Pic et Bonnamour (Congrès de Lyon, 1912) que revient l'honneur d'avoir apporté cette division, trop schématique peut être, car sans refuser aux diurétiques une action élective sur le rein, on peut admettre néanmoins que toute substance qui élimine l'eau entraîne avec elle l'urée et les chlorures et qu'en particulier la digitale et la théobromine sont non seulement des diurétiques aqueux, mais des médicaments déchlorurants et désazoturants, le premier des diurétiques étant le diurétique hydrurique. Quoi qu'il en soit, nous respecterons cette classification qui groupe moins les actions systématiques des agents diurétiques, que les qualités des substances à éliminer.

a) *Les diurétiques hydruriques.* — La privation, la restriction des liquides, voilà, avec les médicaments que nous allons étudier, les meilleurs diurétiques hydruriques. Sous leur influence, les tissus vident l'eau, l'urée, les chlorures qu'ils renferment. Après quelques jours de ce régime et selon les cas, on arrivera à la diète hydrique moins complète, on autorisera les tisanes dites diurétiques : les stigmates de maïs, chiendent, raisin d'ours, genêt, pariétaire, le chardon-marie, l'uva ursi, etc... Les oignons, poireaux, les tisanes de céréales passent aussi à bon droit pour de puissants agents diurétiques. Or, tous ces corps agissent, soit par l'eau, soit par les principes nitrés, soit par les substances sucrées ou aromatiques qu'ils renferment et qui ont une action excitative sur la sécrétion rénale.

En résumé, c'est l'eau qui est à la base de cette cure diurétique, et c'est, conformément aux règles que nous avons établies, la restriction aqueuse qui allège le mieux l'organisme de l'excédent d'eau qu'il contient.

Courtellemont conseille comme règle pratique de ne pas donner au malade en vingt-quatre heures une quantité de liquide supérieure de 300 grammes à la quantité excrétée par l'urine.

b) *Les diurétiques azoturiques.* — Le médicament désazoturant par excellence serait la *scille*. Il résulte des expériences cliniques de Pic et Bonnamour que dans les néphrites interstitielles et alors que la digitale et le gui ne produisirent plus aucun effet diurétique appréciable, la scille a relevé le taux de l'azote dans l'urine. Cette substance possède une action élective sur l'épithélium rénal. On peut prescrire :

Poudre de scille. . . . . 0 gr. 15
Pour un cachet; deux à trois par jour.

ou : Vin de la Charité (sans digitale)

ou : Vin diurétique de Trousseau (avec digitale).
De un à trois verres à liqueur par jour.

(Chaque cuillerée à bouche contient 0 gr. 10 de digitale, 0 gr. 15 de scille et 1 gramme d'acétate de potasse.)

ou : Pilules diurétiques de Bouchardat et Lancereaux :

Poudre de scille.	āā ou 0 gr. 05
Poudre de digitale. . . .	
Poudre de scammonée. . .	
Sirop de gomme	q. s.

Pour une pilule, trois à six par jour.

On peut associer la théobromine à la scille :

Théobromine . . . . 0 gr. 50
Poudre de scille. . . . . . 0 gr. 15
Pour un cachet; deux à trois par jour.

Les autres substances désazoturantes sont rares. On a cité le formiate de soude qu'Huchard prescrivait à la dose de 3 grammes par jour; la lactose (50 à 100 gr. par jour); on peut ajouter la teinture de cantharides (à la dose de X gouttes par jour), le calomel (5 centigr.), l'opothérapie rénale, en particulier le sérum de la veine rénale (Teissier). Mais l'action de ces substances sur l'épithélium rénal offre des résultats inconstants.

c) *Les diurétiques déchlorurants.* — Ces substances appartiennent pour la plupart au groupe de la série xantique. Ce sont :

La *théobromine*, dont on connaît l'action diurétique, est un diméthylxanthène. Son action a été vivement discutée.

Il est juste de citer avant tout les travaux de *Schröder* (1888), établissant que le rein, même privé de toute connexion nerveuse, continue à réagir sous l'action de la théobromine, et que l'action du médicament serait de ce fait purement épithéliale. Pizini, dont les expériences cadrent avec celles de Lamy, Mayer et Rathery, a pu constater également, sous l'influence de la théobromine, la formation de grains de ségrégation de Renaut, débutant dans la région des tubuli, cheminant dans la cellule sécrétoire, puis passant à travers la bordure en brosse. Huchard soutenait également l'action purement épithéliale de la théobromine, tandis que Bardet et Ferrand la subordonnent au degré de la tension artérielle.

D'autres auteurs, Lœwi et Jonescu (1908), Fredericq entre autres, ayant remarqué sous l'action de la théobromine une augmentation du volume du rein, appréciée par l'oncomètre, ont pensé que l'action du remède était uniquement vaso-dilatatrice et conditionnée par une excitation des filets nerveux de la glande rénale. Mais nous avons vu l'objection que Schröder a donnée à cette façon de voir.

Si éloignées qu'elles paraissent, ces deux théories

sont néanmoins conciliables, et, en réalité, fusionnent dans un seul mécanisme, tenant compte à la fois de l'action élective de la théobromine sur l'épithélium rénal et de son action vasculaire consécutive à l'excitation des filets vago-sympathiques.

Ces constatations récentes sont en rapport avec ce que nous disions de l'action de la théobromine (*L'Artériosclérose*) : « La théobromine constitue un médicament insoluble, à qui il réprouve, contrairement à l'arsenic, le calomel, l'iodure, de concentrer son action sur les organes. En sa qualité de corps étranger dans l'organisme, il a hâte de chercher dans le rein sa voie d'élimination. Son premier effet est de franchir la barrière rénale au prix d'une vaso-dilatation rapide doublée d'une action spéciale sur l'épithélium rénal. Contrairement à la digitale, dont l'action diurétique se porte sur les « gros reins » gorgés de sang et à système artério-capillaire dilaté, la théobromine produit son maximum d'effet sur les « petits reins » contractés dont elle desserre le frein vasculaire. Telle est, selon nous, le premier mode d'action de la théobromine. Le second temps de son action est une diurèse rapide, une déchloruration (WIDAL et JAVAL) qui peut aller jusqu'au dixième du poids du corps.

Le seul inconvénient de ce remède est de déterminer la céphalée en casque, parfois accompagnée de vertiges, de nausées, vomissements. Dès que ces inconvénients se produisent, il est utile d'en diminuer la dose qui est normalement de 1 à 2 grammes par jour

On peut prescrire :

	Théobromine.	0 gr. 50
	Benzoate de soude.	0 gr. 25
	Par cachet ; deux par jour.	
ou :	Théobromine.	0 gr. 50
	Acide thyminique.	0 gr. 25
		(HUCHARD.)

Ce dernier médicament étant considéré comme dissolvant de l'acide urique. On peut encore le remplacer par l'urotropine, ou encore dans le but de ménager la susceptibilité de l'estomac :

Théobromine.	0 gr. 50
Phosphate de soude.	0 gr. 25
Pour un cachet.	

La théobromine a des succédanés dont l'action est beaucoup moins certaine. Ce sont :

La *diurétine*, salicylate de théobromine et de soude, est un médicament doublement utile, doublement diurétique grâce à l'association des composés salicyliques et du composé purique. Cette substance trouvera surtout son indication quand il s'agira de réactiver la théobromine qui n'agit plus. Les coups de diurèse qu'elle provoque, surtout si l'on administre successivement ses deux composants, ne persistent pas au delà de quatre ou cinq jours, mais peuvent s'élever jusque quatre ou cinq litres d'urine par jour (CHAUFFARD). Mais il faut savoir qu'en cas de lésion rénale avancée, ce remède pourrait devenir dangereux en raison de son composé salicylique et de sa solubilité qui peut amener de l'intoxication rapide. Il faut donc en surveiller l'emploi.

La diurétine se prend soit en cachets, soit en solution aux mêmes doses que la théobromine, soit à la dose d'un cachet de 0 gr. 60 avant le premier repas.

La *théocine* ou *théophylline*, produit synthétique extrait du thé par Kossel, vient d'être remise en honneur par Roch, de Genève, et Mlle Cottin. C'est une substance soluble dans 180 volumes d'eau, qui possède une action diurétique, brutale et fantasque. Il ne faut en donner ni trop, ni trop peu, ni trop souvent, ni trop longtemps (Roch), pour les raisons qu'elle fatigue le rein, et que son action est vite épuisée. Par contre, chez un malade le même auteur a remarqué que les doses progressives depuis 0 gr. 10, restent sans action, tandis qu'une dose initiale et journellement continuée de 0 gr. 50 a élevé la diurèse de 1 à 5 litres.

Ce médicament trouvera son indication surtout dans les cas des myocardites à pouls lent où la digitale est contre-indiquée, puis dans les cas où l'on veut obtenir une action diurétique rapide.

On la fera prendre dans du thé chaud ou en prises de 0 gr. 20 répétées trois fois le jour.

L'*agurine* n'est qu'un composé de théocine et de sodium.

La *théolactine* (théobromine et lactate de strontium).

L'*euphylline* (théocine et éthylène-diaminé).

La *caféine*, triméthylxanthine extraite du café, du thé, de la kola, possède, mais à un degré moindre, les mêmes vertus thérapeutiques.

Toutes ces substances, que l'on peut prescrire à des doses de 0 gr. 25 à 0 gr. 75 par jour, ne sont que des succédanés de la théobromine, n'en possèdent pas la sûreté d'action ni le caractère inoffensif au niveau de l'épithélium rénal et il ne convient de les manier qu'avec la plus grande circonspection et lorsque la théobromine ne semble plus donner les résultats qu'on était en droit d'en attendre.

Le chlorure de calcium. — A cette liste des corps xanthiques est venue se joindre depuis quelque temps l'action déchlorurante et diurétique du chlorure de calcium mis en évidence par PORGES. Cette action a été confirmée depuis par des expérimentations cliniques faites par BONNAMOUR, IMBERT, PERRIN, VITRY. On peut prescrire :

Chlorure de calcium cristallisé.	0 gr. 50
Sirop de coings	30 grammes
Eau distillée	120 —

Par cuillerées à soupe, à prendre dans les vingt-quatre heures.

Cette substance, qui agirait électivement sur la sécrétion du chlorure de sodium, est donc encore une substance précieuse, diurétique, déchlorurante et parfois faisant diminuer l'albumine urinaire.

Toutes ces substances sont diurétiques, mais en même

temps qu'apparaît leur action rénale, se découvre leur action toni-cardiaque secondaire. Et cela se comprend aisément puisque la diurèse a pour effet immédiat de soulager le cœur et d'augmenter la diastole.

Nous aurions en cette place à compléter la liste des diurétiques déchlorurants par la citation de la digitale et de ses succédanés, de l'adonis en particulier, mais le mode d'action de ces substances sur les gros reins de l'hypo ou de l'asystolie cardiaque, action différente de celle de la théobromine et de ses dérivés, nous oblige à reporter cette étude à celle de l'asystolie où elle trouvera mieux sa place.

a) Traitement des incidents cardiaques de la cardiosclérose.

L'hypertension. — Ainsi que nous l'avons dit, l'hypertension artérielle est un phénomène utile et représenté par la lutte que soutient le cœur contre l'obstacle périphérique. En ce qui est de l'émonctoire rénal, l'augmentation de tension artérielle a surtout pour effet d'activer le débit urinaire, tant par suite de l'élévation de pression intrarénale, que par suite de la vitesse plus grande avec laquelle se fait la circulation glomérulaire. C'est surtout dans la période de fléchissement de la tension que survient avec le blocage rénal, l'azotémie et la chlorurémie.

La tension sera prise : soit, la maxima par la méthode de Riva-Rocci, la minima par celle de Ehret (vibrance de l'humérale), soit, les deux réunies, par la méthode oscillométrique. Si avec une tension maxima forte, la minima reste élevée, il y a le plus grand intérêt à instituer sans retard le traitement rénal, dont l'étude sera reportée avec celle du traitement des incidents rénaux.

Mais il peut se faire, outre les sautes de pression qui sont sur la frontière des cas pathologiques (telles que celles déterminées par les troubles de vaso-motricité, les émotions, les intoxications (tabac), les digestions, etc.), qu'il existe des accès de pressions purement artérielles. Celles-ci s'observent particulièrement chez les gros mangeurs, les goutteux, les obèses, les diabétiques, les gens de la cinquantaine, chez qui les hautes pressions ne sont en général que les avant-coureurs de la sclérose rénale. Mais bien que limitées au territoire artériel et placées apparemment en dehors de toute complicité rénale, elles n'exposent pas moins le malade à des accidents subits d'amnésie, de vertiges, d'aphasies transitoires, d'hémianopsie, d'amaurose, d'ictus cérébral, de coups de sang pulmonaires, d'angor pectoris.

Il importe de lutter contre de tels accidents par un traitement basé sur la suppression de la cause. En cas de déficit génital chez les gens qui ont dépassé la cinquantaine, tenter l'opothérapie hypotensive avec l'extrait testiculaire, l'ovaire, le corps jaune, (Gley et Champy). Enfin, aux hypertensions artérielles, on pourra, à titre d'adjuvance thérapeutique, avoir recours aux médicaments suivants dont le mode d'action est ou artériel ou sédatif, et dont l'effet ultime est de déterminer ou une vaso-dilatation directe ou un relâchement artériel consécutif à une détente des vaso-moteurs :

a) Les *iodures alcalins* ont joui d'une vogue on peut dire imméritée. Autrefois, l'iodure était considéré comme le remède par excellence de la cardiosclérose. On formulait l'équation : sclérose égale iodure. On lui attribuait un abaissement de la tension artérielle (Germain Sée). Or, voici que Josué prétend que jamais il n'a vu l'iodure diminuer cette tension. On a prétendu qu'il agissait sur la viscosité sanguine, qu'il agissait sur les combustions organiques et la nutrition générale : ces actions sont peu probables ; qu'il avait une action sur la phagocytose? mais alors comment agirait-il sur la cardiosclérose et l'athérome où il n'existe pas de réaction de cet ordre? On comprend alors l'action de l'iodure dans les affections cardiartériques, et en particulier dans les affections syphilitiques. En effet, les succès de la médication iodurée sont le plus souvent dus à des cas de syphilis cardio-artérielles où le médicament est tout indiqué.

L'iodure, par contre, est coupable des accidents d'iodisme ; peut, en s'éliminant par la voie pulmonaire, produire des bronchites iodiques, des accès d'œdème aigu pulmonaire; peut, enfin, donner lieu, comme toutes les substances toxiques, et à dose longtemps prolongée, à l'athérome artériel, celui même que l'on veut combattre.

Il n'en est pas moins vrai que, si l'iodure de potassium à doses sensibles reste toujours un antisyphilitique de premier ordre, on ne peut pas non plus contester l'action à doses réfractées de l'iodure de sodium (lequel par son élément sodium évite les accidents potassiémiques (Feltz et Ritter) quand il s'agit d'agir sur le champ pulmonaire. A ce titre, l'iodure constitue un médicament eupnéique de premier ordre, et doit toujours être prescrit à doses faibles en cas d'emphysème, asthme, dans la cardiosclérose, à la période de présclérose. Mais les deux doivent être bannis avec le plus grand soin dans toutes les formes de la cardiosclérose accompagnées d'imperméabilité rénale sous peine de voir éclater les pires accidents. On pourra associer à ce remède l'arsenic sous une forme ou une autre. Ce médicament, outre ses propriétés toniques, antisyphilitiques, agit encore incontestablement sur la nutrition générale et son emploi est tout spécialement indiqué lorsque la maladie reste uniquement artérialisée. Nous prescrivons :

Arséniate de soude. . . .	0 gr. 05
Extrait thébaïque	0 gr. 10
Iodure de sodium . . .	ââ 10 grammes.
Bicarbonate de soude. .	
Eau distillée	300 —

Une cuillerée à soupe dans du lait, continuer pendant vingt jours et suspendre.

Eviter les incompatibilités : spartéine, tanin, acides. Pour éviter l'iodisme, ou faciliter la tolérance de l'iode, on peut l'associer à la belladone, à l'extrait thébaïque, à la levure de bière, l'administrer en pilules kératinisées ou gluténifiées qui se dissolvent dans l'intestin.

On peut ordonner ou la teinture d'iode, ou l'iodone (ROBIN), ou l'iodalose (GALBRUM) (5 gouttes équivalent à 1 centig. d'iode, à 0,25 d'iodure), le vasogène iodé, l'iodipine (mélange de sésame et d'iode), le lipiodol (LAFAY), l'iodothyrine (LANCEREAUX et PAULESCO) (de 0 gr. 50 à 2 grammes), l'iode sous forme colloïdale (DUBOIS), la riodine.

b) *Les composés nitrés.* — Moins irritants pour le rein, moins excitatifs sur l'appareil circulatoire, ils ont le privilège de posséder une action élective de tout repos sur le système vasculaire et paraissent n'avoir aucune nocivité sur le rein. Mais ce ne sont que des médicaments d'exception destinés à faire rétrocéder les crises de tension artérielle, et incapables d'avoir une action durable et continue.

Le *nitrite d'amyle* est un médicament volatil produisant une rougeur rapide de la face. Il se prescrit en ampoules à la dose de III à VI gouttes. Très actif dans les coups de tension, dont la diminution peut aller jusqu'à 5 et 7 centimètres, il agit de la neuvième seconde à la quatre-vingt-dixième environ. Il possède deux actions : dans la première période, il produit la tachycardie amylique dissociée (abaissement de la tension, fréquence du pouls, effacement du dichrotisme normal) ; dans la deuxième période, réactionnelle, se produit la lenteur du pouls avec relèvement de la pression. VAQUEZ cite l'exemple d'un malade, B..., qui avait 20 Hg de pression. Après l'inhalation d'une dose massive de VIII à X gouttes, on vit survenir quelques minutes après, l'œdème aigu du poumon, et la tension était montée à 23. On peut prescrire :

Nitrite d'amyle . . . . VI gouttes.
Pour une ampoule (à respirer).

La *trinitrine* offre des résultats qui ne sont pas superposables au nitrite d'amyle. Elle n'agit que vers la quatrième ou cinquième minute, mais son effet est plus durable et peut persister de deux à trois heures. Cliniquement, il n'y a ni accélération du pouls, ni diminution de tension artérielle, mais seulement disparition du plateau de l'hypertension et amplitude plus grande du tracé artériel. Ce phénomène seul explique la disparition de l'angoisse. Ce médicament détermine parfois de la céphalée, des battements encéphaliques, mais on n'a jamais remarqué par suite de son expérimentation, de rougeur de la face, comme celle que produit le nitrite d'amyle. C'est donc encore un médicament d'urgence, n'ayant pas les inconvénients du nitrite d'amyle et qu'on peut employer à titre occasionnel contre un accident fortuit d'hypertension. On le prescrit en comprimés, mais il agit mieux en solution. On ordonne les solutions au 1/100e. Le malade prendra loin des repas, deux fois le jour, III ou IV gouttes de cette solution dans de l'eau sucrée, ou bien :

Solution alcoolique de trinitrine au 1/100e	XXX gouttes.
Eau distillée.	300 grammes.

3 à 6 cuillerées à soupe par jour.

Ou encore les injections hypodermiques :

Solution alcoolique de trinitrine au 1/100e	XL gouttes.
Eau distillée.	10 grammes.

Injecter 1/2 cc. de cette solution deux ou trois fois le jour.

Le *nitrite de soude* se place comme sûreté d'action après le nitrite d'amyle et la trinitrine. Il possède son maximum d'action vers la trentième ou quarantième minute, et l'action persiste jusque deux heures. Mais ce médicament a deux inconvénients, le premier de déterminer des battements de tête chez les sujets sensibles, le deuxième de présenter une dose optima de 0 gr. 15 à 0 gr. 20, au dessous de laquelle le médicament n'agit pas et au-dessus de laquelle (0 gr. 30) se trouve la zone dangereuse où le malade est pris de vertiges, nausées, vomissements. On peut prescrire :

Nitrite de soude	1	gramme.
Eau distillée.	2	grammes.
Alcoolature de citron. . . .	3	—
Sirop simple.	100	—

1 à 4 cuillerées à café par jour ; chaque cuillerée à café contenant 0 gr. 05 de nitrite.

Ou la formule de Lauder-Brunton :

Bicarbonate de potasse ou de soude	1 gr. 80
Nitrate de potasse	1 gr. 20
Nitrite de soude	0 gr. 20

Pour un paquet ; à préparer chaque matin et à prendre dans 1/4 de litre d'eau fraîche.

Le *nitrite d'éthyle*, ou esprit de nitre dulcifié, possède une action sédative sur le système vasculaire. Rien au tracé. Il se prescrit à la dose de 2 à 4 grammes en potion. Voici sa formule :

Alcool à 90°	300 grammes.
Acide azotique	70 —
Eau distillée.	22 —

Prendre 3 à 4 grammes de cette préparation dans un véhicule approprié.

Le *tétranitrol*, ou *tétranitrate d'erythrol*, aurait une action fort tardive (2 ou 3 heures après), procurerait des effets désagréables (battements céphaliques, constriction de la gorge). Il se prescrit à la dose de 5 à 10 milligrammes à 0 gr. 01 ou de trinitrine Roussel (Huchard), mais n'est pas recommandé par Vaquez.

Comprimés de tétranitrol à 0 gr. 005 (1 à 3).

Au résumé, si l'on compare les médicaments selon leur temps d'action, on pourra les superposer comme suit : Nitrite d'amyle, trinitrine, nitrite de soude, tétranitrol, dont l'action maxima s'échelonne depuis neuf à quatre-vingt-dix secondes (nitrite d'amyle), de quatre minutes à trois heures (trinitrine), de quinze minutes à deux heures (nitrite de soude), de deux heures à neuf heures (tétranitrol).

Au point de vue de leur efficacité, retenons le nitrite d'amyle, la trinitrine, le nitrite de soude.

Viennent ensuite d'autres hypotenseurs dont l'action sur le système circulatoire est moins active que les précédents et qui exercent plutôt une détente sur les vaso-moteurs.

c) *Autres hypotenseurs.* — L'*extrait de gui*, préconisé par René Gaultier contre les hypertensions. On peut ordonner :

Extrait aqueux de viscum album. . .	0 gr. 50
Excipient	Q. s.

Pour 5 pilules. A prendre dans la journée.

On peut également recourir aux injections sous-cutanées d'infusion de feuilles de gui (Gaultier).

Mais cette substance, qui ne manque pas de toxicité, ne possède peut-être pas le pouvoir hypotenseur et la vertu thérapeutique qu'on lui prête généralement.

Le *chlorhydrate d'héroïne*, employé dans le cas d'angor pectoris, a paru diminuer la tension résultant de poussées d'aortite aiguë. La dose est moitié moindre que pour la morphine et s'emploie comme cette dernière substance.

Le chlorhydrate de morphine. — On peut, à titre de médication d'urgence, l'employer aux doses faibles et répétées de 1 à 10 milligrammes en injections hypodermiques. Se méfier des fortes doses, par exemple 1 centigramme donné d'emblée, ces doses ne pouvant en cas de dilatation cardiaque (asystolies) ou en cas de distension (angor pectoris) qu'asthénier le cœur davantage.

La *poudre de Dower* a l'avantage de contenir l'opium associé à des diurétiques qui ne sont pas négligeables, tels que le nitrate de potasse. La poudre est composée de 4 grammes de sulfate et 4 grammes de nitrate de potasse, 1 gramme de poudre d'ipéca et 1 gramme d'opium sec.

On peut prescrire pour obtenir une sédation vasculaire ou du sommeil chez les cardioscléreux :

Poudre de Dower . . . . 0 gr. 10
Pour un cachet . . . . . . De 1 à 2 par jour.

A cette liste, on peut ajouter les médicaments purement nervins : la valériane, les bromures alcalins, le cratœgus, puis les hypnotiques : chloral, sulfonal, véronal, mais rien ne vaut pour calmer l'éréthisme artériel, en dehors du régime artériel alimentaire et du traitement diurétique, que la morphine et ses succédanés.

Nous ne dirons rien de l'électricité, des bains de lumière (rayons ultra-violets), dont l'action est toujours contestable et contestée.

Le galop cardiaque. — Cet accident est toujours révélateur de l'insuffisance myocardique. Il existe avec l'hypertension artérielle, fléchit ensuite avec le myocarde, jusqu'à être remplacé par un souffle d'insuffisance fonctionnelle. D'où encore deux périodes de traitement. Dans la première, régime et traitement de la cardiosclérose. Dans le deuxième cas, lorsque le myocarde fléchit et que l'on a constaté des signes d'arythmie, d'insuffisance cardiaque, de dilatation des cavités, de stase pulmonaire, hépatique, rénale, il n'y a pas à hésiter : la digitale et ses succédanés.

L'*extrasystole*, la *tachycardie arythmique*, *paroxystique*, la *maladie de Stockes-Adams*, le *pouls alternant*, l'*arythmie perpétuelle* sont justifiables, en tant que ressortissant à la cardiosclérose du traitement hypotenseur, diurétique. Il ne faut pas perdre de vue, en effet, que si ces maladies peuvent se retrouver dans le groupe des Cardiartérites, ce qui est le cas le plus fréquent, ou du Cardiathérome, elles peuvent aussi exister avec une tension élevée, un rein scléreux, et se prévaloir en ce cas du traitement de la cardiosclérose en général et surtout de l'imperméabilité rénale.

Ces irrégularités cardiaques de la cardiosclérose sont le plus souvent d'origine extrasystolique. On peut en dehors de la cardiosclérose, avoir, à cinquante ans, de l'arythmie nerveuse, digestive, intoxicante, réflexe. On peut même avoir de l'arythmie et de la tachycardie paroxystique en même temps qu'une lésion artérielle, ce qui est le cas surtout des aortiques qui sont des gens très impressionnables. Mais, d'une façon générale, l'arythmie et la tachycardie sont dues, en cas de cardiosclérose ou à la sclérose coronarienne, à la mauvaise nutrition du myocarde, ou même à l'insuffisance cardiaque incipiens. Dans le premier cas, régime et traitement du cardioscléreux ; dans le deuxième cas, ordonner les cardiotoniques (digitale à petite dose).

Le rétrécissement et l'insuffisance mitrale artériels. — Le traitement, qui sera celui de la cardiosclérose en général, aura ceci de particulier, c'est qu'en raison du caractère orificiel de la lésion, la compensaion pourra, si le malade évite les complications de la cardiosclérose, être hâtivement rompue et nécessiter le secours de la digitale.

L'angine de poitrine A. — Nous disons forme A pour distinguer nettement cette forme de la cardiosclérose des formes B appartenant aux cardioaortites (cardiartérites) et des formes C qui reviennent à l'athérome, et qui toutes deux demandent un traitement différent que nous étudierons en leur temps.

Si nous analysons cliniquement l'accès d'angine de poitrine de la cardiosclérose, il se décompose en : défaut d'irrigation du myocarde, distension du cœur, douleur sous l'influence de l'effort demandé. Le traitement consistera à lutter contre la mauvaise nutrition du myocarde, contre la distension du cœur, puis combattre la crise et en empêcher le retour.

a) *Contre le défaut de nutrition du myocarde :* iodure à petites doses, s'il n'existe pas de lésion rénale. Le plus souvent, l'imperméabilité du rein, l'hypertension de cette forme d'angor pectoris, commandent le repos au lit prolongé, la restriction azotée, la restriction des liquides, le système des petits repas (Ch. FIESSINGER). Eviter les marches contre le vent, les efforts physiques, les émotions morales, les toxiques (thé, café, tabac), tout ce qui peut exercer une influence vaso-constrictive sur les coronaires, diminuer l'apport sanguin au myocarde et en faciliter la distension.

b) *Contre la distension du cœur*, on pourra recourir aux agents physiques, massages périphériques, tapotages d'Abrams, bains carbo-gazeux qui ont pour but de soulager le travail du cœur en diminuant les résistances périphériques, huile camphrée, éther, digitale, glace.

c) *Contre la crise douloureuse*, casser une ampoule de 5 à 6 gouttes de nitrite d'amyle. Inutile de dépasser cette dose, et rappelons-nous l'observation de VAQUEZ qui a vu 8 à 10 gouttes provoquer un œdème aigu pulmonaire.

Après la durée de l'épuisement de l'action thérapeutique de cette substance, c'est-à-dire au bout de 90 secondes environ, on pourra recourir à l'administration de 1 à 4 gouttes de trinitrine.

Si la crise ne s'atténue pas, pratiquer une piqûre de morphine à la dose de 2 à 5 milligrammes à doses fractionnées, soit une piqûre de chlorhydrate d'héroïne dont la dose est moitié moindre que celle de la morphine.

A l'action de ces substances, on joindra encore l'application d'une vessie de glace laissée à demeure sur la région précordiale en ayant soin d'interposer une flanelle entre la baudruche et la peau du sujet. La glace jouit à la fois de propriétés analgésiantes cardiotoniques.

Dans les cas plus légers, on pourra recourir aux perles d'éther amylvalérianique à 0 gr. 10. Pendant la crise, il importe au plus haut point de rassurer complètement le malade et le tromper, s'il se peut, sur la nature de la conséquence possible de son mal.

d) *Contre le retour de l'accès*, il convient, si l'on a remarqué au cours de la crise des extrasystoles et qu'on ait tout lieu de craindre, par suite de la dilatation immanente du cœur, de nouveaux accès, d'insister sur les cardiotoniques immédiats : huile camphrée, éther, glace ; puis médiats : repos, digitale, spartéine, etc. Il faut enfin soumettre le malade au régime des cardiopathies artérielles, et revenir au traitement préventif de l'accès, traitement que nous avons vu s'adresser à la mauvaise nutrition et à la distension du myocarde. Éviter par-dessus tout les émotions qui, étant donnée l'habitude morbide du malade, peuvent déclancher une série d'accès.

Faire enfin au point de vue thérapeutique, en face d'une crise angoreuse, la distinction du facteur étiologique. Un accès d'angine de poitrine A lié à la cardiosclérose comporte un pronostic, un traitement différents d'un accès atypique. En cas de causes nerveuses, réflexes, digestives (obésité, aérophagie), on appliquera le traitement indiqué précédemment à propos des troubles fonctionnels.

Traitée de la sorte, l'angine A peut ou guérir ou

arriver sans à-coups à la période de dilatation cardiaque, laquelle avons-nous dit constitue une guérison spontanée de la distension aiguë, angoreuse du cœur.

b) **Traitement des incidents aortiques.**

La maladie d'Hodgson. — Il s'agit ici de l'insuffisance aortique artérielle laquelle peut relever de trois causes essentielles : ou de la cardio-aortosclérose pure avec hypertension, imperméabilité rénale ; ou de l'aortite sigmoïdienne le plus souvent syphilique, et en ce cas les symptômes varient suivant que l'affection reste limitée à l'artère ou s'étend à l'appareil rénal ; ou enfin la maladie d'Hodgson relève uniquement de l'athérome artériel.

L'aortosclérose seule nous retiendra. On appliquera sur tous points, le traitement de la cardiosclérose : traitement hypotensif, éliminateur, rénal. En cas de complications douloureuses (angine de poitrine) ou dyspnéiques (œdème aigu pulmonaire) on se conformera aux indications thérapeutiques que présentent les deux complications. Si le cœur faiblit, les cardiotoniques. Ces malades sont des émotifs, il importe en même temps de veiller à la régularité des digestions, et à ce qu'ils aient une existence régulière jusqu'à la monotonie.

Le traitement, qui est celui de la cardiosclérose en général, aura ceci de particulier, c'est qu'en raison du caractère orificiel de la lésion, la compensation pourra, si le malade évite les complications de la cardiosclérose, être hâtivement rompue et nécessiter le secours des préparations digitaliques.

c) Traitement des incidents péricardiques.

Par incidents péricardiques, nous avons en vue, non le traitement des péricardites aiguës ou chroniques qui seront décrites dans le chapitre des cardiartérites, mais les états du péricarde qui accompagnent la cardiosclérose. Or, nous avons vu que les modifications de la séreuse ne sont le plus souvent que des lésions de propagation du cœur ou de l'aorte au péricarde, soit directement, soit plutôt à l'aide de la canalisation vasculaire. Les artères nourricières du cœur sont aussi celles du péricarde. Rien d'étonnant à ce que le processus scléreux ne s'étende par cette voie du myocarde et de l'aorte au péricarde. C'est avec un semblant de raison que l'on a dénommé ce genre d'états péricardiques sous le nom de péricardites brightiques. Nombre d'auteurs, en effet, ont été frappés des rapports qui existent entre la néphrite et la péricardite. Widal et ses élèves sont allés plus loin dans cette voie et ont attribué à la rétention uréique pure la cause du développement de la péricardite. Mais l'expression de péricardite en elle-même reste toujours une expression erronée, car, en admettant même que des infections surajoutées puissent déterminer les symptômes généraux et inflammatoires, le plus souvent l'existence de cette affection s'établit sournoisement et dans le cours régulier d'une cardio-néphrosclérose. C'est dire au point de vue thérapeutique qu'il y a lieu d'appliquer à ces sortes de complications le traitement général et surtout rénal de la cardiosclérose dont elle émane.

En cas d'épanchement, il y aura lieu de l'évacuer selon les règles que nous aurons à formuler bientôt dans le traitement des péricardites infectieuses. Si le cœur faiblit, ou en cas d'asystolie menaçante, avoir recours, non seulement à une ponction évacuatrice destinée à le soulager, mais aussi aux cardiotoniques : digitale, huile camphrée, caféine.

d) **Traitement des incidents médiastiniques.**

Ces incidents suivent la loi évolutive des incidents péricardiques. Même étiologie cardiaque, aortique, pleurétique. Même évolution, mêmes complications ultimes. Qu'il s'agisse des adhérences médiastino-péricardiques de Kussmaul, des « périviscérites » d'Huchard, elles ont vite fait de se généraliser à la capsule de Glisson, au diaphragme, au péritoine, d'où la formation rapide d'une asystolie à forme hépatique, où le foie est immobilisé dans une capsule adhérente. Il en résulte une gangue qui retient le cœur et le foie et sont le signal d'une asystolie rapide. A cet état, on opposera, si l'on ne peut agir sur le processus scléreux et adhérentiel, les cardiotoniques accompagnés des moyens locaux d'action sur le foie (ventouses, saignée locale, digitale).

Quant au traitement des accidents syphilitiques du médiastin si fréquents dans le cours des aortites syphilitiques, leur étude se confondra avec celle du traitement spécifique des aortites.

e) Traitement des incidents pulmonaires.

L'emphysème pulmonaire. — A 50 ans, un homme qui n'est pas emphysémateux depuis de longues années, qui n'a pas de raison pour avoir de l'emphysème constitutionnel : bronchite, atelectasie pulmonaire, tuberculose, asthme, qui n'est pas bacillifère et porteur de germes (HIRTZ), a toutes chances pour avoir de l'imperméabilité rénale.

On instituera à ce genre de malade le régime général de la cardiosclérose et on pourra conseiller, si le rein n'est pas trop touché, quelques substances eupnéiques, telles que les formules iodurées et arsenicales que nous avons proposées ou Eupnine (iodure de caféine) par cuillerée à café.

Si le rein est touché par la néphrosclérose, il faut considérer l'emphysème pulmonaire comme un premier stade évolutif des complications pulmonaires qui vont de la simple dilatation mécanique des alvéoles jusqu'à l'œdème suraigu du poumon et appliquer le traitement « ad hoc ».

La dyspnée paroxystique. — Ce deuxième stade

présente déjà le caractère aigu de l'oppression qui offre cette particularité d'être surtout nocturne. Le malade se lève subitement réveillé par un accès d'orthopnée et ne se rendort qu'après la fin de l'accès. Ces dyspnées peuvent s'accompagner de bronchites que Lasègue avait pressenties appartenir au groupe de la néphrosclérose. Ici le traitement se confond avec le cas suivant.

L'asthme aigu du poumon. — Le raisonnement que nous avons donné pour l'emphysème s'applique entièrement à l'asthme. Tout asthme qui, à cinquante ans, n'a pas fait ses preuves, est un asthme d'origine rénale.

Cet accès aigu d'oppression résulte de l'imperméabilité rénale ou d'une périaortite produisant le réflexe pulmonaire de François Franck.

Diététique alimentaire sévère, régime hydrique, hydro-lacté, végétarien, hypoazoté, hypochloruré. Saignée de 250 grammes en cas d'accidents menaçants ou ventouses scarifiées sur le triangle de J.-Louis Petit.

Respirer des ampoules d'iodure d'éthyle ou avaler des capsules d'éther amylvalérianique à 0 gr. 10. Soutenir le cœur en même temps par les cardiotoniques : spartéine, strychnine.

La dyspnée toxi-alimentaire. — Il s'agit de cette dyspnée qualifiée ptomaïnique par Huchard et qui survient à l'état aigu à la suite d'un repas en ville le plus souvent ou d'une débauche de boissons et incompatible avec le débit du filtre rénal.

Le titre indique le traitement : vomitifs, lavements, purgatifs. Diète hydrique. Traitement cardio-rénal.

Le rythme de Cheyne-Stockes. — Sur la cause de ce rythme on discute encore. Est-il dû à un œdème cérébro-bulbaire, d'origine chlorurique, à une rétention azotée ? Nous laissons de côté les rythmes accidentels qui ne reconnaissent pas de lésion rénale et nous n'envisagerons ici que le rythme de la cardio-néphrosclérose. Ici, aucun doute, l'urée est retenue dans le sang, il existe un certain degré d'envahissement pulmonaire par les substances toxiques non éliminées, il y a inhibition du vague, polypnée et apnée. Il y a, en un mot, une forme arythmique de la polypnée.

Le traitement sera le même que dans le cas d'asthme aigu : ventouses scarifiées, purgation, saignée, diète hydrique, hydro-lactée, puis végétarienne, régime hypochloruré. Un médicament est bien supporté dans les accès de Cheyne-Stockes, c'est la morphine, à fort petites doses, médicament calmant par excellence, apportant généralement avec lui une détente vasculaire considérable.

L'œdème aigu pulmonaire. — Ici nous sommes au dernier échelon par voie ascendante de l'échelle des dyspnées. Nous ne voulons parler que des œdèmes pulmonaires des cardioscléreux. On trouve trois éléments de la crise : I. L'inondation brusque du poumon par les toxiques qui cherchent leur effraction par la voie pulmonaire ; II. Une violente polypnée, avec une inhibition du vague ; III. Une dilatation aiguë du cœur (préalablement dilatable) avec asystolie aiguë.

Le traitement sera calqué sur ces trois éléments. Il

convient dans ces cas de parer au plus pressant. En présence de l'asystolie, de la mort menaçante qui peut se produire par syncope brusque, embolie, une saignée s'impose. Retirer 300 à 500 grammes de sang, c'est là règle. Cette médication est souveraine et l'on peut dire qu'elle arrache à la mort 8 sur 10 malades. Nous avons été assez heureux dans le cas d'un vieillard de 73 ans, après avoir opéré une soustraction sanguine de 500 grammes, de voir quelques instants après cette libération, la respiration se régulariser, les râles d'œdème aigu disparaître et le pouls, d'affolé, opérer un retour insensible vers la normale. Ce traitement doit être complété par les médicaments eupnéiques qui sont la deuxième partie du traitement : les inhalations d'éther, d'oxygène, d'iodure d'éthyle. Enfin, la troisième partie du traitement sera un traitement cardiotonique : 2 centimètres cubes d'huile camphrée à 0 gr. 10 en injection hypodermique. On peut aussi injecter un ou plusieurs centimètres cubes de :

	Sulfate de strychnine	0 gr. 05
	Eau distillée.	20 grammes.
ou :	Caféine.	2 gr. 50
	Benzoate de soude.	3 grammes.
	Eau distillée, q. s. pour	10 cc.

Les stimulants généraux : champagne, grogs, complètent le traitement.

Lorsque le malade est sorti d'une crise d'œdème aigu pulmonaire, il importe pour éviter de nouvelles crises toujours menaçantes de le soumettre au régime hydrique, hydro-lacté, quitte à en arriver peu à peu au régime végétarien, déchloruré. Eviter la morphine, les iodures, la trinitrine qui sont mal supportés, et ne font que joindre à la maladie un toxique de plus. Par contre, il y a tout intérêt d'insister sur les diurétiques rénaux (théobromine), dont on renforcera l'action par l'usage bien réglementé des cardiotoniques.

f) Traitement des incidents pleurétiques.

Le liquide pleurétique dans les cas de cardiosclérose est dû encore, soit à la rétention chlorurée, soit à la rétention uréique selon la théorie dyscrasique de Debove. Il est presque certain, et bien que les analyses du liquide pleurétique ne soient pas encore absolument concluantes dans ce sens, qu'il en est du liquide pleurétique comme du liquide péricardique et que de même que ce dernier il est lié au brightisme ou mieux à l'imperméabilité rénale. Il est même permis de penser encore que les incidents pleurétiques sont, à l'origine, de même que les incidents péricardiques, dus à la propagation du processus scléreux général médiastino-péricardique à la plèvre et à l'inondation de celle-ci par les substances, urée, chlorures, retenues dans l'organisme. Dans ces cas, pas de symptômes généraux : le frisson, la fièvre sont absents, le liquide est à répétition et l'épanchement pleural se comporte comme si une épine était là pour provoquer l'irritation permanente de la plèvre.

Il faut chercher les signes de l'épanchement qui est souvent, ou cloisonné dans le médiastin, ou diaphragmatique. Si l'on fait une ponction, il faut ponctionner du huitième au dixième espace intercostal. Souvent, en raison même de la répétition incessante du liquide, plusieurs ponctions sont nécessaires et Rénon, dans un cas, s'est vu obligé de ponctionner vingt fois la même plèvre. Sous l'influence de la soustraction du liquide, la diurèse augmente, le cœur est soulagé d'autant. On complétera le traitement par la diététique alimentaire et les diurétiques rénaux, comme dans la cardiosclérose.

g) Traitement des incidents rénaux.

A dire vrai, nous n'avons que le choix pour passer en revue les accidents rénaux de la cardiosclérose, car tous les accidents décrits, laissant de côté les hypertensions simples qui ne relèvent pas encore directement de l'imperméabilité rénale sont, depuis l'anhélation simple jusqu'à l'œdème aigu du poumon, d'origine urémique. Néanmoins, il existe deux formes qui restent hors cadre des complications que nous avons étudiées et qui ressortissent particulièrement à l'intoxication urémique générale : c'est la forme aiguë caractérisée par le délire aigu, l'éclampsie, puis la forme lente ou azotémique. Ces deux formes se distinguent de la forme hypertensive primitive ; la tension minima le plus souvent reste élevée avec une maxima qui faiblit.

A la première forme, sitôt que le diagnostic aura été bien établi, on opposera la saignée, les lavements purgatifs :

Follicules de séné. . . .	} ââ 15 grammes.
Sulfate de soude	
Miel de mercuriale	60 —

Pour un lavement de 500 grammes.

Lorsqu'il existe des complications azotémiques telles que la torpeur, la narcolepsie, les rétinites, le prurit, tous accidents qui relèvent de la rétention uréique dans le sang, on basera son intervention sur le taux de l'urée non éliminée.

Si l'urée est supérieure à 1 gramme, il est indiqué de faire une saignée de 250 grammes. Si la quantité d'urée dépasse 2 grammes, (Debove a cité un exemple de 4 grammes), saignées copieuses : 400 grammes, à la rigueur répétées par fractionnements successifs.

Diète hydrique, puis hydro-lactée, puis lactée, puis régime végétarien, déchloruré. Diurétiques rénaux, théobromine, digitale.

h) **Traitement des incidents gastro-intestinaux.**

Il s'agit dans ce cas d'une forme d'urémie. Ici la saignée s'opère par l'estomac, par l'intestin. Par ces deux voies, le sang se libère de ses principes toxiques. Il faut avant tout respecter l'effort de la nature médicatrice, à la rigueur y aider par un vomitif ou un purgatif selon les cas.

Cependant si les troubles gastro-intestinaux s'éternisent, on pourra dans une certaine mesure les modérer. On pourra prescrire, en même temps que la diète hydrique :

Eau de chaux médicinale. . .	100 grammes
Chlorhydrate de morphine. .	0 gr. 01.

1 à 2 cuillerées à soupe avant de boire.

i) **Traitement des incidents cérébraux et sensoriels.**

On peut distinguer, au point de vue thérapeutique, les accidents artériels ou d'hypertension et les accidents dus à la rétention azotée : Ictus cérébraux, amaurose, vertiges, aphasie transitoire, amnésies brusques, hémorragies méningées, épixtaxis : voilà pour les premiers. Torpeur, somnolence, apathie, prurit, rétinite : voilà pour les seconds. Les premiers sont justiciables du traitement général de l'hypertension. La sévérité diététique et thérapeutique sera plus grande dans le deuxième cas. Ici, saignée en cas d'urgence, diète hydrique, etc... Ce cas n'est encore qu'un cas particulier de tous les accidents que nous avons passés en revue.

IV

Le traitement des cardiartérites.

L'endocardite aiguë. Forme commune. — Le traitement consiste en trois points : I. Combattre la cause infectieuse, surtout le rhumatisme. — II. Combattre la maladie elle-même. — III. Empêcher la formation d'une endocardite chronique.

La *première indication* est remplie par l'administration du salicylate de soude, même en l'absence de douleurs rhumatismales. Il importe, pour éviter un retour agressif de la maladie, de continuer le médicament pendant que durent les manifestations symptomatiques aiguës de l'endocardite et en particulier jusqu'à ce que l'assourdissement des bruits ait disparu. On doit l'administrer à doses de 5 à 8 grammes par jour mélangé avec le double de bicarbonate de soude. On augmentera la dose initiale de 0 gr. 25 par jour et on ne cessera qu'en cas d'extrasystoles, de surdité, délire, vomissements, symptômes d'acétonurie, respiration haletante, coma, odeur d'acétone dans l'haleine. Le bicarbonate de soude associé au salicylate suffit généralement à prévenir cette dernière complication. En cas d'intolérance stomacale, recourir aux lavements ou aux applications externes du remède. On ne pourrait, du reste, donner de règles absolues eu égard à l'administration des préparations salicylées, dont le dosage et l'opportunité de l'administration sont laissés au flair du praticien. Mais d'une façon générale il convient d'en continuer l'administration même après la disparition des accidents articulaires, même la nuit, en raison de l'élimination rapide de la substance. Pendant que le malade dort le rhumatisme veille.

A titre d'hygiène préventive, les gargarismes antiseptiques qui souvent empêchent la propagation rhumatismale (Laborde et Ch. Fiessinger). On peut prescrire :

Thymol.	3	grammes
Teinture de vanille	20	—
Alcool	100	—

X gouttes dans un demi-verre d'eau trois fois le jour.

La *deuxième indication* (combattre la maladie) consiste à lutter contre les symptômes pénibles de l'affection et en particulier contre l'éréthisme cardiaque, par le bromhydrate de quinine, le bromure, la valériane, glace sur le cœur, à faire de la révulsion sur la région précordiale (pointes de feu, ventouses scarifiées) et surtout à soutenir le cœur prompt à la dilatation : digitale, huile camphrée, etc.

La *troisième indication* consiste à empêcher l'installation à demeure d'une endocardite chronique destinée à devenir « une maladie du cœur ». Aussi lorsque la période aiguë sera passée, lorsque les souffles de l'endocardite chronique auront remplacé définitivement l'assourdissement des bruits du cœur, pourra-t-on tenter la résolution des tissus de nouvelle formation par l'iodure de potassium, et au besoin, si le malade le peut, par une saison faite à Bagnoles (Lozère), Bourbon-Lancy, Royat, Châteauneuf et Saint-Nectaire.

Forme maligne. — Malheureusement, la forme maligne de l'endocardite est moins accessible à nos moyens thérapeutiques. On pourra recourir aux antiseptiques généraux : salicylate de soude, et on devra de même combattre l'adynamie et la prostration du malade par l'usage de l'alcool, quinquina, kola, champagne, éther, liqueur d'Hoffmann, esprit de Mindererus, café, injection d'huile camphrée, de spartéine, etc. Si ces moyens échouent, on pourra recourir, soit au collargol en pommade à 15 0/0, faire des frictions de 10 minutes avec 3 à 5 grammes de cette pommade sous l'aisselle et au pli de l'aine. On pourra également faire des injections intraveineuses de cette substance qui a donné de bons résultats à Netter, Legendre, Klotz et Chauffard. On pourra enfin avoir recours à l'électrargol, argent colloïdal électrique réduit à l'état divisionnaire très subtil, et que l'on injectera par voie hypodermique à la dose de 0 gr. 05 à 0 gr. 25 centimètres cubes par jour.

La vraie voie serait plutôt dans la sérothérapie, mais jusqu'à présent, les tentatives faites dans ce genre d'expérimentation n'ont pas été encourageantes. Il en est de même, ou à peu près, de la vaccinothérapie et des vaccins de *Wright* antigonococciques, strepto-cocciques, staphylococciques qui donnent des résultats variables.

Le rétrécissement mitral. — Dans cette maladie et quelle que soit la forme de la maladie de Duroziez ou du rétrécissement mitral endocardique, le cœur est ou devient adapté pour un petit travail. Il importe donc en premier lieu d'éviter tout effort physique qui puisse rompre l'équilibre circulatoire. De cette façon, on évitera l'asystolie, qui guette les malades, l'ectasie auriculaire gauche, la jetée dans le torrent de la circulation d'embolies parfois mortelles.

Comme ces malades sont des dyspeptiques, on pourra recourir aux préparations eupeptiques et modifier par ce moyen des palpitations, des arythmies, dont le point de départ est souvent d'ordre digestif. On évitera surtout les repas copieux, les poissons de mer, les salaisons, les coquillages. Comme ces malades sont en même temps des nerveux, on défendra le café, le thé, et l'on pourra recourir en même temps aux préparations sédatives : valériane. Comme enfin ces malades, et surtout dans les rétrécissements congénitaux, sont des débilités, des anémiés, on accompagnera la médication de préparation de kola, phosphate de chaux, sirop iodotannique, préparations arsenicales. De cette façon, on aura rempli les indications principales, à savoir : prévenir dans la mesure du possible les accidents asystoliques, emboliques, dyspeptiques, en même temps qu'on aura calmé le cœur et relevé l'état général.

Au moindre signe de rupture de compensation et d'ectasie auriculo-ventriculaire (bronchites, dyspnée plus accusée), il sera indiqué de recourir de suite aux cardiotoniques : digitale. On pourra par exemple, les deux ou trois premiers jours de chaque mois, prescrire avec le repos absolu et le régime lacté, un granule matin et soir de digitaline cristallisée Nativelle au 1/4 ou au 1/10e de milligramme, selon l'importance des troubles circulatoires et l'âge du sujet. Le strophantus jouit aussi dans ces cas d'une réputation bien méritée. Enfin, le régime de ces malades ne sera pas trop animalisé, et dans cette période de décompensation, sera hypochloruré avec cures partielles de déchloruration et pesées comparatives.

Dans la période préasystolique, digitaline à petites doses (Hirtz et Huchard), soit 1/4 de digitaline cristallisée pendant quelques jours suivie de 1/10e de milligramme, cures répétées deux fois par mois.

En cas d'asystolie, repos et traitement de l'asystolie en général, régime lacté, déchloruré.

En cas d'embolie, on peut par un massage modéré et progressif, émietter et faire disparaître l'embolie et réduire à néant, par ce procédé, les complications résultant de l'oblitération artérielle : cyanose, anesthésie, gangrène. Quand l'hémiplégie est constituée, aucun traitement n'est possible. Il arrive même que cette paralysie est d'heureux présage pour le rétrécissement mitral et que par suite du repos forcé que subit le malade, la dyspnée, les palpitations disparaissent. Il y a là encore un exemple de compensation, dont nous avons déjà signalé des cas. Ici, c'est un cardiaque qui devient un rénal, ou un cardiaque qui devient un cérébral. Dans le cas particulier qui nous occupe, c'est un cardiaque qui devient un cérébral : il semble que la maladie du cœur dès lors passe au second plan pour faire place à une autre complication, l'embolie cérébrale.

Une question se pose relativement aux indications de la digitale lorsque le médecin a constaté l'existence d'une ectasie auriculaire et que certains signes avant-coureurs, tels que l'affolement cardiaque, lui font prévoir la jetée probable d'une embolie dans le torrent circulatoire. La digitale, d'une part, diminue l'ectasie ; d'autre part, elle renforce le cœur, et comme telle, favorise l'émigration du caillot. Doit-on dans ces cas donner ou non de la digitale ? La solution de ce problème est impossible et toute la thérapeutique consiste par un traitement précoce, cardiotonique, digitaline et strophantus à faibles doses, à prévenir assez tôt la dilatation auriculaire. Une dernière question se pose : Doit-on permettre le mariage aux jeunes filles atteintes de rétrécissement mitral? On connaît la formule de Peter : Fille, pas de mariage ; femme pas d'enfant ; mère, pas d'allaitement. Nous n'avons ni la qualité, ni le droit de discuter ici cette question, ce travail visant particulièrement les maladies de la cinquantaine, il suffit de dire en général que l'on a considéré cette formule comme trop absolue, que Potain, Merklen permettent le mariage si aucun signe d'hyposystolie ou de dilatation des cavités cardiaques ne laisse pressentir une des complications les plus habituelles du rétrécissement mitral des femmes gravides, c'est-à-dire l'embolie, l'asystolie et l'œdème aigu du poumon.

L'insuffisance mitrale. — Tant que la maladie est bien compensée, toute la thérapeutique se borne à observer les règles hygiéniques et alimentaires qui sont communes à toutes les affections endocardiques d'origine infectieuse. Si des palpitations apparaissent, où des troubles digestifs, on saura, pendant cette longue période, obvier à ces deux inconvénients.

Survienne la période troublée, la dyspnée, l'arythmie, l'irrégularité croissante du pouls, c'est alors que l'on doit intervenir. C'est dans cette affection surtout, et par un mécanisme facile à comprendre, que la digitale à petites doses peut rapidement rétablir l'équilibre circulatoire. On prescrira 1/4 de milligramme de digitaline cristallisée matin et soir les lundi et mardi de chaque semaine, ainsi que nous avons l'habitude de le faire, et concurremment avec le repos physique, le régime lacté. Après un certain laps de temps, on peut réduire, à mesure que la compensation se rétablit, les doses de 1/4 à 1/10e de milligramme, soit V gouttes de la solution au millième.

Ce traitement, qui s'applique à la maladie mitrale constituée, se modifiera en cas d'asystolie véritable, et nous verrons plus tard, à propos de ce chapitre, le résumé des préparations cardiotoniques dans leurs rapports avec les diverses asystolies.

Le rétrécissement et l'insuffisance de l'artère pulmonaire. — Nous n'avons que deux mots à dire du traitement de ces affections, du reste assez rares dans la pratique. Deux accidents sont à craindre et à conjurer : la tuberculose pulmonaire, contre laquelle on luttera par les règles générales, hygiéniques, alimentaires et thérapeutiques de la tuberculose (sirop iodotannique, phosphate de chaux, etc.). Le second accident est l'asystolie, laquelle fusionne en commun avec l'asystolie vulgaire des affections mitrales.

Ces données sont applicables à la thérapeutique des affections congénitales du cœur.

Le rétrécissement et l'insuffisance tricuspidienne. — Insuffisance tricuspidienne, lésionnelle ou fonctionnelle, primitive ou secondaire, signifie asystolie précoce ou tardive. Étudier la thérapeutique de cette affection, c'est encore étudier celle de l'asystolie finale.

La péricardite aiguë. — L'association fréquente à la péricardite de l'endocardite aiguë, leur communauté d'origine, la fréquence du rhumatisme articulaire aigu, chronique ou choréique, pour le déterminisme de l'endopéricardite, dicte par là même la ligne de conduite à suivre.

La *première indication* est de donner le salicylate de soude selon la méthode que nous avons exposée, c'est-à-dire aux doses moyennes de 5 à 8 grammes et en augmentant la dose initiale de 0 gr. 25 par jour, et on y associera la dose double de bicarbonate de soude. Si le médicament finit par ne plus être toléré par la bouche, on pourra encore tourner la difficulté et l'administrer en lavement. De l'emploi du médicament bien ordonné, dépend généralement le succès de toute la thérapeutique de la péricardite.

En cas de suppuration, état qui s'annonce par une aggravation de l'état général, on pourra recourir aux ferments métalliques qui ont réussi dans un cas de péricardite blennorrhagique à Robin et N. Fiessinger ou aux vaccins de Wright.

En cas de tuberculose, traitement général.

La *deuxième indication* à remplir consiste à combattre les symptômes pénibles de l'affection. Les applications de sachets de glace en permanence sur la région précordiale, les ventouses scarifiées, le stypage au chlorure de méthyle, les applications salicylées, et plus tard les pointes de feu rempliront cette deuxième indication. La douleur et l'insomnie seront encore susceptibles de l'emploi de l'opium, la morphine, le chloral.

La *troisième indication*, consiste à tonifier le cœur, prompt à la dilatation, par les toni-cardiaques : digitaline, huile camphrée, alternativement avec la théobromine, la lactose.

La *quatrième indication*, lorsqu'il y a épanchement et lorsque la faiblesse du pouls, les syncopes du malade font pressentir un épanchement abondant, est de pratiquer d'urgence la paracentèse du péricarde.

Les auteurs varient sur le lieu d'élection de la *Ponction du péricarde.*

DELORME et MIGNON, dans le but d'éviter la perforation de la plèvre, la blessure de l'artère mammaire interne, ponctionnent au ras du sternum gauche, dans le cinquième espace intercostal, font le décollement du bord pleural, suivent la face postérieure du sternum, et vont, par un mouvement en bas et en arrière, à la recherche du liquide.

ROTCH ponctionne au ras du sternum.

DIEULAFOY opérait à 4 et 5 centimètres du sternum, dans le but d'éviter également l'artère mammaire.

RENDU préfère opérer la ponction en dehors de la pointe du cœur et à 1 centimètre au-dessus de la limite inférieure de la matité.

MARFAN, G. BLECHMANN et N. FIESSINGER ponctionnent en arrière du sternum par voie épigastrique. Le malade étant couché demi-assis, avec l'index gauche qui repère la pointe du sternum, et la main droite armée du plus petit trocard Dieulafoy, ils font pénétrer l'instrument dans la ligne médiane et de bas en haut, dans un espace de 2 centimètres, et en suivant la face postérieure du sternum. Le trocard pénètre de la sorte dans l'hiatus musculaire formé par les insertions sternales du diaphragme, arrive dans le tissu cellulaire prépéricardique du médiastin. Or, comme ce tissu possède une épaisseur de 1 centimètre dans le bas, de 4 à 5 dans le haut, et que le péricarde, en s'élevant, s'éloigne du sternum, le trocard, pour atteindre sûrement l'angle de Rotch, c'est-à-dire l'espace cardiohépatique, où le liquide est collecté, devra, après les deux premiers centimètres de son trajet, être quelque peu dirigé en arrière, mais à la condition de ne jamais s'écarter de la ligne médiane.

De cette façon, l'instrument attaque le liquide dans la face antérieure et la face inférieure du péricarde.

Par ce procédé, nul danger de blesser ni le cœur, ni la plèvre, ni l'artère mammaire interne, ni le péritoine. Le procédé Marfan paraît donc celui qui, par son innocuité autant que par sa simplicité, doit être le procédé d'avenir.

Quel que soit le procédé employé, la guérison dans la péricardite rhumatismale compte 10 succès sur 10.

La statistique est moins bonne en cas de péricardite tuberculeuse ou purulente. Dans le premier cas, l'épanchement, le plus souvent hémorragique, peut être latent, collecté en arrière et à reproduction. Dans le deuxième cas, il faut répéter souvent la ponction; Blechmann l'a pratiquée jusque 17 fois sur un enfant qui mourut, du reste. D'autre part, les piqûres d'huile camphrée ne produisent en ces cas qu'un succès éphémère. Mieux vaut en finir par une péricardotomie avec une résection large des cinquième, sixième et septième cartillages costaux, et le drainage consécutif de la cavité péricardique.

La symphyse péricardique. — Cette forme de péricardite chronique relève le plus souvent de la tuberculose ou du rhumatisme. Nous ne pouvons que répéter ce qui a été dit relativement à l'évolution du traitement depuis l'origine de la maladie jusqu'à la période d'asystolie. L'asystolie est particulièrement menaçante dans cette affection où l'hépatomégalie, surtout chez les enfants, est la règle.

Le *traitement chirurgical* a pris une importance considérable dans le traitement de cette affection. L'opération de Delorme et Mignon qui consiste à décortiquer le péricarde même, opération périlleuse et compliquée, incomplète le plus souvent, et presque toujours récidivante, est à peu près abandonnée aujourd'hui. Par contre, l'opération de Brauer ou cardiolyse, qui consiste à enlever les troisième, quatrième, cinquième et sixième côtes, sans toucher au péricarde, possède aujourd'hui la faveur générale. Chez un malade de Hirtz, cette opération a été pratiquée avec plein succès par Delbet et le malade a pu sortir de la sorte de ses asystolies à répétition et reprendre sa profession de garçon de café. Mais il convient d'apporter ici quelques réserves, et de dire que les succès de l'opération visent surtout les cas d'adhérences péricardo-costales et seraient fort hypothétiques en cas d'adhérences généralisées ou viscéro-péricardiques.

Les médiastinites. — Cette affection qui n'en est pas une, et est le plus souvent le résultat par propagation du processus infectieux du cœur et de l'aorte, se rattache à l'étude de ces maladies. Aussi édifierons-nous dans une même union thérapeutique le traitement des médiastinites, des myocardites et des aortites, dont la nature est, disons-le de suite, presque toujours ou tuberculeuse ou par-dessus tout syphilitique.

Les myocardites aiguës. — Nous devrions dire : les états myocardiques, car la myocardite relève de facteurs différents : c'est la propagation endopéricardite au myocarde, c'est l'artérite des coronaires, c'est l'inhibition du vague dans le cas d'infection grippale ou autre, c'est, enfin, l'altération anatomique ou fonctionnelle des glandes à sécrétion interne.

Chacune de ces raisons peut avoir pour conséquence l'état adynamique du cœur, la tendance au collapsus, à la dilatation. La thérapeutique s'inspirera de ces notions. On pourra, dans le début, avoir recours aux médicaments microbicides : quinine, collargol, etc...

Il arrive parfois que les phénomènes d'excitation dominent dans le début ; dès lors, on aura recours aux sachets de glace sur la région précordiale.

Le plus souvent, c'est la tendance au collapsus qu'il faudra combattre. On prescrira, ou les injections hypodermiques de strychnine, ou d'huile camphrée, ou la médication classique de la digitale.

On devra surtout recourir à l'opothérapie surrénale ou hypophysaire qui ont fait leur preuve et amené, ainsi que nous l'avons vu, des guérisons qui n'auraient pas eu lieu sans cette médication.

Si les symptômes artériels paraissent dominer

(pâleur, refroidissement des extrémités), on aura recours de préférence à la médication surrénale. On pourra donner :

Solution d'adrénaline au 1/1000ᵉ. X, XX, XXX gouttes selon l'âge.

Ou en cas d'accidents menaçants :

Sérum physiologique . . . . 250 grammes.
Adrénaline au 1/1000ᵉ . . . 1 gramme.

Injecter un centimètre cube.

Ou, ce qui est préférable, parce que la substance contient tous les principes de la glande surrénale :

Extrait sec total de glande surrénale . . . . 0 gr. 30

Pour un cachet ; 2 et 3 par jour, selon les cas.

Si ce sont les symptômes cardiaques qui dominent, on aura de préférence recours à la médication hypophysaire. On prescrira :

Extrait sec total d'hypophyse de bœuf . . . . 0 gr. 10

Pour un cachet : 2 à 3 par jour.

En même temps, on aura soin d'éviter tout mouvement, toute émotion, les bains froids même dont on a peut-être abusé, car le moindre effort du cœur sidéré par l'infection, peut être, ainsi qu'on en a constaté des cas, suivi d'une syncope mortelle.

Les *myocardites chroniques* et les *aortites* qu'il nous reste à étudier étant le plus souvent d'origine syphilitique, nous réunirons ces deux affections, avec leur complication habituelle, la médiastinite, sous la rubrique : *Traitement de la syphilis cardio-aortique*.

Traitement de la syphilis cardio-aortique.

Ce territoire comprend :

1. *Les myocardites chroniques* (*première région de la syphilis cardiaque*). — Il s'agit, à cette place, non de la sclérose myocardique ou cardiosclérose que nous avons étudiées et qui possède toujours un facteur rénal, ni de l'athérome cardiaque que nous étudierons plus loin, mais de la myocardite de cause infectieuse. Or, parmi ces infections, si l'on en excepte les infections générales qui, en créant la myocardite aiguë, ont pu constituer quelques séquelles de myocardites chroniques, la grande majorité des cas de myocardite chronique revient à la syphilis. Nous avons vu que la syphilis pouvait constituer deux sortes de lésions du myocarde :

Les unes portant surtout sur le tissu de conduction et créant des troubles rythmiques du cœur : *arythmie extrasystolique, tachyarythmie, tachycardie paroxystique, Stockes-Adams*.

Les autres, affectant le muscle contractile, créant ou des *coronarites syphilitiques*, ou des *syphilis scléro-gommeuses*, le *pouls alternant*, l'*arythmie permanente*. En présence d'une myocardite reconnue spécifique, on institue le traitement mercuriel ou arsenical.

2. *Les aortites* (*deuxième région de la syphilis cardiaque*). — Il est une deuxième région, la plus importante peut-être, du territoire de la syphilis : c'est le ter-

ritoire des aortites. L'aortite aiguë se révèle rarement à la période de tertiarisme, vers la cinquantaine. Cependant, LETULLE l'a observée pendant la période secondaire. Mais cette période peut guérir fonctionnellement et être suivie de rechutes successives, pour aboutir un jour à l'aortite chronique. C'est donc cette dernière variété qui doit nous retenir. L'aortite chronique procède ou par poussées successives pour aboutir à l'état chronique ; ou elle paraît s'être installée d'emblée. On reconnaîtra la nature syphilitique de l'aortite sus-sigmoïdienne ou de la maladie d'Hodgson, par la configuration spéciale de l'aorte avec périaortite contemporaine, par l'adénopathie médiastinique, par l'acuité des douleurs rétrosternales, par le Wassermann positif, par la présence de lymphocytes ou d'albumine dans le liquide céphalo-rachidien et l'augmentation de son index réfractométrique, par le myosis, l'inégalité pupillaire, le signe d'Argyll-Robertson, la leucoplasie buccale et on sera autorisé, en présence de ces renseignements, d'instituer d'emblée le traitement spécifique.

Les *anévrismes aortiques* ne sont qu'un corollaire de celui des aortites chroniques. Que la tunique moyenne se dystrophie et cède sous l'influence des altérations de la tunique interne et externe, et l'anévrisme est constitué. Nul doute que le rhumatisme, le paludisme, ne puissent créer des anévrismes de l'aorte et frapper surtout la tunique interne, mais c'est la syphilis qui, en portant ses coups de préférence sur la tunique externe, crée le plus souvent l'anévrisme de l'aorte. Rappelons à l'appui de cette allégation les noms de Peter, Fournier, Dieulafoy, Letulle, Brault.

L'anévrisme syphilitique a des caractères spéciaux (sacciforme) sur lesquels nous avons insisté. Rechercher les preuves de la syphilis, comme plus haut pour les aortites, et instituer sans tarder le traitement antisyphilitique.

Les angines de poitrine B. — Autre variété de syphilis qui n'est encore, ainsi que nous l'avons vu, que de l'*aorto-coronarite* spécifique. Les phénomènes subjectifs vont de la plus simple douleur rétrosternale à la crise vraie d'angor pectoris. Les réactions douloureuses sont vives, plus vives même que celles de l'angine A, de la cardiosclérose, moins aiguës par contre que celles de l'angine C de l'athérome. L'examen clinique, aidé de l'examen radiographique, pourra nous servir, et, dans ce dernier cas, on pourra constater le plus souvent des signes d'aortite chronique associés ou non à la syphilis des artères coronaires ou même aux syphilomes scléro-gommeux.

3. *Les médiastinites* (*troisième région de la syphilis*). — Il est une troisième région visitée par la syphilis, c'est la région péricardiaque et périaortique, en un mot : la région médiastinale. La médiastinite à elle seule avec ou sans les symptômes laryngées ou récurrentiels établit la nature de l'infection aortique, elle en est le relai, et le résultat orthodiagraphique le plus souvent en confirme le diagnostic.

« Dans un cas déjà cité, et en présence d'un homme de 63 ans ayant une douleur rétrosternale, de l'arythmie, une aorte dilatée, surélevée, mais ne présentant pas de signes d'hypertension, d'imperméabilité rénale, en un mot de cardiosclérose, nous hésitâmes entre le diagnostic d'athérome aortique et aortite spécifique. L'examen orthodiagraphique, que nous fîmes pratiquer, leva le doute : la planche radiographique révéla une aorte uniformément dilatée et deux ganglions volumineux situés dans la région auriculo-sternale gauche. En présence de ce premier renseignement, nous fîmes compléter l'examen radiographique révélant une périaortite syphilitique probable et généralisée au médiastin, par la recherche du Wassermann. Celle-ci étant positive, nous eûmes recours sans tarder à la médication antisyphilitique qui, du reste, fut suivie des meilleurs résultats. »

Par contre, c'est plutôt le rôle de la tuberculose de créer dans le médiastin des ganglions ramollis ulcéro-caséeux, des adénopathies bronchiques, des adhérences comprimant la veine cave supérieure, mais il faut savoir que la syphilis peut être également coupable de ces méfaits.

Qu'il s'agisse de myocardite spécifique et dans l'espèce d'arythmie extrasystolique, de Stockes-Adams, de pouls alternant, d'arythmie perpétuelle; qu'il s'agisse d'aortite sus-sigmoïdienne ou de maladie d'Hodgson, d'anévrisme aortique; qu'il s'agisse d'angine de poitrine par aorto-coronarite ou de médiastinite; qu'il s'agisse même de néphrite contemporaine, ce qui est fréquent, sitôt que la syphilis a été démasquée par les procédés que nous avons indiqués, il faut instituer le traitement spécifique.

Quel traitement? Le traitement arsenical a donné les meilleurs résultats dans les mains de Hirtz, Braun, Rénon, des résultats désastreux dans d'autres cas. Laubry a eu un cas de mort par œdème pulmonaire à la suite d'une injection de 606.

En dehors de la syphilis cardio-aortique, Wechselmann a cité un cas de mort chez une jeune fille à la période de l'accident primitif. Cette jeune fille avait reçu à la fois le traitement arsenical et le traitement par l'huile grise; elle mourut dans le coma, et à l'autopsie on trouva des lésions de néphrite. Hirsch et Darier à la Société de Dermatologie, Hallopeau et Queyrat ont rapporté chacun un cas analogue. Bard a cité un cas mortel à la suite d'une injection de 0 gr. 90, Balzer a relaté le cas impressionnant d'une mort survenue dans la même circonstance dans la seconde période de la syphilis et, comme le fait se produit le plus souvent, après la deuxième injection. Récemment Perrier a cité le cas d'un malade de 30 ans qui succomba à l'Hôpital Beaujon après avoir présenté tous les signes d'un empoisonnement arsenical (fièvre, sueur, coma) et avec une dose de 0 gr. 30 de néosalvarsan et Joltrain celui d'un jeune homme de 20 ans qui succomba trois jours après une deuxième injection de 0 gr. 20 et après une réaction faible d'Herxheimer.

Il faut, par contre, dire, à l'avantage de la *Thérapia stérilisans magna* d'Ehrlich, que les accidents sont plus rares depuis qu'on a diminué les doses initiales de l'injection arsenicale et que le néosalvarsan paraît entrer de plus en plus dans la pratique courante. C'est ainsi que Widal et Javal ont obtenu, en cas de néphrites parenchymateuses, des résultats où le traitement mercurial avait échoué.

Si une épreuve rapide de la perméabilité rénale, telle par exemple que celle basée sur l'élimination du salicylate de soude, donne des résultats favorables, si l'albumine est absente, si la tension minima chez les cardio-aortiques se tient au-dessous de 11, si l'âge du sujet n'est pas trop avancé, les lésions artérielles pas trop diffuses, si le Wassermann reste positif après une série d'injections mercurielles, si à plus forte raison les troubles fonctionnels restent sévères, dans ces cas et dans les cas extrêmes, l'hésitation n'est pas permise, et il faut tenter le traitement plus actif du néosalvarsan en injections veineuses ou sous forme d'olarsol en injections hypodermiques, quitte à alterner le traitement avec les injections mercurielles.

Si par contre la syphilis a porté ses coups sur le système rénal, s'il existe de la néphrite parenchymateuse avec forte albuminurie, laquelle est souvent la première étape du tertiarisme rénal, ou s'il existe de la néphrite bien artérialisée, ce qui est la deuxième étape ; si, dans tous les cas, il existe des signes d'imperméabilité rénale, un coefficient d'Ambard élevé, un taux d'urée supérieur à 0 gr. 60 par litre de sang, si le coefficient azoturique se tient sensiblement au-dessous de 80, dès lors la plus grande prudence s'impose. Dans ces cas, on peut pratiquer en séries, de 10 à 15 injections sous-cutanées de biiodure de mercure aux doses initiales et timides de 0 gr. 005 milligrammes, et même, s'il y a urgence, des injections intraveineuses d'oxycyanure de mercure, en ayant soin de débuter par un demi-centimètre cube de la solution à un centième, quitte à en augmenter successivement les doses. Mais on devra cesser tout traitement en cas d'anurie ou d'augmentation de l'albumine urinaire mesurée au tube d'Esbach. En cette dernière occurrence, on devra se borner à l'application du régime et du traitement de l'imperméabilité rénale, soit l'usage de l'arséniate de soude (Gougerot).

Mais rares sont les cas où l'abstention forcée s'impose ; car le médecin placé dans l'alternative d'assister les bras croisés à l'envahissement rénal d'une syphilis tertiaire et à se borner à un traitement diététique impuissant, ou d'essayer d'enrayer la marche inexorable de la néphrite, préférera, en désespoir de cause, tenter les quelques chances de salut que seul le traitement mercuriel peut lui donner. « Dans un cas de ce genre, chez un malade ayant 3 grammes d'albumine, de l'œdème périphérique, un taux azotémique de 0,59, une tension maxima de 22, au Pachon minima de 12, une hypertrophie cardiaque avec galop, tachycardie, nous avons pu obtenir, à la suite d'une série d'injections de 0 gr. 01 de biiodure d'hydrargyre, une disparition presque complète de l'albumine, une baisse simultanée de la minima et de la maxima, une détente des phénomènes cardiaques. Mais, ce qui est plus significatif en faveur du traitement, un mois après la cessation des injections, le taux de l'albumine remontait à 12 grammes malgré l'usage presque exclusif du régime au lait. »

Quel que soit le traitement employé sur lequel on discute encore, il est un point sur lequel tout le monde est d'accord. C'est sur le résultat presque toujours favorable de l'intervention spécifique. On observe le plus souvent sinon des guérisons anatomiques, du moins des guérisons fonctionnelles et surtout une rétrocession marquée des phénomènes angoreux si fréquents chez les cardio-aortiques.

Quand le grand coup aura été donné à la syphilis par une série d'interventions dont le nombre et l'intervalle sont subordonnés avant tout à l'état de troubles fonctionnels, on devra compléter le traitement par la médication iodurée. On pourra élever la dose d'iodure de potassium à 3, 4 grammes par jour. On pourra également recourir aux injections intramusculaires de lipiodol que l'on donnera à la dose de 3 cc. tous les cinq jours, et par séries de 10 à 12 piqûres. Une condition toutefois devra être observée, c'est qu'il n'existe pas d'imperméabilité rénale, de néphrite contemporaine, auquel cas le traitement ioduré est formellement contre-indiqué.

Nous n'avons pas parlé du traitement des *anévrismes aortiques* par la méthode, justement tombée dans l'oubli, d'Albertini et Valsalva (saignée), par la cure de repos (Tuffnel), l'électrolyse, l'électro-puncture, les injections de sérum gélatiné (100 grammes à 1 0/0) (Lancereaux et Paulesco). Il ne faut pas demander à ces traitements variés ce qu'ils ne peuvent pas nous donner. Les anévrismes aortiques étant la plupart du temps d'origine syphilitique, on leur appliquera le traitement général et spécifique des aortites.

En cas de complications : menaces de rupture, douleurs vives, œdème aigu pulmonaire, la compression ouatée, molle, la morphine, la trinitrine, les saignées, le repos absolu au lit, feront les frais et la thérapeutique des indications.

V

Le traitement de l'athérome cardio-aortique.

Ici, comme dans le cas de l'athérome aortique, il ne saurait s'agir ni de la cardiosclérose déjà vue, ni des cardiartérites, mais de l'athérome qui est le résultat, non plus des fautes alimentaires, non plus des infections, mais des intoxications variées ou lentes. Dans l'artériosclérose, l'homme ne meurt pas, il se tue (SÉNÈQUE) ; dans les cardiartérites, il reçoit la mort ; dans l'athérome, il l'attend.

Le champ des intoxications est vaste. Il y a le péril alimentaire, les aliments trop épicés, raffinement de l'époque, il y a l'alcool toxique, l'uricémie, la goutte, le diabète, le saturnisme, les iodures. Il y a l'athérome expérimental, tel que celui produit par l'adrénaline. Il y a enfin l'athérome sénile qui doit être la fin de l'individu.

a) L'athérome cardiaque.

A l'athérome cardiaque appartiennent les incrustations endocardiques que nous avons décrites, et les altérations athéromateuses des coronaires pouvant dans un cas déterminer de l'arythmie, le Stockes-Adams ;

dans l'autre, le pouls alternant. Successivement en effet la tunique interne du cœur et des coronaires peuvent présenter les symptômes d'athérome.

L'extrasystole, la tachyarythmie, le Stockes-Adams, le pouls alternant, l'arythmie perpétuelle. — Une mention particulière doit être faite pour le Stockes-Adams. Cette affection peut être due à la cardiosclérose, nous l'avons trouvée surtout dans la myocardite syphilitique ; elle peut également exister dans l'athérome des coronaires, amenant à sa suite une dystrophie du tissu musculaire.

Si la maladie, par exclusion des facteurs étiologiques, ne peut être due qu'à l'athérome, on évitera les toxiques, les iodures. Régime lacto-ovo-végétarien. Insister sur la théobromine, la trinitrine. S'il existe des signes de décompensation ou d'extrasystole, digitaline, strophantus, ou adonis, à faibles doses.

Les autres affections peuvent également relever, de même que le Stockes-Adams, de la cardiosclérose, de la cardiartérite et du cardiathérome. Voir la cause et sur ce cliché faire toute reproduction thérapeutique qu'il convient. En cas d'athérome, appliquer le traitement de l'extrasystole, du pouls alternant, de l'arythmie perpétuelle d'origine athéromateuse. Ce traitement sera surtout symptomatique, et ne peut être que cité : traitement de l'irrégularité cardiaque, digitaline à petites doses.

L'angine de poitrine C. — Il s'agit ici de l'angine de poitrine due à l'athérome des coronaires. Cette affection, cela va de soi, se rencontre moins souvent dans l'athérome aortique et c'est à la mauvaise nutrition du myocarde, à la miopragie cardiaque qui en résulte, qu'il faut attribuer en particulier les angines de poitrine d'origine athéromateuse. Ces angines de poitrine offrent ces caractères particuliers d'être peu douloureuses, souvent silencieuses, et d'amener sournoisement la mort subite, la mort sans phrase : c'est le cas des vieillards que l'on retrouve inanimés dans leur lit ou dans la rue et à l'autopsie desquels on constate l'oblitération d'une ou plusieurs artères coronaires par des plaques d'athérome.

La *dégénérescence du cœur*, la *thrombose cardiaque*, les *infarctus du cœur*, l'*anévrisme du cœur*, la *rupture du cœur*, le *cœur obèse*, *goutteux*, *diabétique*, *sénile*, relèvent généralement de l'athérome artériel, bien que pouvant se prévaloir dans une certaine mesure de la cardiosclérose, rarement des cardiartérites (bien que la dégénérescence du cœur, la thrombose, les infarctus puissent être le résultat d'infections artéritiques). Dans tous les cas, on appliquera le traitement général de l'athérome.

Au reste, la cardiosclérose, les cardi-infections peuvent, à un âge avancé de la vie, se compliquer d'athérome. Il n'est pas rare, et nous en avons constaté des exemples, de voir des goutteux diabétiques, évoluer tantôt vers l'artériosclérose, tantôt vers l'athérome et tantôt présenter à la fois les deux modalités anatomo-cliniques. Lorsqu'un goutteux ou un diabétique mène une vie outrancière, abuse de l'alimentation carnée, il peut faire rapidement de la néphrosclérose. Si l'intoxication alimentaire est lente, c'est l'athérome qui est la terminaison naturelle de la goutte et du diabète. Il en est ainsi de toutes les intoxications, du saturnisme par exemple qui, par suite d'une intoxication aiguë, fera de la cardiosclérose avec néphrosclérose et qui, au contraire, fera de l'athérome artériel si le système cardioartériel a le temps de se préparer à la lutte. Cardiosclérose et athérome peuvent à un âge avancé, exister en même temps. Ou l'athérome se greffe sur un état scléreux et l'on remarque en même temps qu'une radiale vibrante, ce qui est le propre de l'hypertension, une radiale en tuyau de pipe, ce qui est le fait de l'athérome. Enfin, l'athérome peut être un procédé de fixation, de terminaison de la cardiosclérose et l'on peut voir les réactions aiguës de l'artériosclérose se résumer en un athérome cardio-artériel. De telles données le traitement s'inspirera.

b) **L'athérome aortique.**

L'aorte peut être athéromatisée à son tour. Nous avons signalé les différences qui existent entre la sclérose aortique, les aortites, l'athérome aortique. Il est on ne peut plus important au point de vue de l'effort thérapeutique, d'être fixé sur ce point : à savoir si une aorte dilatée, douloureuse même, dyspnéisante, appartient à l'un ou l'autre camp. En cas d'athérome, plaques, indurations cartilagineuses, bords sinueux, peu de battements, peu de réactions vives, douloureuses, dyspnéiques. C'est donc encore à l'examen clinique aidé de l'examen orthodiagraphique, du Wassermann, qu'il faudra demander la solution de la question.

La *thrombose de l'aorte*, la *rupture aortique* sont encore des complications résultant le plus souvent du processus d'athéromasie généralisée. Nous n'avons que peu de choses à dire sur le traitement de ces cas. Le régime de l'athéromateux sera celui qu'il aurait dû être, soit le régime de la goutte qui doit être très faiblement carné, qui doit faire usage surtout de viandes blanches ou bien cuites, et éviter les viandes fortes, crustacés, mollusques, salaisons, poissons de mer, caviar, fromages faits, vins généreux, usage immodéré de l'alcool, du tabac, autant de facteurs d'athérome qu'il faut savoir éviter. L'athéromateux devra reprendre le régime lacté, végétarien, de préférence au régime animalisé. Le grand ennemi de l'athéromateux, lorsqu'il a pu éviter les complications énoncées ci-dessus, c'est après le ramollissement cérébral ou le gâtisme, l'imperméabilité rénale. Nous avons dit que le vieillard finit surtout par son rein. Raison de plus pour insister sur un régime hydro-végétarien, hypochloruré et hypoazoté.

Après cette hygiène diététique, les médicaments, on peut le dire, sont ou inutiles, ou insuffisants. Quant aux iodures, il faut, non les prescrire, mais en raison de ce qui a été dit, les proscrire sans hésitation.

L'organisme craque partout, inutile d'avoir recours à aucun système thérapeutique.

Si sous les plaques d'athérome couve l'artério-sclérose ; si, à un signe quelconque, hypertension, douleurs insolites, dyspnée non proportionnée aux lésions d'athérome, le praticien a pu soupçonner ou la cardiosclérose, ou même l'artérite, ce sera le moment, sans se perdre dans les conjectures, d'instituer un traitement ou rénal, ou spécifique, ou parfois les deux à la fois. Mais s'il n'y a pas lieu de craindre de telles complications, c'est dans la vie contemplative, la passivité de l'esprit et du corps que l'athéromateux, dont le débit artériel est diminué, devra attendre en paix la fin de sa carrière.

VI

Le traitement de l'asystolie.

Nous avons souligné, à dessein, chemin faisant, les maladies asystolisantes. Nous avons dit que la cardiosclérose fournit un large tribut à l'insuffisance cardiaque définitive. Si l'asystolie ne se produit pas dans le cours de ses complications, en particulier au cours de l'œdème aigu pulmonaire ; si, d'autre part, le cardioscléreux échappe aux complications, la maladie évolue silencieusement et avec les progrès du temps vers l'asystolie. La période d'hypertension, qui est la période de lutte, le galop cardiaque, s'acheminent peu à peu vers l'insuffisance fonctionnelle mitrale, puis tricuspidienne. Les cardiartérites sont de toutes les affections les plus asystolisantes. Mais l'insuffisance cardiaque peut dans ce groupe d'affections se produire de façon aiguë, ce qui est le cas des endopéricardites, myocardites aiguës, où le cœur est toujours prompt à la dilatation, ou se produire lentement à la suite des affections endocardiques chroniques qui ont fini par lasser le myocarde. Mais si l'on peut dire que toutes ces affections sont de par leur nature asystolisantes, il est un groupe où l'insuffisance cardiaque est précoce. A ce groupe nous avons rangé le rétrécissement mitral, la symphyse péricardique, l'insuffisance tricuspidienne d'origine endocardique et les affections congénitales du cœur. Parmi les cardiartérites se placent enfin les aortites, soit aiguës, soit chroniques, les anévrismes, qui peuvent exister avec une hypertrophie ventriculaire initiale pour aboutir, de même que la cardiosclérose, à l'asystolie terminale.

L'athérome cardio-aortique suit également la destinée réservée à tous les troubles de nutrition du myocarde et de l'aorte. Si l'asystolie est moins fréquente dans ce groupe où l'athérome est disséminé et où le malade peut succomber par son rein ou par son cerveau, il n'en est pas moins vrai que le malade pour une grande part, a droit à l'asystolie finale.

Mais en dehors de ces trois groupes d'affections cardiaques que nous avons étudiées, nous avons vu que l'asystolie « aiguë » peut se retrouver dans nombre d'états différents, que, si les affections constituées peuvent, sous l'influence d'écarts de régime, de surmenage physique, conduire à l'asystolie aiguë, cette dernière forme peut aussi se retrouver dans les infections, les intoxications, peut parfois avoir un point de départ gastrique, abdominal, et, par voie réflexe, déterminer une dilatation transitoire des cavités du cœur. Nous avons étudié au chapitre de l'Asystolie ces diverses modalités.

Il nous reste à en établir la thérapeutique générale. Deux médicaments surtout sont souverains, la digitale et la théobromine. De la théobromine, nous ne parlerons plus, il nous suffira de rappeler que dans le cours de l'asystolie, ce précieux remède, en raison de son action vaso-dilatatrice rapide, peut, alterné avec la digitale, être un renfort précieux à ce dernier médicament. Lorsque le cœur faiblit, que la rétention chlorurée est manifeste, il est souvent utile de commencer par la théobromine le traitement digitalique et après celui-ci maintenir le malade sous l'influence des diurétiques et des déchlorurants. Mais le remède essentiel de l'asystolie, c'est la digitale.

La digitale.

Frappés de l'action de cette incomparable substance dans les troubles circulatoires, les cliniciens, depuis son introduction dans la thérapeutique par WINTHERING (1775), se sont bornés à la constatation brutale des faits et à l'enregistrement immédiat, *post hoc, ergo propter hoc*, de l'action de la digitale sur le cœur et rien que sur le cœur. C'est ainsi que pour STANNUIS la digitale agit sur le myocarde ; pour TRAUBE sur l'appareil nerveux ou les ganglions intracardiaques ; pour VULPIAN, sur le système nerveux et surtout les muscles ; pour OPENCHOWSKI, elle agirait sur le cœur gauche ; pour GERMAIN SÉE, sur le cœur droit ; pour HUTCHINSON, LEGROUX, HIRTZ, MAREY, elle sortirait du domaine cardiaque pour porter son action sur les vaisseaux et secondairement sur le cœur.

Les premières expériences faites sur le chien auraient démontré que la digitale élevait la tension artérielle. C'était l'opinion de POTAIN qui cependant avait formulé quelques réserves à cet égard. Il en résultait une vaso-constriction périphérique, et le rôle de cette substance était avec VULPIAN, LAUDER-BRUNTON de forcer la barrière vaso-constrictive à l'aide de violentes impulsions du cœur.

Telles sont, en abrégé, les théories anciennes qui placent l'action principale de la digitale dans le cœur central ; et telles sont encore les notions classiques qui ont cours aujourd'hui même sur l'action « toni-cardiaque » de la digitale.

L'action rénale de la digitale.

Théorie de l'auteur. — Bien des considérations cependant nous incitent à penser que l'action de cette substance sur le cœur n'est que secondaire et que son action sur le rein est de tout premier ordre. A l'appui de notre opinion, les expériences de la circulation artificielle de KASZTAN, pratiquées sur le chat, ont établi que sous l'influence de la strophantine, succédané de la digitale, se produit une vaso-dilatation rénale facilement constatée par l'oncomètre. De leur côté, JONESCU et LŒWI, expérimentant sur le lapin, ont établi que la digitale à petites doses produit une diurèse active, sans élévation de tension artérielle et avec augmentation du volume rénal également révélée par la méthode de l'oncométrie. D'autre part, SCHRÖDER a établi expérimentalement que la diurèse digitalique se produit de même que pour la théobromine, aussi bien quand on a débarrassé le rein de toute connexion nerveuse. Sa conclusion, d'accord avec celle de COURMONT, de GENET, est que la digitale possède au niveau des reins, ainsi que LAMY, MAYER et RATHERY l'ont vérifié pour les substances diverses, un pouvoir de sécrétion élective, aux dépens de l'épithélium sécrétoire rénal, suivi d'une diurèse d'origine épithéliale. En réalité, ces théories vasculaires et épithéliales ne sont divergentes qu'apparemment. Loin même d'être contradictoires, elles semblent se compléter l'une l'autre. Il paraît bien difficile de dissocier, en vue d'un bon fonctionnement rénal, l'action sécrétoire de la grande rénale de celle de l'élément vasculaire qui lui est si intimement lié, de celle de l'élément nerveux qui est le grand régulateur de tout fonctionnement organique.

De ces premières données expérimentales, il résulte que la digitale paraît bien posséder une action exclusivement rénale. En cela, elle se met en conformité absolue avec les lois de POISSEUILLE ; rappelons : que la vitesse du sang est proportionnelle à la pression différentielle, c'est-à-dire à la différence de pression entre l'entrée et la sortie du liquide dans le rein ; inversement proportionnelle à la viscosité sanguine ; proportionnelle à la quatrième puissance du calibre des vaisseaux.

La digitale, de même que la théobromine, est un

médicament hétérogène n'ayant, comme tel, aucune affinité pour l'organisme, aucun pouvoir organotrope et destiné, à la façon des corps étrangers, ou à se détruire sur place, ou à chercher sa voie d'élimination par le rein.

Si l'action de la digitale était uniquement cardiaque, nous nous expliquerions difficilement comment, sous l'influence de la propulsion sanguine primitive qu'elle produirait et l'augmentation de la tension artérielle résultant de l'augmentation du tonus vasculaire, la diurèse pourrait s'établir.

De même que la théobromine, son rôle sur le rein se traduit par une première et courte action vaso-constrictive qui relève la tension artérielle suivie bientôt d'une seconde action vaso-dilatatrice, favorable à l'acte de la diurèse. La physiologie, en effet, nous apprend que toute excitation produit dans le domaine du grand sympathique une vaso-constriction, un barrage rénal défavorable à la polyurie où la pression artérielle se trouve augmentée. C'est la première phase de l'action digitalique. Toute excitation au contraire partie du mésocéphale ou du nerf vague produit la vaso-dilatation avec diminution de la tension. Telle est la deuxième phase de l'action digitalique.

Par suite, soit de la vaso-dilatation secondaire, soit même de l'action épithéliale de la digitale s'expliquent les débâcles digitaliques qui, en ce cas, présentent la plus grande analogie avec le cours d'eau qu'on libère après l'avoir endigué, avec le tuyau de caoutchouc dont on comprimerait la veine liquide et dont l'échappement serait d'autant plus violent que la compression aurait été plus forte ou plus soutenue. Du côté du cœur, on s'explique aisément que, libéré des obstacles périphériques, il « respire » enfin, dilate ses ventricules, et qu'à ce prolongement de la diastole, corresponde une succion plus aisée du trop-plein veineux, puis une systole plus nourrie ou plus efficace du cœur.

Si la digitale était un médicament toni-cardiaque primitif, quelle interprétation donner à ce fait qu'elle n'agit que contre les hydropisies et les œdèmes qu'elle résout ? que si, au contraire, les œdèmes n'existent pas ou sont irréductibles, son effet se traduit par des extrasystoles ou des phénomènes d'intoxication digitalique. Exemple : « Un malade vu récemment et porteur d'une cirrhose hypertrophique alcoolique, sans lésion cardiaque, présentait, à la suite d'un traitement intempestif par les pilules Lancereaux dont il prenait six par jour, des vomissements répétés avec collapsus, refroidissement, anurie. Les crises se reproduisirent périodiquement et ne disparurent que plusieurs jours après la cessation de la digitale. »

Point n'est besoin non plus de cette action toni-cardiaque primitive pour l'explication de l'efficacité des doses cardiotoniques faibles, vu que dans le rétrécissement mitral relativement compensé où l'action du remède est si bienfaisante, il existe toujours avec un certain degré de dilatation du cœur, un certain degré de stase rénale.

Peut-être, disions-nous ailleurs, est-il plus logique de reculer jusqu'à la frontière du rein les propriétés diurétiques de ce médicament, plutôt que de lui supposer exclusivement une action, ou originelle sur le bulbe, ou centrale sur le cœur, ou périphérique sur le système artériel, lesquelles actions ne sont, dans leur ensemble topographique, que des voies de conductibilité, de transfert et non d'aboutissement de l'action digitalique?

Au surplus, n'est-il pas subtil de vouloir établir une différence d'action physiologique de la digitale entre le cœur périphérique représenté par l'artériole ou rénale ou capillaire et le cœur central qui n'en est que l'épanouissement et l'exagération anatomique ou fonctionnelle. N'est-il pas plus logique d'admettre que la digitale a mieux à faire, en vue de soulager le cœur central de « ruser » avec lui et de libérer d'abord le cœur périphérique? Inversement, pourquoi, lorsque épuisée ou n'a plus sa raison d'être l'action périphérique de la digitale, ne pas lui accorder à la rigueur une action réversible ou tonique ou d'entretien sur le cœur central qui n'est que la continuité anatomique de l'artériole rénale et qui est, comme celle-ci, régi par le même système vago-sympathique?

Ces notions sur l'action de la digitale, on peut les traduire par une comparaison banale. Supposons, bloqué et dans l'impossibilité absolue de démarrer, un équipage composé d'un cheval (moteur cardiaque), d'une charrette pesamment chargée (résistance périphérique). Fouetter le cheval est chose inutile; les coups redoublés donnés à l'animal ne peuvent qu'augmenter sa défaillance. Mais si l'on vient à décharger le véhicule, bientôt l'équipage se remet en marche sans qu'il soit nécessaire de fouetter l'animal.

Si maintenant nous traduisons cet exemple en langage sphygmomanométrique, nous dirons : la digitale n'a que faire primitivement sur la pression maxima (le cœur) mais n'agit sur cette dernière qu'après avoir diminué la résistance périphérique ou rénale, c'est-à-dire la pression minima. Or, c'est précisément en cela que consiste la supériorité de l'oscillomètre, qui recherche avant tout la pression minima, et subordonne à cette dernière la pression maxima. Le résultat de l'action de la digitale se traduit donc, en cas d'efficacité, par une baisse sensible et première de la pression minima, un relèvement de la maxima et un écart plus considérable de la pression différentielle.

Mais il s'en faut que cette récupération de la force de réserve du cœur se traduise toujours par un relèvement de la tension maxima. Il en sera bien ainsi dans les cas d'asystolie des affections valvulaires, où le myocarde a tendance à fléchir de plus en plus sous l'effort de la tension minima et de l'obstacle rénal ou périphérique. Mais il en ira tout autrement, en cas d'hypertension artérielle ou d'asystolie rénale de la cardiosclérose. Il est aisé de concevoir que, si dans ce dernier cas la pression minima vient à baisser sous l'influence de la médication digitalique ou théobromique, le coup de piston systolique pourra produire le maximum d'effet utile avec un mininum d'effort ventriculaire, ce qui se traduira en ce cas par une diminution de la maxima.

Au résumé, il semble bien résulter de l'ensemble de toutes ces données expérimentales, sphygmomanométriques, cliniques, que la digitale est bien un médicament rénal, drainant le rein à la manière de la théobromine pour le sel, de la scille pour l'azote du sang, de la colchique pour l'acide urique, nous dirons même de la phloridzine pour le sucre. En un mot, ce remède est, de même que tous ses succédanés, un diurétique spécifique des grandes rétentions de l'organisme, éliminant avec l'eau les substances : urée et chlorures qui y sont retenues pour le plus grand danger de l'organisme.

Par son action sur le rein, cet incomparable remède possède bien, mais à titre secondaire, une action toni-cardiaque, mais loin d'être un tonique direct du cœur, il devient au contraire un poison cardiaque, quand il est administré à un cœur normal ou en dehors des périodes de décompensation survenues dans la statique circulatoire.

Digitale et théobromine. — La digitale se sépare néanmoins de son congénère, la théobromine, par plusieurs points qu'il importe de noter. La théobromine a une action diurétique rapide, elle est l'agent de la déchloruration, de la désintoxication par excellence. Elle agit secondairement sur la pression artérielle qu'elle diminue, sur le cœur gauche qu'elle soulage : elle est plutôt le médicament des petits reins artériels, du rein contracté. La digitale, en raison de sa continuité d'action, de sa lenteur d'élimination (8 à 10 jours) est le remède le plus héroïque, des barrages veineux qu'elle libère, des œdèmes qu'elle résout, du cœur droit qu'elle soulage. Parallèlement elle est le remède du gros rein. Par-suite d'un mécanisme vraiment remarquable, par suite d'un vrai jeu de clapet, elle produit sur le gros rein un resserrement de l'organe, un freinage vasculaire; mais sitôt le frein relâché (et il l'est vite), l'échappement urinaire n'en est que plus considérable.

Or, cœur gauche et cœur droit, petit rein et gros rein présentent si souvent des alternances ou des complicités anatomo-cliniques, que le traitement des cardiopathies à la dernière période doit s'inspirer de ces vicissitudes. Tel malade, avons-nous dit ailleurs, en parlant de la théobromine, est longtemps soulagé par cette substance jointe à un régime diététique sévère qui, dans une phase avancée, se trouve bien de la digitale. Ici la maladie artérielle s'est « déventriculée », si l'on peut dire, et est passée du cœur gauche au cœur droit. Tel autre, au contraire, a suivi pendant de longues années le traitement digitalique et n'est soulagé en dernier lieu que par la théobromine. Ici, la maladie a passé encore d'un ventricule à l'autre, et, arrivée au cœur gauche, s'est « artérialisée ». Mais lorsqu'il s'agit de cardiopathie à la période ectasique, c'est toujours par la théobromine qu'il faut commencer en vue d'une désintoxication et d'une déchloruration première de l'organisme. Une condition cependant est bonne à observer dans ce dernier cas ; c'est de ne pas assaillir brusquement par la théobromine qui est un violent excitant rénal, un rein anurique et qui n'est pas encore préparé à l'action diurétique du médicament.

Contre-indications de la digitale. — La digitale est contre-indiquée dans certains cas particuliers : I. L'hypersystolie, où le cœur lutte victorieusement par ses propres forces. Toutefois, d'après les propriétés mêmes de la digitale, en raison de son action rénale et diurétique et en raison de ce fait que l'hypertension est considérée déjà comme un phénomène de défaillance myocardique, on est autorisé, à faibles doses, à l'administrer dans l'hypertrophie cardiaque, accompagnée de galop et surtout quand fléchit le galop ou que celui-ci est remplacé par un souffle d'insuffisance mitrale fonctionnelle. — II. Les extrasystoles d'origine nerveuse, toxi-infectieuse, alimentaire, réflexe, où la digitale ne peut qu'augmenter l'excitabilité cardiaque. — III. Les maladies où l'obstacle est central. De ce nombre sont les dilatations irréductibles du cœur où, par suite de dégénérescence de la fibre myocardique, le cœur présente de l'arythmie ou de la bradycardie ou du Stockes-Adams véritable. En ce cas, le médicament possède une action dissociée (Huchard, Merklen), exagérant la cardiectasie, l'arythmie, la bradycardie et, n'ayant rien à faire sur le rein, au lieu de l'ouvrir, elle le ferme. Exception doit être faite pour les cas ou le pouls lent, faux, est accompagné d'extrasystoles si fréquentes dans les cardiopathies valvulaires ou de phénomènes de stases périphériques dénonciatrices de l'asystolie. Dans le premier cas, la digitale a parfois pour effet, administrée à dose faible, de transformer l'extrasystole avortée ou en écho en systole légitime. Dans le deuxième cas, la digitale par son action rénale pourra rétablir la circulation troublée.

L'obstacle peut encore être central par suite d'asystolie aiguë, de tachycardie paroxystique, d'adiposité du cœur, cas où la digitale sera surveillée. Notons encore la thrombose cardiaque, puis l'œdème aigu du poumon, l'asystolie gravidique, des bossus, qui contre-indiquent la digitale et se recommandent d'une saignée précoce destinée à soulager d'abord le cœur.

Dans ce cadre se range encore l'ectasie auriculo-ventriculaire du rétrécissement mitral, où nous avons vu combien est délicat l'usage de cette substance, le pouls alternant, trouble de contractilité où l'on ne peut que timidement recourir aux plus faibles doses de digitale. — IV. Les maladies dans lesquelles l'obstacle est viscéral; celles où l'asystolie est entretenue par un foie gros et douloureux et où l'application de ventouses scarifiées, la prescription d'une faible dose de calomel peuvent préparer l'action de la digitale; celles où l'obstacle réside dans le rein et où le traitement rénal domine la thérapeutique digitalique.

Si par suite de l'action digitalique, la pression

minima est irréductible, reste élevée, il faut voir ailleurs, lever l'obstacle rénal par une médication appropriée quitte après la baisse de cette tension à revenir à la médication digitalique. Enfin, citons dans le même ordre d'idées, les affections où l'obstacle réside dans le poumon, la plèvre, le péricarde, le péritoine, cas dans lesquels une décongestion pulmonaire, une thoracentèse, une ponction du péricarde, une évacuation du liquide ascitique peuvent encore préparer l'action du médicament. — V. Les maladies où l'obstacle est périphérique, telles que les œdèmes irréductibles, éléphantiasiques ou trophonévrotiques, où quelques mouchetures jointes à un traitement diététique et rénal préparent encore l'action bienfaisante de la digitale.

Règle générale, en cas de doute, et, qu'il s'agisse de troubles d'excitabilité, de conductibilité ou de contractilité, commencer par des doses timides de V gouttes de solution de digitaline cristallisée au 1/1000e.

Modes d'administration de la digitale. — Avant d'administrer le remède, il y a des conditions à remplir :

La première est le repos physique et moral du malade. La deuxième consiste en la cure de réduction des liquides, diète hydrique pendant un ou deux jours, puis régime hydro-lacté, puis lacté pur, conformément aux indications que nous avons énoncées. La troisième condition, si l'on veut que la digitale agisse efficacement, est de lever les obstacles périphériques : saignée, ponction d'ascite, de pleurésie, mouchetures de la peau en cas d'œdème éléphantiasique, lequel est dénonciateur d'une asthénie cardio-vasculaire avancée. Purgation. On prescrira, selon les cas :

Ou un purgatif dastrique :

Eau-de-vie allemande	10 grammes
Sirop de nerprun	20 —

A prendre dans du thé léger chaud.

Ou un laxatif :

Magnésie hydratée	50 grammes
Crème de tartre	25 —
Essence de menthe	III gouttes

Une cuillerée à café le soir dans un verre d'eau.

La quatrième condition est la désintoxication de l'organisme par la théobromine. Si ce médicament, par lequel on commencera toujours, n'a pas réduit entièrement l'œdème, c'est que celui-ci n'est pas lié entièrement à la rétention des chlorures ou des déchets urinaires, mais reconnaît une cause mécanique. C'est le moment d'avoir recours au médicament par excellence des hydropisies mécaniques : à la digitale.

Comment administrer la digitale ? On pourra l'employer sous différentes formes en prenant pour base l'équivalence posologique suivante : 1 milligramme de digitaline cristallisée équivaut à 0 gr. 40 de feuilles, à 2 gr. 40 de teinture, à 15 milligrammes de digitaline Homolle et Quevenne. On peut prescrire en une ou deux fois si le myocarde est résistant (mais cette méthode tend généralement à rentrer dans l'oubli), la dose massive antiasystolique : soit 0 gr. 50 à 1 gramme de feuilles de digitale, XL à L gouttes de solution de digitaline cristallisée au 1/1000e, quitte à y revenir huit à dix jours après à la même dose ou à dose plus faible. Vient ensuite la dose faible, sédative, 0 gr. 25 de feuilles en macération ou infusion, soit X à XV gouttes de digitaline cristallisée, pendant trois ou quatre jours. Puis vient la dose très faible, dite d'entretien cardiotonique, 0 gr. 10 de feuilles ou V gouttes de la solution de digitaline cristallisée au 1/1000e pendant cinq à dix jours de suite, dose dont on peut trouver l'équivalent dans les granules de Petit-Mialhe, de Nativelle surtout, lesquels sont au 1/4 et au 1/10e de milligramme.

Quelle que soit la forme sous laquelle on l'administre, se rappeler que la digitale est un médicament qui s'accumule dans l'organisme et que l'élimination ou la destruction de cette substance exige dix ou douze jours pour se produire.

On peut prescrire d'une façon générale, *pro die* :

Poudre de feuilles de digitale sans nervures fraîchement pulvérisées . . .	0 gr. 40
Eau distillée.	300 grammes

Faire macérer douze heures, édulcorer avec sirop de framboise, 50 grammes.

ou :	Poudre de feuilles de digitale. .	0 gr. 40
	Eau bouillante	170 grammes

Faire infuser une demi-heure et ajouter :

Sirop de framboise.	30 grammes

Ou encore les pilules de LANCEREAUX :

Poudre de feuilles de digitale .	ââ 0 gr. 05
Poudre de feuilles de scille . .	
Poudre de scammonée	

Pour une pilule; 3 à 6 par jour.

Ou le vin de TROUSSEAU qui contient par cuillerée :

Feuilles de digitale	0 gr. 10
Scille	0 gr. 15
Acétate de potasse.	1 gramme

3 cuillerées à soupe par jour.

ou : Solution huileuse de digitaline cristallisée à 1/4000e.
1 centimètre cube représente 1/4 de milligramme de digitaline (en ampoules injectables).

ou : Digitaléine (produit allemand)
Digitoxine ou digalène (Debove et Pouchet), produit inconstant.

ou : Digitaline amorphe Homolle et Quevenne (un granule matin et soir).

Eviter avec soin les incompatibilités : tanin, iode, sels de fer, alcool, stimulants diffusibles.

S'il arrive à la suite du traitement digitalique, que ce remède refuse son effet, dès lors il conviendra, en face d'un cœur intolérant ou trop défaillant, ou de porter la dose à 1, 2 milligrammes par jour, ou d'user de subterfuge en tournant la difficulté. Ou l'on insistera en l'absence du remède sur la diète hydrique, les purgations ou la saignée combinées, ou l'on administrera la théobromine, la morphine à doses faibles, ou enfin, et toujours suivant les indications, on aura recours aux succédanés de la digitale.

Les succédanés de la digitale.

Si la digitale est contre-indiquée pour les raisons que nous avons énumérées, si le cœur est las de ce médicament par suite d'un usage excessif ou prolongé, si le myocarde est fortement dégénéré, on sera fort heureux d'avoir recours à d'autres cardiotoniques. Les principaux succédanés de la digitale sont, par ordre :

Le strophantus, *la strophantine*. — On peut administrer l'une ou l'autre de ces préparations. La strophantine, qui est la plus efficace, est un glycoside tiré des graines de strophantus. Elle doit son entrée dans la thérapeutique à FRÆNKEL. Ses effets sont heureux ou fâcheux. Parmi les premiers, il faut signaler l'action parfois héroïque de cette substance qui relève le pouls, la tension artérielle et constitue un diurétique de premier ordre, produisant à bref délai une élimination abondante d'eau et des chlorures. Le résultat en est une action cardiotonique mise en relief par DEBOVE et POUCHET, un ralentissement diastolique du cœur. Elle s'éloigne de la digitale par une action plus prompte, une vaso-dilatation périphérique plus marquée, une élimination plus rapide et surtout par ce fait qu'elle agit souvent là où la digitale est devenue inopérante. Il serait particulièrement indiqué de recourir à ce médicament lorsqu'on veut reposer le cœur de l'administration de la digitale, que celle-ci ne peut plus être administrée sans danger et en particulier lorsque son intolérance se traduit par des extra-systoles. VAQUEZ et LECOMTE en particulier ont rapporté des exemples de malades atteints de myocardite ou d'asystolie, irréductibles à la digitale, qui ont guéri sous l'influence des injections de strophantine.

Par contre, la strophantine a produit des désastres. FRÆNKEL et SCHWARTZ en ont relaté un cas où la mort est survenue à la suite de l'ingestion d'une dose de 0,003 milligrammes en vingt-quatre heures. D'autres auteurs: HIRTZ, VAQUEZ, CHAUFFARD et TROISIER, ont relaté des accidents à la suite d'injections de cette substance. Dans le cas des derniers auteurs, il s'agissait d'un jeune homme de 19 ans qui fut pris une heure après une injection de un demi-milligramme de strophantine cristallisée de frissons, dyspnée, angoisse, vomissements, puis convulsions qui se terminèrent par la mort.

Il convient donc d'être fort circonspect tant dans la posologie que dans l'emploi même de cette substance; de ne la réserver, en raison non de son activité mais de son danger, que pour les cas désespérés, alors que nul autre médicament n'a opéré.

Ce médicament étant irritant pour le rein, on l'évitera soigneusement dans les cas où l'on pourra avoir des doutes sur l'imperméabilité rénale.

Lorsqu'on ne veut que reposer le malade de l'action de la digitale, on pourra prescrire *ab ore* l'extrait de strophantus (CATILLON) à 0 gr. 001 ou à l'état de teinture française alcoolique de strophantus au 1/5e (de X à XV gouttes par jour ou au 1/20e, dite de FRASER.

Si l'on croit pouvoir se décider pour la strophantine, on pourra l'employer aux doses très faibles. Mais, plutôt que la méthode *ab ore* qui donne des sensations de brûlure sur l'œsophage et n'est que d'une efficacité douteuse, plutôt même que les injections hypodermiques qui sont très douloureuses, VAQUEZ et LECOMTE donnent le choix aux injections intramusculaires ou veineuses. D'autre part, entre la strophantine cristallisée et la strophantine amorphe, ils préfèrent cette dernière qui est plus maniable et jusqu'ici n'a donné lieu à aucun accident.

Ils prescrivent :

Strophantine amorphe . .	1/2 milligramme.
Eau distillée	2 cc.

Pour une ampoule.

On injecte d'abord dans le muscle fessier une ampoule, puis après vingt-quatre heures une deuxième ampoule ; le troisième jour et les suivants, injecter tous les trois jours, une ampoule à 1 milligramme dans le muscle ou mieux dans une veine du pli du coude.

Quant à la strophantine cristallisée, on ne devra pas dépasser dès le début les doses de 1/10e de milligramme par injection intraveineuse ou intramusculaire, sauf à renouveler l'injection d'abord douze heures, puis vingt-quatre heures après à la dose de 1/5e de milligramme, si toutefois on le juge utile ?

Si après ce laps de temps aucun résultat n'est obtenu, inutile d'insister davantage sur ce mode de traitement dont les dangers sont toujours imminents.

L'adonis vernalis. — Après la strophantine et par ordre d'importance vient l'adonis vernalis.

Cette substance, récemment revue par Lemoine de Lille, aurait sur la digitale, la théobromine, la caféine, l'avantage de ne pas donner les phénomènes gastriques, cérébraux et excitatifs que produisent ces trois substances. Ce médicament aurait surtout une action rénale, éliminant l'eau, le sel, l'urée. A ces titres, il trouverait tout particulièrement ses indications dans l'hypertension cardiaque et les néphrites urémigènes.

On peut prescrire sous le nom de « diurène » :

Alcoolature ou teinture alcoolique d'adonis vernalis (de 2 à 5 grammes par jour).

ou : 5, 6 grammes de feuilles en infusion dans 250 grammes d'eau. A prendre dans les vingt-quatre heures.

(Cette substance est désagréable par sa saveur amère.)

ou : Extrait aqueux d'adonis en pilules de 0 gr. 05 à 0 gr. 10 (3 à 5 par jour).

L'*extrait de convallaria* vient ensuite :

Extrait de convallaria maialis.	5 grammes.
Sulfate de spartéine	1 gramme.
Excipient.	Q. s.

Pour 50 pilules (3 à 5 par jour).

L'*énergétine de genêt* :

XV gouttes (2 ou 3 fois par jour).

Le *cactus grandiflora* :

Extrait fluide, XV à LX gouttes par jour.

L'*apocynum cannabicum* :

Extrait fluide d'apocynum, XXX et XL gouttes par jour.

Les cardiotoniques nerveux. — Citons le *sulfate de spartéine* que l'on peut prescrire à la dose de 5 à 15 centigrammes, remède qui se rapproche de la digitale par son action cardiotonique sur le cœur, et aussi par une durée relativement considérable de son action, laquelle peut durer deux ou trois jours, mais qui s'en éloigne par une action plus rapide, plus stimulante sur l'élément nerveux, et surtout par la régularité et l'accélération plus considérables qu'il imprime au cœur. Ce médicament trouvera toute son indication dans nombre de cardiopathies où l'arythmie, la faiblesse et le ralentissement du pouls auront besoin d'un stimulant à la fois nerveux et cardiaque.

On peut ordonner :

Sulfate de spartéine. . . .	0 gr. 50
Eau distillée.	10 grammes.

En injections hypodermiques de 1 centimètre cube.

Dans cet ordre nous avons encore la *caféine* déjà vue, qui, outre son action toni-nerveuse, possède également une action excito-sécrétoire sur l'épithélium rénal et que l'on peut injecter à la dose de 20 à 40 centigrammes ; l'*huile camphrée* que l'on injectera au dixième ou à des doses régulièrement progressives, l'*éther* enfin. Ces médicaments n'ont pas, en tant que solubles, l'action accumulatrice et retardante que seule possède la digitale. Ce sont des remèdes dont l'action par contre est rapide et capable, par leur diffusibilité même, de porter un coup droit et rapide, à la condition toutefois qu'on ne perde pas son temps à les administrer *ab ore* et que, d'autre part, les injections hypodermiques soient souvent renouvelées et capables de tenir le plus longtemps le cœur sous leur influence. Ces derniers médicaments, au résumé, répugnent à l'idée de s'accumuler et ne réclament qu'un minimum de temps, contrairement encore à la digitale, pour produire un maximum d'effet. Cliniquement, c'est à eux que nous avons recours toutes les fois qu'une complication intercurrente, une adynamie cardiaque, nous font craindre dans le cours des maladies aiguës une complication fatale. En ce cas, et en attendant des renforts de tout notre système thérapeutique mis en œuvre, notre conduite à tenir est de soutenir provisoirement le cœur, les forces générales du malade par l'action dynamisante d'une piqûre de caféine, d'huile camphrée, d'éther, et cette façon d'opérer nous permet au moins d'attendre au lendemain.

Enfin, en cas d'hypotension asystolique, la nature nous offre encore, à côté du médicament type, la digitale, à côté des succédanés, à côté des toni-nervins, et des diffusibles, une série de remèdes qui soulageront encore le cœur central, non plus en agissant sur lui directement mais sur le système artériel.

Les *cardiotoniques vasculaires hypertensifs* sont représentés par la *strychnine*, l'*ergotine*, les *extraits hypophysaires*, *surrénaliens*, dont nous avons donné des formules et auxquels on aura recours particulièrement par voie hypodermique ou gastrique, dans certaines adynamies, certaines asystolies aiguës ou chroniques, certains états embryocardiques où il existe, à l'état aigu, un état parétique du cœur et des vaisseaux, une cardiasthénie généralisée à tout l'arbre artériel, dus à une intoxication profonde de l'organisme, ainsi que cela se rencontre si souvent du reste dans la fièvre typhoïde, la grippe, la scarlatine.

C'est dans ces cas que les médicaments porteront plus spécialement leur action sur le tonus vasculaire qu'ils relèveront et sur le cœur qu'ils impulseront davantage.

On peut prescrire selon les formules déjà vues (page 488).

Le traitement des asystolies en particulier.

Nous avons étudié le traitement de l'asystolie en général ; nous nous sommes efforcé de dégager de cette étude, en général, ce qu'il convient de faire, et ce qu'il ne faut pas faire, les indications et les contre-indications de la digitale. Chemin faisant, nous avons, à propos des asystolies, en particulier, établi la conduite à tenir dans chaque cas particulier. Par exemple, en cas d'asystolie gastro-intestinale, nous avons vu qu'il convenait de ne pas arrêter le flux diarrhéique ; ce qui revient à dire qu'il faut parfois le provoquer par des purgatifs salins et drastiques. En cas d'asystolie rénale, nous aurons recours aux émissions sanguines et aux diurétiques rénaux. En cas d'asystolie pulmonaire, émissions sanguines, révulsifs, ventouses sèches, expectorants. S'il s'agit d'asystolie cérébrale, sangsues, purgations diurétiques. Enfin, s'il s'agit de la plus importante des asystolies, l'asystolie hépatique : émission sanguine, purgatifs, diurétiques, puis antiseptiques intestinaux : le calomel qui, à petites doses, paraît remplir la triple indication de diurétique, purgatif, antiseptique, qualités auxquelles il convient de joindre celle de spécifique de la cellule hépatique en tant que modérant ou corroborant l'activité de cette cellule. Mais avant tout le régime diététique : hydrique, hydro-lacté, lacté ; on conformera sa thérapeutique suivant les indications spéciales à chaque cas particulier.

CONCLUSIONS

Au résumé, si nous jetons un regard en arrière, nous avons, après la revue anatomo-physiologique du cœur normal, parcouru les anomalies du cœur anormal, et nous avons pris bonne note des renseignements que nous ont donnés successivement l'interrogatoire, l'inspection, la palpation, l'auscultation. Celle-ci nous a révélé successivement des modifications dans le timbre des bruits du cœur, des bruits anormaux, des modifications dans le rythme. A propos du chapitre des Arythmies, nous avons étudié les divers procédés : sphygmographe, cardiogramme, inscription du pouls jugulaire, œsophagocardiographie, électrocardiographie, qui ont accompagné l'étude de ces arythmies. A ces méthodes d'investigation du cœur anormal, nous avons ajouté l'orthodiagraphie, les graphiques du pouls artériel, la sphygmomanométrie, les procédés d'exploration cardio-rénale : constante d'Ambard, recherche de l'urée du sang, des chlorures, épreuve de la diurèse provoquée, etc., qui nous ont documenté au plus haut point sur la nature et le degré de l'insuffisance cardiaque.

Puis, nous nous sommes étendu longuement sur la

classification, telle que nous la comprenons, des maladies du cœur et de l'aorte, et, muni de tous ces moyens d'action, nous avons pénétré dans le domaine des cardiopathies.

Dans le groupe de la cardiosclérose, nous avons réuni la cardiosclérose vraie et tous les incidents : aortiques, péricardiques, médiastiniques, pulmonaires, pleurétiques, rénaux, gastro-intestinaux, cutanés, cérébraux, oculaires, qui gravitent autour d'elle. L'angine de poitrine et l'œdème aigu du poumon ont particulièrement retenu notre attention. Nous avons bien vu que les angines de poitrine, et il en est ainsi de nombreux types cliniques, représentent, en réalité, un syndrome appartenant sous les notations : angines A, B et C, aux trois groupes des maladies du cœur.

Quant à l'œdème aigu pulmonaire, nous avons cru devoir nous séparer quelque peu de l'opinion classique et rejeter ce syndrome qui appartient également à nombre d'états différents, non seulement sur le compte de l'insuffisance unique du ventricule gauche, mais sur le poumon lui-même, lequel, suivant les lois de la viscérosclérose généralisée, est atteint, en matière de cardiosclérose, dans ses attributs principaux, c'est-à-dire l'hématose et l'élimination.

Dans le groupe des cardiartérites, nous avons réuni toutes les maladies infectieuses, frappant le périartère et l'endartère (le cœur étant considéré comme la plus grosse artère de l'économie), c'est-à-dire les endocardites aiguës et chroniques, y compris les affections congénitales, les péricardites, les médiastinites secondaires, les myocardites même, apportant toute réserve à l'infection primitive du myocarde que nous avons vue être le plus souvent secondaire et d'origine artéritique. Puis, nous avons continué cette étude par celle des aortites, étude que nous avons confondue avec celle des anévrismes, qui ne sont qu'un mode d'expansion pathogénique des aortites.

Dans le groupe du cardiathérome, nous avons vu évoluer successivement les maladies : dégénérescence, thrombose, infarctus, anévrisme, rupture du cœur, rupture de l'aorte, cœur obèse, goutteux, diabétique, sénile, affections qui, bien que pouvant se ranger parfois dans les groupes précédents, nous ont paru trouver ici la première place au foyer.

Puis, nous avons vu les grands syndromes échouer, à moins de complications propres à ces groupes, dans l'asystolie finale.

Enfin, dans l'ordre même de notre classification, nous avons décrit le traitement des troubles fonctionnels, celui des grands syndromes des maladies du cœur et de l'aorte, puis celui de l'asystolie consécutive.

***

Diverses conclusions nous paraissent résulter de cette étude.

La principale est la nécessité qui nous a paru s'imposer de remplacer la classification stérile des maladies du cœur par un classement plus méthodique, plus physio-pathologique, en même temps que plus conforme aux faits cliniques et aux acquisitions modernes de la cardiologie. Notre classification ramasse tous les matériaux jetés pêle-mêle dans les meilleurs ouvrages de cardiologie, et les groupe sous trois grands syndromes, faisant état à la fois de leur facteur étiologique, de leur réaction artérielle, et de leur personnalité clinique. Grâce à la simplicité de la méthode, laquelle embrasse tous les faits cliniques, le praticien pourra de suite être fixé sur la nature de la maladie, sur l'évolution, le pronostic, le traitement, le même pour chaque groupe, qui convient dans chaque cas particulier, rapporté à chaque groupe syndromique.

Cette méthode n'est, en quelque sorte, que l'écho de celle de Widal qui, rejetant la classification anatomique des néphrites, a pour ainsi dire fait sortir le rein de sa coque pour mieux l'adapter aux exigences de la clinique. Il a enseigné qu'au point de vue pratique, il existe trois grands syndromes fonctionnels des affections rénales: le syndrome hypertensif, le syndrome urémique et le syndrome chlorurique. Cet enseignement fut une révélation subite qui infusa au praticien une conception nouvelle et pratique des affections rénales, qui consacra, dans les cardiopathies, l'union indissoluble, la complicité clinique du facteur cardiaque et du facteur rénal et dicta au thérapeute des indications immédiates sur l'évolution de la maladie, la diététique alimentaire, le traitement médicamenteux des affections cardio-rénales.

Parallèlement, le traitement des maladies du cœur possède la même tendance évolutive. Aux régimes systématisés, on tend aujourd'hui à substituer des régimes rationnels, électifs. Sachant qu'il existe dans les cardiopathies trois grandes rétentions : les rétentions hydriques (forme hypertensive de Widal), uréiques et chlorurées, toute l'ingéniosité du médecin devra consister à restreindre dans la prescription d'un régime, ici les boissons abondantes, là les substances azotées, là le sel, et parfois les trois substances réunies, le tout étant subordonné à la nature, à l'âge de la cardiopathie, au genre, au degré de l'imperméabilité rénale.

Encore faudra-t-il s'entendre sur les substances azotées, et il sera sans doute donné à la thérapeutique de demain de comprendre que c'est moins l'Az retenu dans le sang que ses congénères et sa provenance, qui sont les facteurs de l'intoxication azotémique. Il faut, pour établir un juste pronostic de la rétention azotée, tenir compte non seulement du rein, qui n'élimine plus, mais du foie, qui est toujours intéressé dans toutes les cardiopathies (sclérose dans les cardiopathies artérielles, congestion à la période de fléchissement myocardique) et qui n'arrive plus à opérer le métabolisme final des aliments azotés. D'où la nécessité, si l'on veut laisser aux malades une certaine quantité d'Az nécessaire à leur entretien, de puiser les albumines non dans le régime carné, éminemment toxique et réalisant l'état complexe d'hépato-néphro-toxémie, mais dans le régime végétarien qui les offre à profusion.

Le traitement médicamenteux lui-même fera siens ces enseignements. Au lieu de porter tous ses coups sur le cœur qui n'est qu'un composant de tout le cycle circulatoire, la thérapeutique toni-cardiaque peu à peu fera place à la médication rénale. Diverses substances sont nées déjà, et leur nombre en augmente encore, destinées non plus à attaquer directement le cœur, mais à « drainer » le rein, et éliminer par cette voie détournée, l'eau, l'urée, le sel que retiennent les tissus. La digitale elle-même, cette arme merveilleuse de la thérapeutique, substance à la fois hydrurique, désazoturante, chlorurique, sera sans doute, dans l'avenir, de même que ses succédanés, forcée de changer son état civil, de délaisser son titre de médicament cardiaque primitif, pour adopter celui de médicament rénal. On comprend, avons-nous insisté à propos de notre opinion sur l'action rénale de la digitale, qu'à la suite des débâcles aqueuses, chlorurées surtout, qu'elle produit, le cœur, libéré de ses obstacles périphériques, « respire », augmente sa diastole, et qu'à ce titre, mais secondairement, la digitale soit un médicament cardiaque.

Enfin, la thérapeutique, but suprême de nos efforts, a déjà trouvé et trouvera de plus en plus aide et assistance dans les multiples découvertes qui sont venues lui prêter leur concours et qui, par la précision de leur technique, ont élevé la cardiologie à la hauteur des sciences les plus précises. Le cardiologue ne se borne plus déjà à porter le diagnostic d'urémie ou de chlorurémie, sans en rechercher cliniquement la nature, le degré, et sans mesurer l'importance pronostique et thérapeutique que comportent ces données. Il ne se contente plus de recueillir à l'oreille un claquement aortique et d'en déduire l'hypertension, mais il veut, à l'aide de la méthode sphygmomanométrique, en mesurer l'étendue, étudier dans les divers jeux de combinaison de l'écart différentiel entre deux tensions, comment fonctionne le travail du cœur, eu égard à la résistance rénale ou périphérique.

Au Wassermann, il demande si à propos d'une aorte cliniquement dilatée, un accès d'angor pectoris, il se trouve en présence d'une simple sclérose de l'aorte, d'un athérome aortique, ou ce qui est le plus fréquent, d'une aortite spécifique ?

Aux procédés cardiographiques d'inscription du pouls jugulaire, à l'orthodiagraphie, il demande de voir, de contrôler, de confirmer, le diagnostic cliniquement établi d'insuffisance, de dilatation cardiaque, et d'en préciser également la nature et le degré.

Grâce à l'orthodiagraphie, il lui est possible encore, non seulement de vérifier son diagnostic, de confier à son client devenu son confident et son ami, le témoignage écrit de son jugement clinique, de son instruction professionnelle et de sa bonne foi scientifique, mais il peut encore reculer jusqu'à l'infini l'horizon borné de ses impressions sensorielles et surprendre jusque dans ses moindres détails les troubles les plus délicats du mécanisme cardiaque.

Grâce à toutes ces acquisitions scientifiques, la cardiologie, qui s'adresse à un organe exquis de sensibilité et de mouvement, devient de plus en plus une science palpitante d'intérêt, rationnelle et féconde, offrant au praticien une ample moisson de renseignements, éclairant sa conduite et dictant son devoir lorsque a sonné l'heure de la décision thérapeutique.

TABLE DES MATIÈRES

PREMIÈRE PARTIE

CHAPITRE I

LE CŒUR NORMAL

CHAPITRE II

LE CŒUR ANORMAL

LES PROCÉDÉS D'EXPLORATION DU CŒUR.

DEUXIÈME PARTIE

CHAPITRE I

LA CARDIOSCLÉROSE

CHAPITRE II

LES CARDIARTÉRITES

CHAPITRE III

LE CARDIATHÉROME

L'ASYSTOLIE

TROISIÈME PARTIE

TRAITEMENT DES MALADIES DU CŒUR ET DE L'AORTE

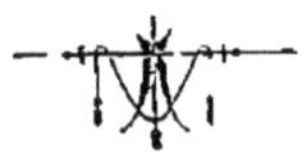

Imp. Téqui et Guillonneau, 3 *bis*, rue de la Sablière, Paris. — 6-2-14.

OUVRAGES DU MÊME AUTEUR

(Les Maladies de la Cinquantaine)

L'Artériosclérose (*Evolution clinique et Traitement*). 1 vol. in-8° écu, 336 pages, 1911. Octave DOIN, éditeur. Prix . . . . **6 fr.**

Le Diabète. 1 vol. in-8° écu, 438 pages, 1910 (*Ouvrage couronné par l'Académie de Médecine*). Octave DOIN, éditeur. Prix . . . . **6 fr.**

(*Pour paraître prochainement, nouvelle édition, revue et corrigée.*)

Les Albuminuries. 1 vol. in-8° écu, 264 pages, 1911. Octave DOIN, éditeur. Prix. . . . . **5 fr.**

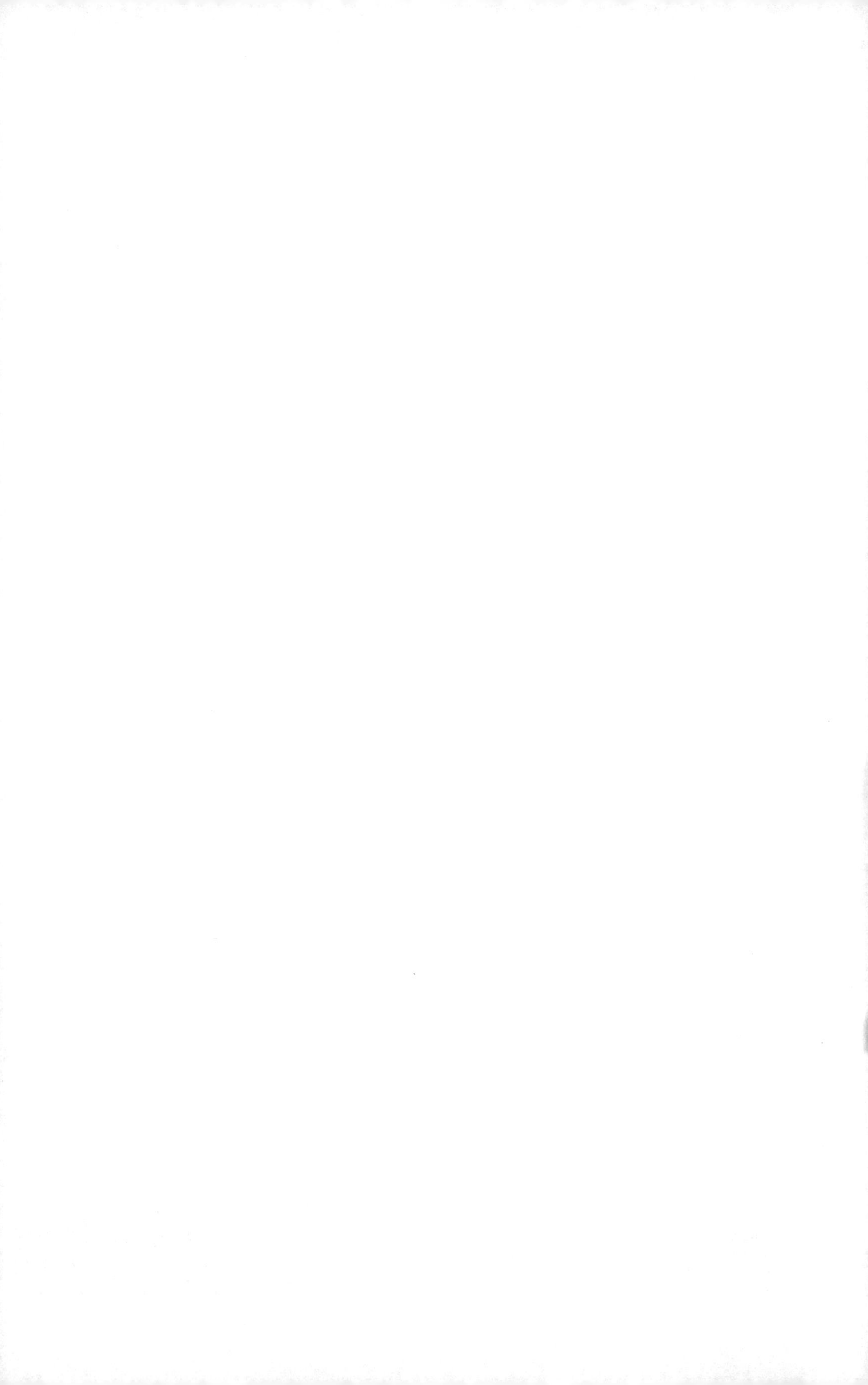

www.ingramcontent.com/pod-product-compliance
Ingram Content Group UK Ltd.
Pitfield, Milton Keynes, MK11 3LW, UK
UKHW021901260726
13966UKWH00006B/110

9 782012 392694